KININARU SYOJYO KARA HIKERU JYOSEI NO IGAKU ALL HYAKKA
© SHINSEI PUBLISHING CO.,LTD..&SUPERVISED BY HIROMII HOSHINO 2007
Originally published in Japan in 2007 by SHINSEI PUBLISHING CO.,LTD.
Korean translation rights arranged through TOHAN CORPORATION, TOKYO
and UNION AGENCY, Seoul.

이 책의 저작권은 UNION AGENCY와 TOHAN CORPORATION를 통한
독점 계약으로 도서출판 경성라인에 있습니다.
저작권법에 의해 한국 내에서 보호받는 저작물이므로
무단 전재와 무단복제를 금합니다.

걱정되는 증상부터 펼쳐보는

여성 올 백과사전

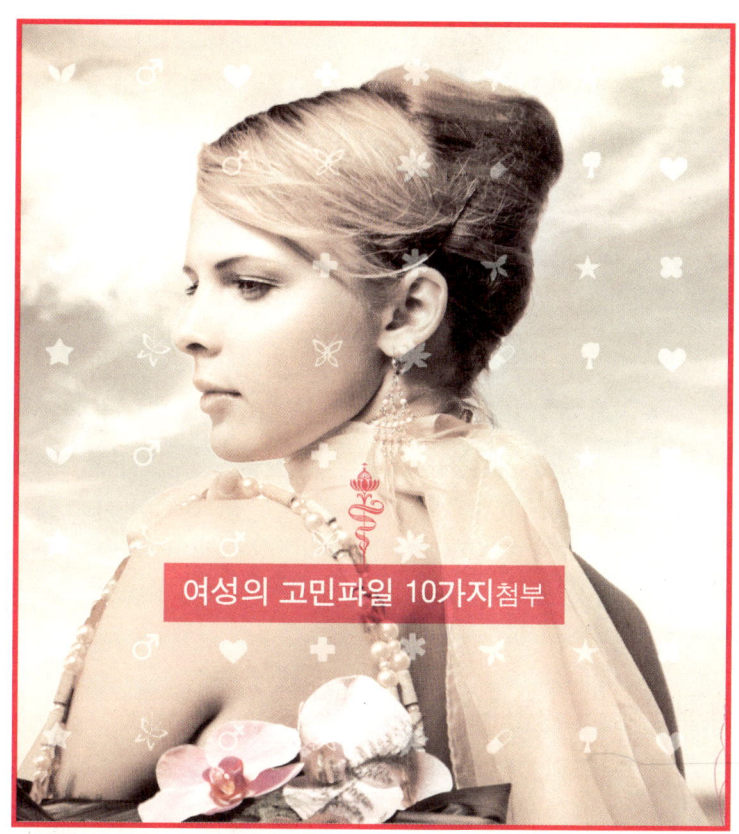

여성의 고민파일 10가지첨부

관동 로사이 병원 산부인과 의사
호시노 히로미 감수
강성욱 옮김

감수 협력
이시자키 유코(관서의과대 소아과 강좌 강사)
스즈키 히로유키(관동 로사이 병원 제2외과 부장)
스다 히로미츠(오시호 종합 클리닉 정형외과)

경성라인

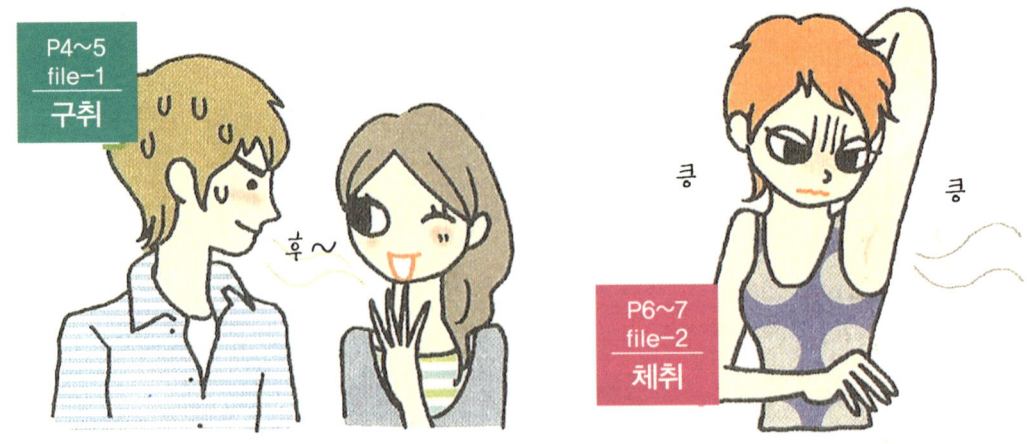

다른 사람에게는 말 못 하는 신체 고민 어떻게든 해결하고 싶다!

고민

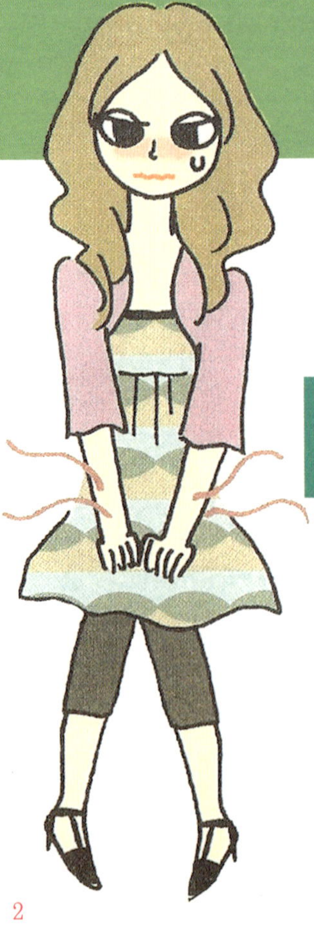

어떻게 할까, 병원에 가는 게 좋을까?
고민하기 전에 잠깐만!
먼저 스스로 할 수 있는 일을 하자.

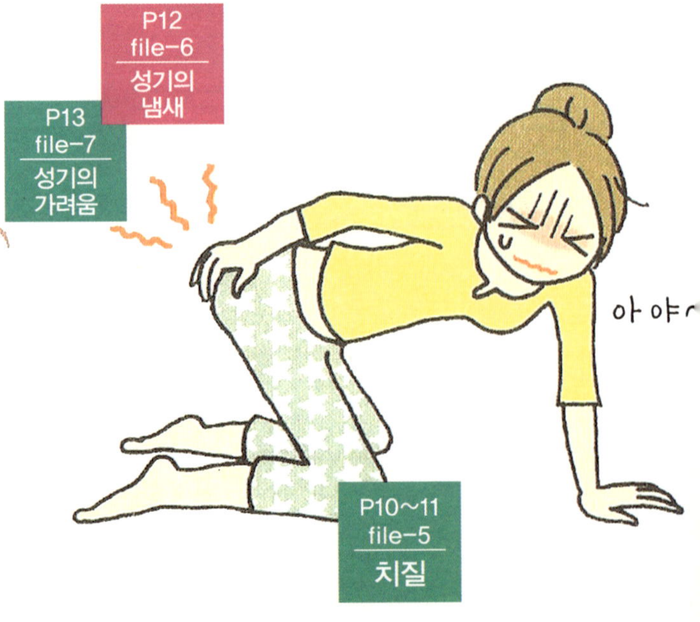

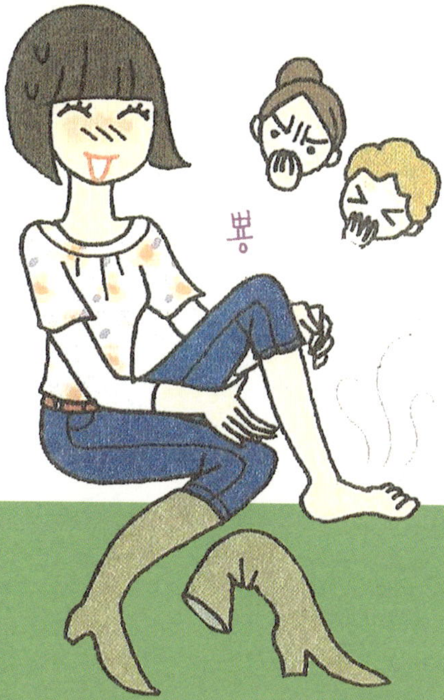

여성의 파일

다른 사람에게는 도저히 물어볼 수 없는 부끄러운 신체 고민은 없는가?
여기서 소개하는 10가지 증상은
대부분 스스로 해결할 수 있는 것뿐.

P8 file-3 무좀
P9 file-4 발 냄새
P14 file-8 이갈이
P15 file-9 코골이
P16~17 file-10 탈모 박모 (薄毛)

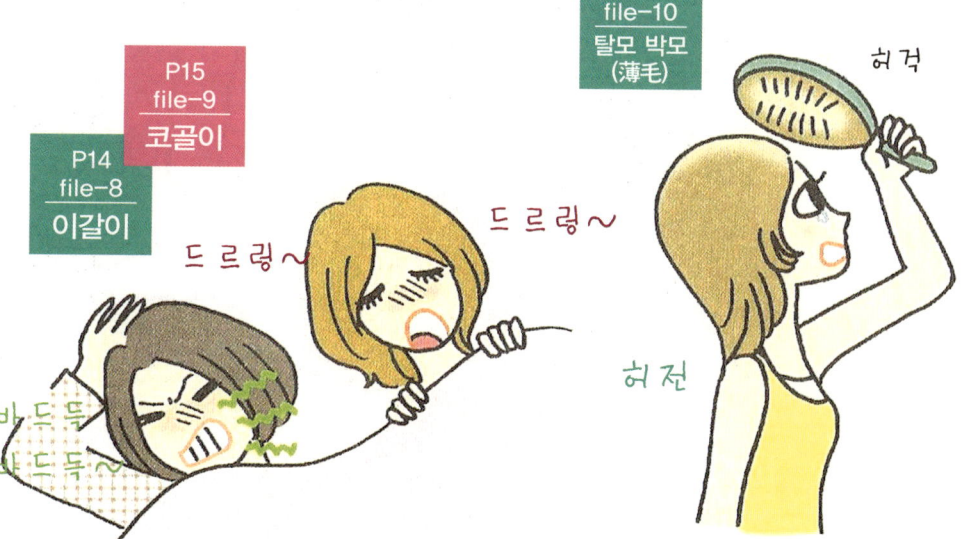

file-1 구취

A의 입에서 냄새 나······ 부탁이니까, 더 이상 말하지 마!

치아가 변색되어 있다
- 치아의 표면이 거칠어져 있다(치석이 쌓여 있다)
- 이빨 사이에 음식물 찌꺼기
- 충치

치주병이 있다
- 잇몸이 검붉다
- 잇몸에서 피가 난다
- 잇몸이 약하다

혀가 지저분하다
- 혀의 표면이 하얗다 (설태)

입 안이 건조하다
- 입속이 끈적거린다
- 술을 자주 마신다
- 긴장을 잘한다

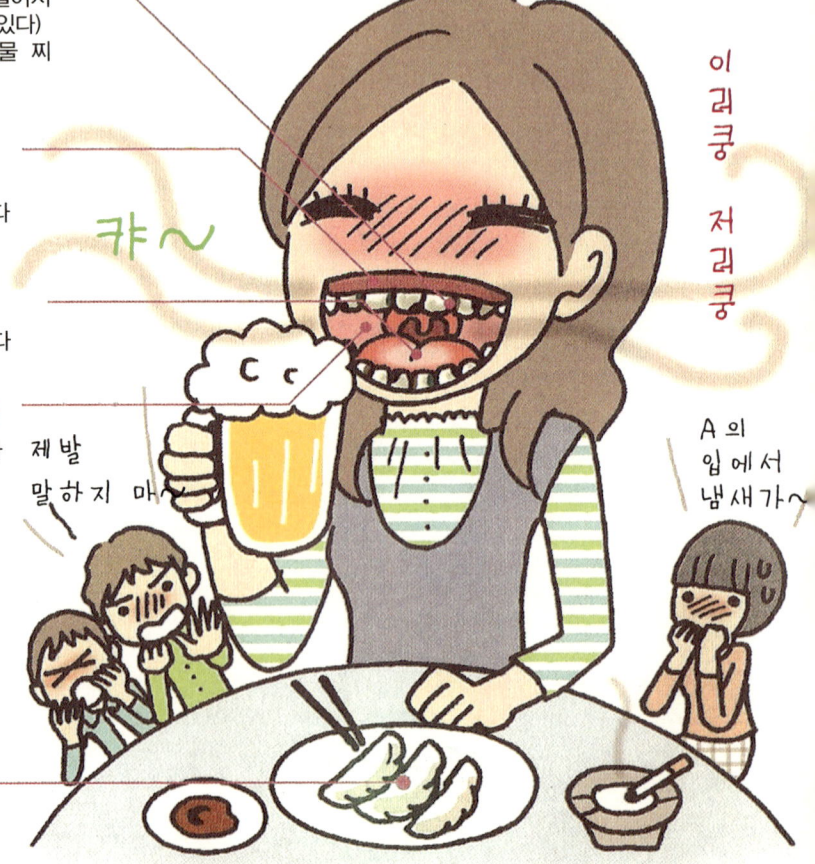

식사
- 마늘과 양파 등 냄새 나는 음식을 좋아한다
- 유제품, 육류 등을 자주 먹는다
- 거의 씹지 않고 삼킨다

내장질환, 신체 이상
- 신장이나 간장이 나쁘다
- 코에서도 냄새가 난다
- 식사를 줄이는 다이어트를 하고 있다
- 위가 나쁘다

담배
- 매일 피운다

완전 해결법

구취의 원인은 80%가 입 안의 문제다. 치조농루 등의 치주병이나 충치, 입 안의 오염, 건조에 의한 것이 대부분이다. 식생활이나 생활습관, 내장질병 등이 원인인 경우도 있지만, 아주 조금만 신경을 써 건강관리를 하면 예방할 수가 있다.

* **항상 청결한 치아로**

- 치아 사이의 찌꺼기는 칫솔
- 소량의 소금으로 닦으면 효과적
- 충치는 빨리 치료

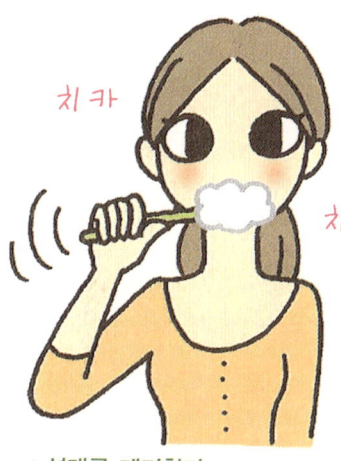

* **잇몸을 닦아서 입 안 전체를 청결하게**

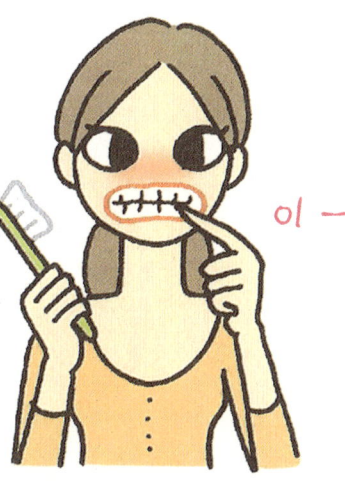

* **설태를 제거한다**

- 표면을 칫솔로 한 방향으로 부드럽게 닦는다
- 시중에서 파는 혀 브러시를 사용하는 것도 좋다

NG!
혀에 상처가 날 수 있기 때문에 세게 닦지 않는다.

- 잇몸에 칫솔을 45도 되도록 대고 적당한 힘으로 닦는다
- 치약은 필요 없다. 사용한다면 소금으로!
- 치주병은 치료한다

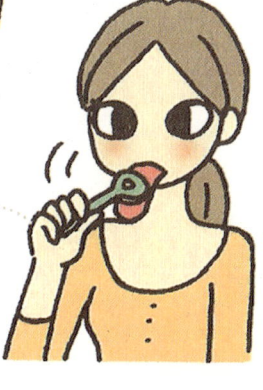

* **타액의 분비를 촉진해서 구취의 원인균을 증식시키지 않는다**

- 수분을 자주 섭취한다
- 밥은 잘 씹어서 먹는다
- 입 안을 건조하게 만드는 술은 적당히 마신다

Point
카페인이 많은 녹차는 구취예방에 좋다.

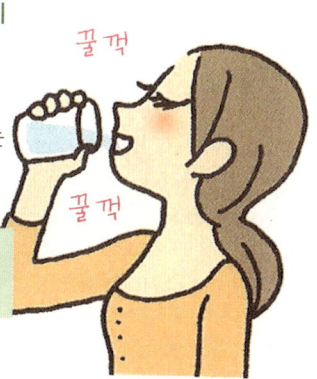

* **냄새의 원인이 되는 음식은 피한다**

- 마늘이나 파 등
- 고기, 유제품 등

* **생활습관을 점검해서 원인을 제거한다**

- 내장질환이 있는 경우는 치료를 해야 한다
- 다이어트로 위가 상한 경우도 구취가 나니 주의해야 한다

file-2 체취

여자는 비누향이라고 하지만······ 비누는커녕 냄새가 나는데~!!

머리/머리카락
- 귀찮아서 씻지 않는다
- 샴푸나 린스는 빨리 끝낸다
- 씻은 후 젖은 채로 놓아둔다
- 담배 등 강한 냄새가 나는 것의 옆에 있었다

피부
- 땀을 흘렸다
- 술을 자주 마신다
- 고기나 지방이 많은 음식을 좋아한다
- 구석구석 닦지 않는다
- 피부병이 있다

성기 p12~13

발 p8~9

귀
- 귀지가 쌓여 있다
- 욕실에서 나온 후 닦지 않는다
- 중이염이 있다

입 p4~5

겨드랑이
- 땀을 흘렸다
- 때가 많다(액취증에 걸리기 쉬운 사람은 귀지가 쌓인 사람이 많다)
- 겨드랑이 털이 많다
- 지성(脂性)이다
- 술을 자주 마신다
- 고기나 지방이 많은 음식을 좋아한다

완전 해결법

몸에서 나는 냄새의 원인이나 해결법은 부위에 따라 여러 가지이다. 먼저 청결이 제일이지만, 식사나 생활습관을 조정하면 개선할 수 있는 것도 있다.

✱ 머리카락 냄새가 신경 쓰이는 사람은
- 매일 깨끗이 씻어 청결을 유지한다
- 샴푸, 린스를 헹굴 때는 씻는 시간을 3배 이상 늘인다
- 냄새를 흡수하기 쉽기 때문에 씻은 후 완전히 말린다

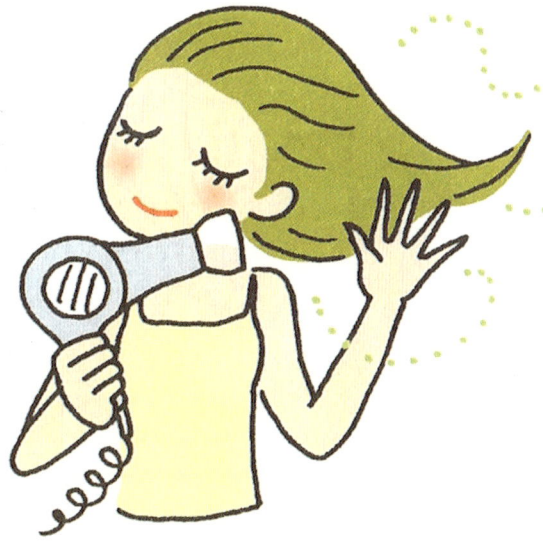

✱ 겨드랑이 냄새가 신경 쓰이는 사람은
- 매일 씻어서 청결을 유지해야 한다
- 땀을 자주 닦는다
- 통기성(通氣性)이 좋은 복장을 한다
- 겨드랑이 털은 처리한다
- 제한제(制汗劑)를 사용한다

Point
소독용 알코올로 닦거나, 약용 비누를 사용하는 것도 효과적

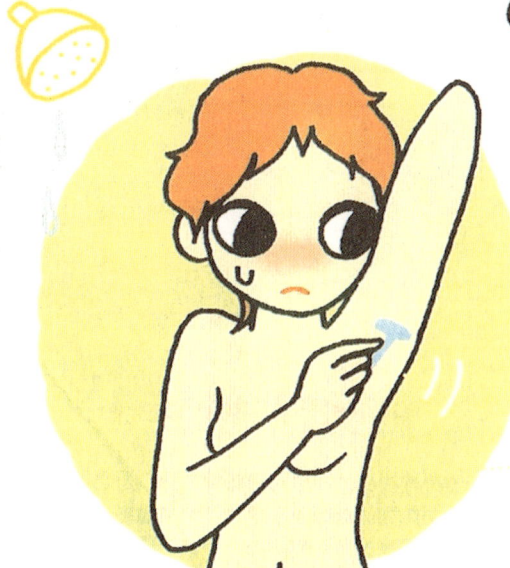

✱ 피부 냄새가 신경 쓰이는 사람은
- 땀을 자주 닦는다
- 매일 몸을 씻어서 청결을 유지한다
- 땀이나 피지의 분비가 많은 등이나 가슴은 특히 깨끗이 닦는다
- 종양 등 피부병이 악화되면 냄새가 나는 경우가 있으니 빨리 치료한다

✱ 귀 냄새가 신경 쓰이는 사람은
- 귀청소를 자주 한다
- 입욕 후는 면봉 등으로 수분을 닦아낸다
- 중이염 등 귓병은 빨리 치료한다

file-3 무좀

어! A의 발, 혹시 무좀!?

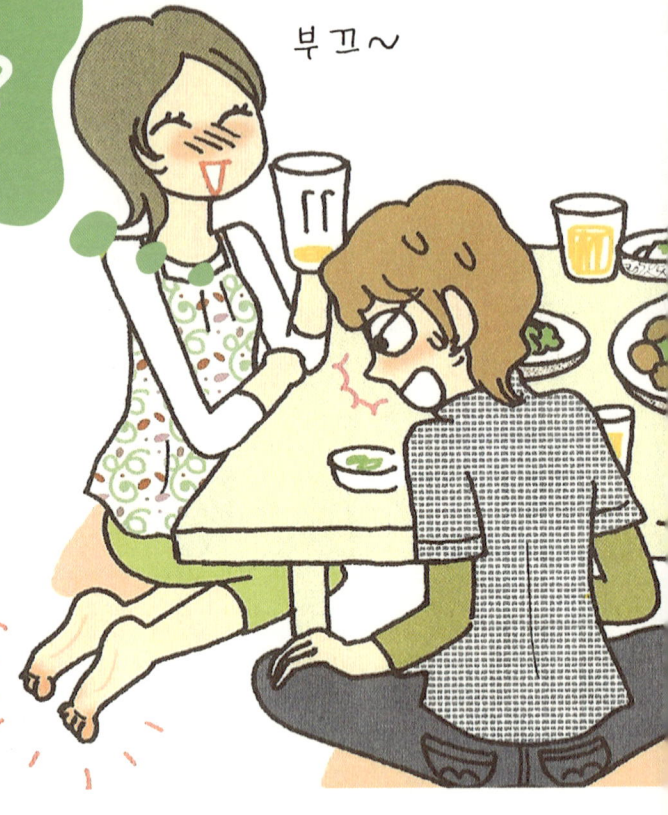

- 발가락 사이의 피부가 벗겨져 짓물러 있다
- 잘 걷지 않거나 발바닥에 작은 수포가 있다
- 발뒤꿈치 등 발바닥의 각질이 딱딱하고 뻣뻣해져 있다
- 발톱이 누렇게 변하고 두꺼워져 있다

완전해결법

여성의 발 냄새나 무좀의 대부분은 발의 습기가 원인이다. 평소에 발의 통기성을 좋게 하고, 습도를 높지 않게 하는 것이 중요하다. 무좀의 경우, 시중에서 팔고 있는 약으로 치료할 수 있는 것도 있지만, 위의 세 번째 네 번째는 완치가 어려워서 피부과에서 처방해 준 약을 사용할 필요가 있다.

무좀이 있는 A

* **거실이나 욕실의 슬리퍼의 바닥은 항상 청결하게**

무좀균이 부착하면 다른 사람에게 옮는다. 매트 등은 항상 청결한 것을 사용하고, 청소를 거르지 말아야 한다. 헬스클럽이나 풀장 등에서도 주의가 필요하다

* **발이나 구두는 항상 청결하게**

냄새와 마찬가지로 매일 깨끗이 씻고, 구두는 몇 켤레 준비해서 돌려신는 등 무좀균이 번식하기 어려운 환경을 만든다

- 매일 같은 구두를 신고 있다
- 맨발로 구두를 신는다
- 발톱 사이에 때가 끼어 있다
- 하루 종일 구두를 신을 때가 많다

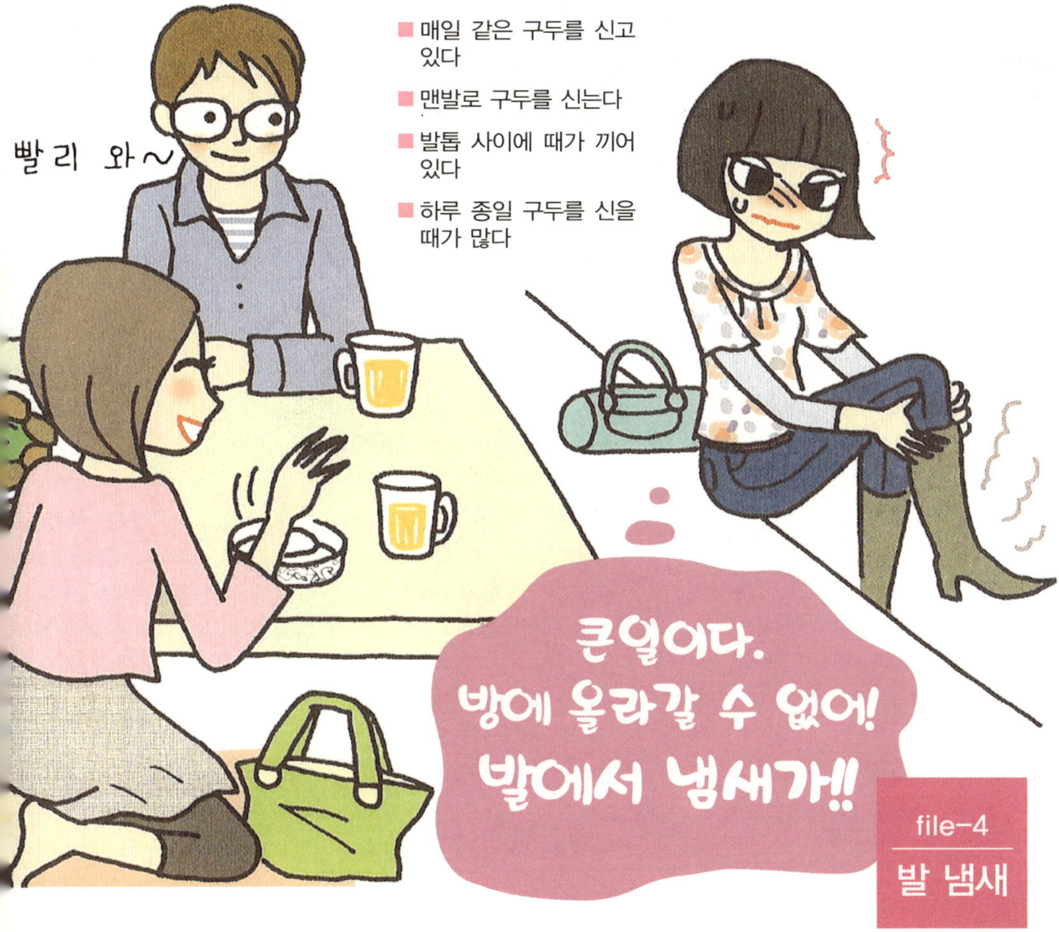

빨리 와~

큰일이다.
방에 올라갈 수 없어!
발에서 냄새가!!

file-4
발 냄새

발에서 냄새가 나는 B

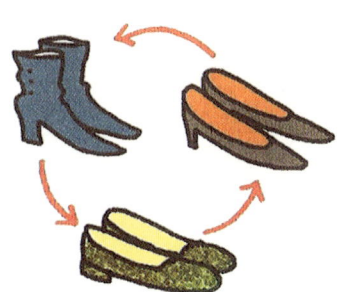

※ 매일 발을 씻어서 청결하게
발가락 사이까지 깨끗이 씻고, 발톱 사이의 때도 브러시로 제거한다

※ 구두는 몇 켤레 준비해서 번갈아 신는다
매일 같은 구두를 신으면 구두가 건조해질 틈이 없어서 습기가 차고 세균이 번식하여 냄새가 나기 쉽다

※ 스타킹보다 면양말을
나일론 스타킹은 땀을 흡수하지 않기 때문에 면 소재의 양말을 사용한다. 맨발은 구두에 땀이나 더러움을 타기 때문에 피해야 한다

9

file-5
치질

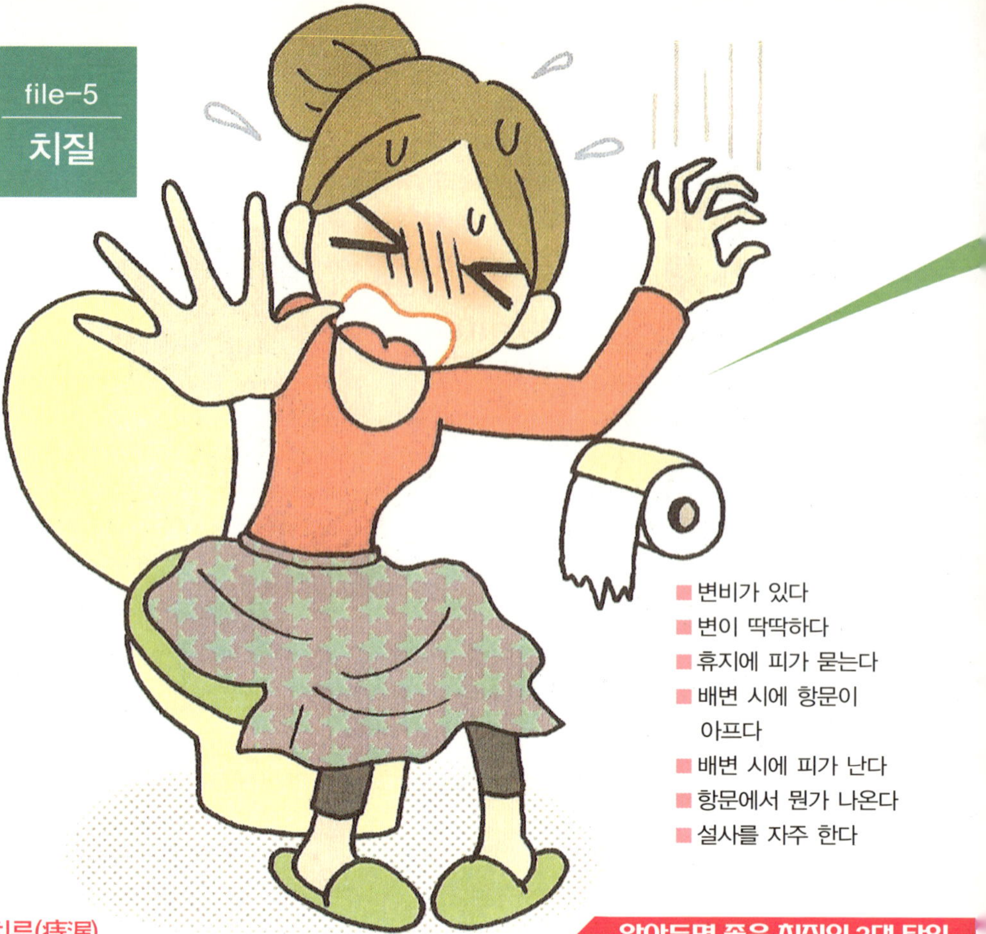

- 변비가 있다
- 변이 딱딱하다
- 휴지에 피가 묻는다
- 배변 시에 항문이 아프다
- 배변 시에 피가 난다
- 항문에서 뭔가 나온다
- 설사를 자주 한다

치루(痔漏)

- 자주 설사를 한다
- 항문에 통증은 없다
- 엉덩이가 축축해져 속옷이 젖는다
- 엉덩이에 종기 같은 것이 있다

설사로 항문이 자극을 받아, 세균이 항문내부에 침입해서 염증을 일으키고, 외부로 고름이 나오는 길을 만든다. 특히 치질은 남성에게 많다

치열(痔裂)

- 변비가 있다
- 배변 시, 휴지에 변이나 피가 묻는다
- 배변 시 항문이 아프다

딱딱한 변을 무리해서 누르고 해서 항문의 입구 부근이 찢어진다

알아두면 좋은 치질의 3대 타입

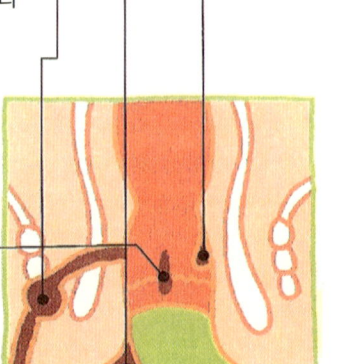

치핵(痔核)

- 변비가 있다
- 통증은 없지만 갑자기 피가 난다
- 항문에서 뭔가 나온다
- 아프지만 피는 나지 않는다
- 항문에 돌기 모양의 뭔가가 있다

변비로 항문이 울혈되고 항문의 안쪽이나 입구에 치질이 생긴다. 외치질은 극심한 통증이, 내치질은 통증 없이 출혈이 많은 것이 특징

아야~ 엉덩이에서 피가?

완전해결법

변비가 있는 여성에게 가장 많은 것이 치열이다. 먼저 식사나 운동 등 생활습관을 고쳐서 건강한 배변 습관을 지향한다. 치열이나 치핵의 경우, 초기라면 약으로 치료할 수 있지만, 치루의 경우는 수술이 필요하다.

수분을 많이 섭취한다

*장시간 배에 힘을 주지 않는다
항문을 자극해서 치질을 악화시킨다

*엉덩이를 청결하게
매일 목욕을 해서 청결을 유지해야 한다. 배변을 볼 때도 변을 깨끗이 닦는다

적절한 운동을 한다

식사 시간을 지킨다

*변비를 해소한다
운동이나 식사로 장의 운동을 좋게 해서 배변을 촉진한다

*알코올이나 매운 것은 피한다
술이나 매운 음식은 엉덩이를 자극한다

*약을 사용한다
초기의 치열이나 치핵은 약국에서 파는 약으로 좋아지는 경우도 있다

*장시간 같은 자세를 취하지 않는다
계속 같은 자세로 있으면 엉덩이를 자극한다. 엉덩이가 차지 않도록 하는 것도 중요

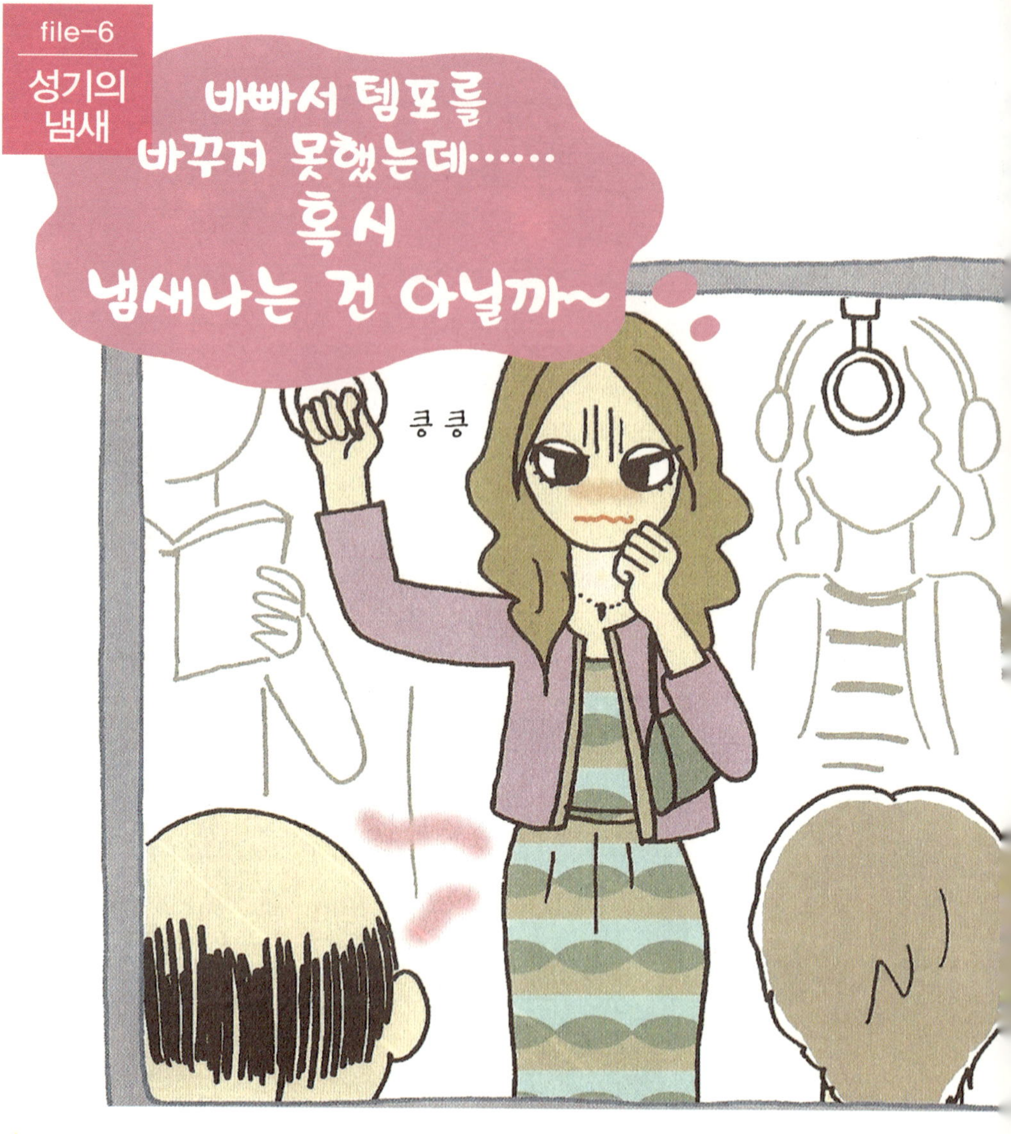

file-6 성기의 냄새

> 바빠서 템포를 바꾸지 못했는데…… 혹시 냄새나는 건 아닐까~

완전해결법

질염(膣炎)이나 성감염증이 아닌 경우, 이런 증상의 대부분의 원인은 외음부의 습기에 의한 것이다. 생리나 월경이 많은 시기는 외음부가 습해지기 쉽기 때문에 주의가 필요하다.

* 외음부를 청결하게
- 매일 따뜻한 물로 깨끗하게 씻는다
- 복통이 있는 경우 비누는 사용하지 않는다
- 세게 닦지 않는다

- 생리중이다
- 템포를 장시간 교체하지 않았다
- 생리대를 장시간 교체하지 않았다
- 샤워를 하지 않았다
- 꽉 조이는 댓님 팬츠 등으로 하반신을 압박하고 있다
- 면이 아닌 화학섬유 등의 통기성이 나쁜 속옷을 입고 있다

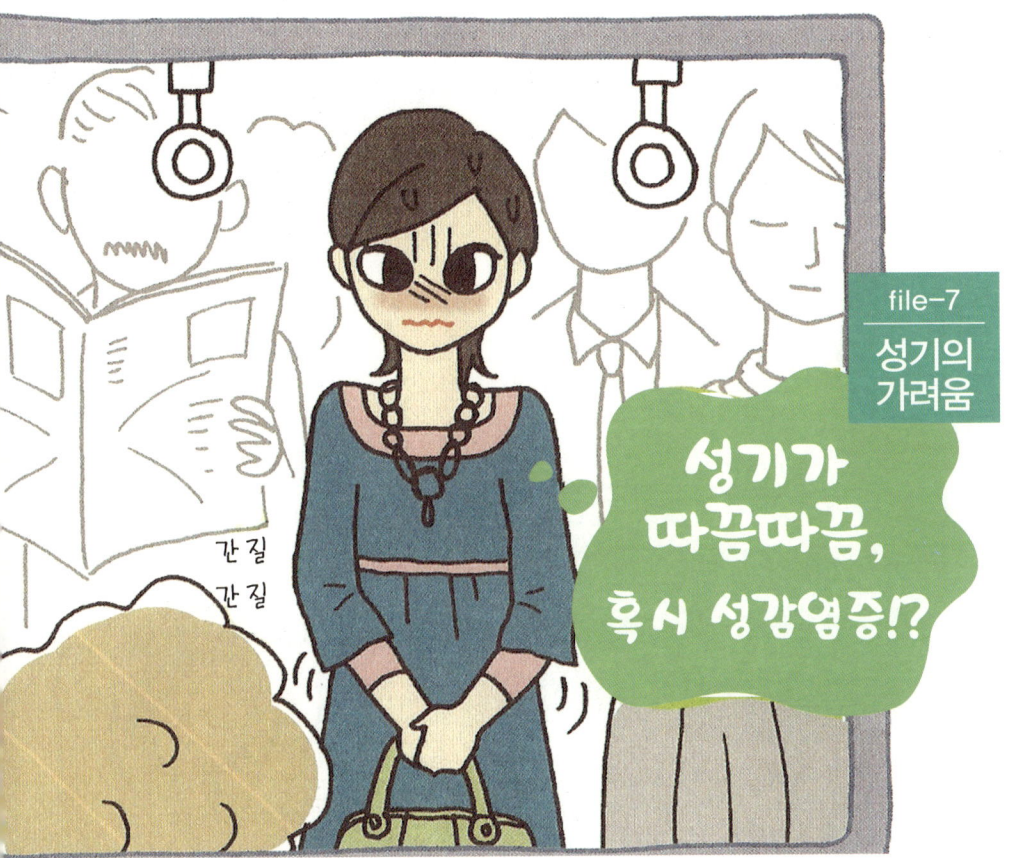

file-7
성기의 가려움

성기가 따끔따끔, 혹시 성감염증!?

*옷이나 속옷은 통기성이 좋은 것을 선택한다
- 속옷은 면 100%의 통기성이 좋은 것을 사용한다
- 하반신을 조이는 답답한 댓님 팬츠나 거들, 스타킹 등은 피한다

*생리대는 매일 하지 않아도 OK
- 배란기 생리 전 등의 월경이 많은 날 이외는 생리대는 피한다
- 생리를 할 때에는 2~3시간마다 바꿔서 습기가 차지 않도록 한다

*템포는 자주 바꾼다
- 장시간 하면 세균이 번식한다

- 아침에 일어나면 턱과 이가 아프다
- 감귤이 이에 시리다
- 이명(耳鳴)이 있다
- 잠이 얕게 들고, 깊게 자지 못한다
- 스트레스가 쌓여 있다

file-8 이갈이

A의 이갈아 바위도 먹어치울 거 같아……

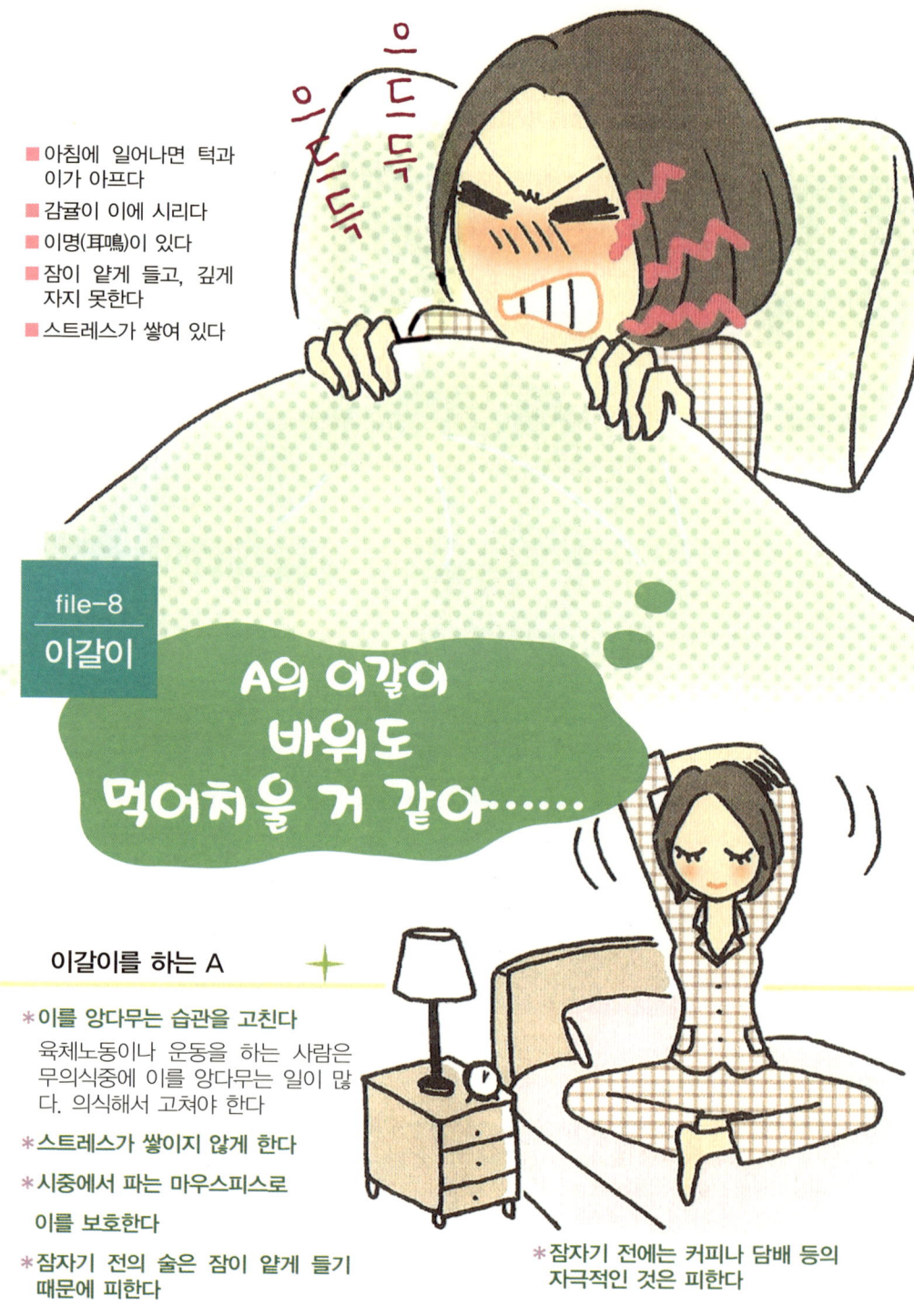

이갈이를 하는 A

* **이를 앙다무는 습관을 고친다**
  육체노동이나 운동을 하는 사람은 무의식중에 이를 앙다무는 일이 많다. 의식해서 고쳐야 한다
* **스트레스가 쌓이지 않게 한다**
* **시중에서 파는 마우스피스로 이를 보호한다**
* **잠자기 전의 술은 잠이 얕게 들기 때문에 피한다**
* **잠자기 전에는 커피나 담배 등의 자극적인 것은 피한다**

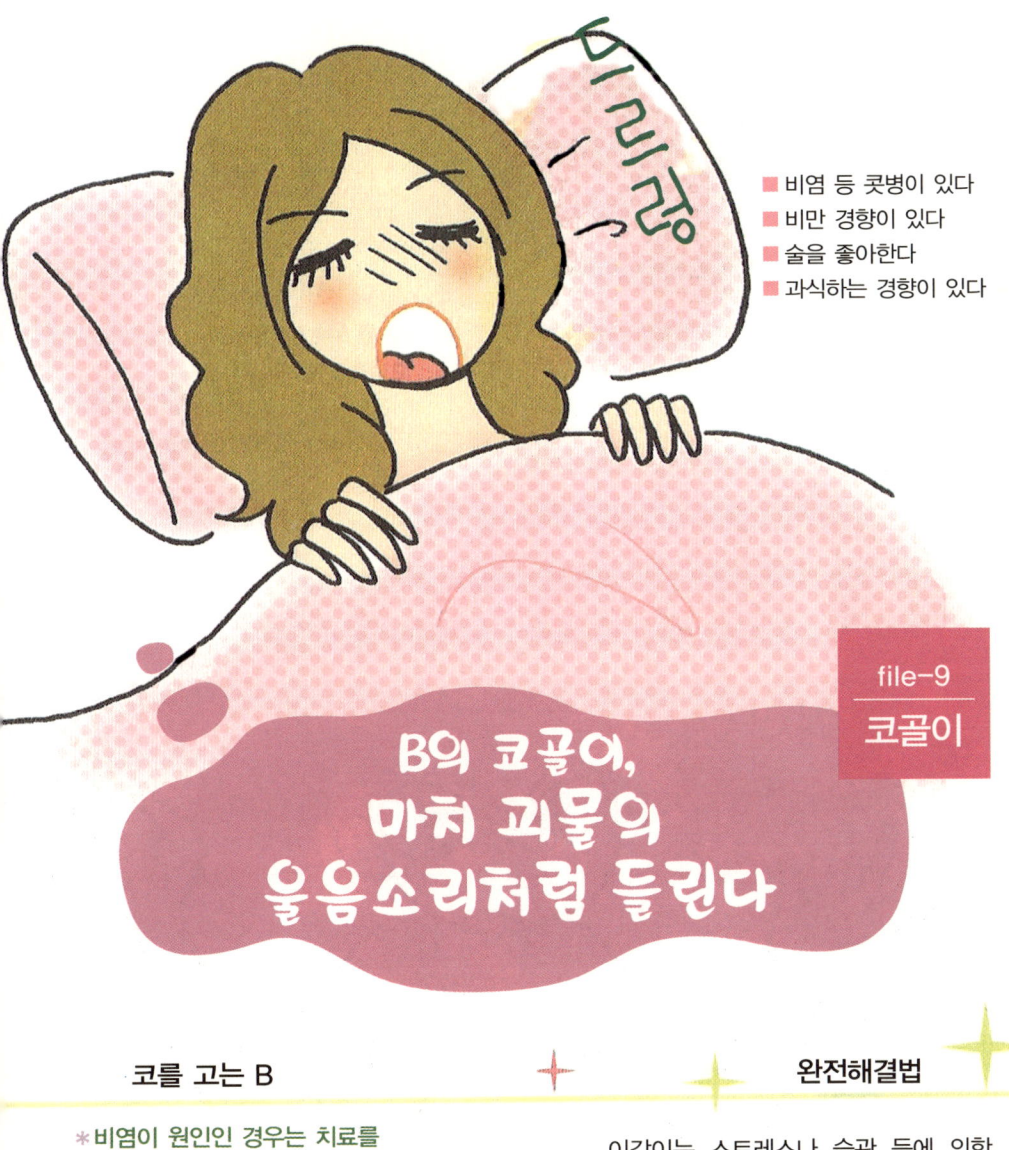

- 비염 등 콧병이 있다
- 비만 경향이 있다
- 술을 좋아한다
- 과식하는 경향이 있다

file-9 코골이

B의 코골이, 마치 괴물의 울음소리처럼 들린다

코를 고는 B

* **비염이 원인인 경우는 치료를**

* **옆으로 누워서 잔다**
  연구개가 늘어져 있는 사람은 옆으로 누워서 자면 진동이 진정되고 코를 골기 어려워진다

* **알코올은 피하도록**
  연구개가 완만하고 늘어져 있기 때문에 코를 골기 쉬워진다

* **비만을 해소한다**
  비만인 사람은 연구개가 느슨해지기 쉽다

완전해결법

이갈이는 스트레스나 습관 등에 의한 것이다. 심해지면 이가 마모되거나 치주병의 원인이 된다. 코골이는 비염으로 코나 목의 기도가 좁다든지, 연구개(軟口蓋)가 늘어져서 호흡을 할 때마다 진동하는 것이 원인이다. 수면 시 무호흡증 등이 되는 경우가 있으니 주의해야 한다.

file-10
탈모·박모

샴푸 중
많이 빠지는 머리카락……
머리숱이 적어지는 것 같다

- 샴푸할 때 가볍게 헹구는 편이다
- 머리카락은 세심하게 씻는다
- 염색이나 파마로 머릿결이 손상되어 있다
- 편식을 많이 한다
- 심한 다이어트를 하고 있다
- 최근 피로가 쌓여 있다
- 하루 100개 이상의 머리카락이 빠진다
- 아침에 일어나면 베개에 머리카락이 많이 빠져 있다

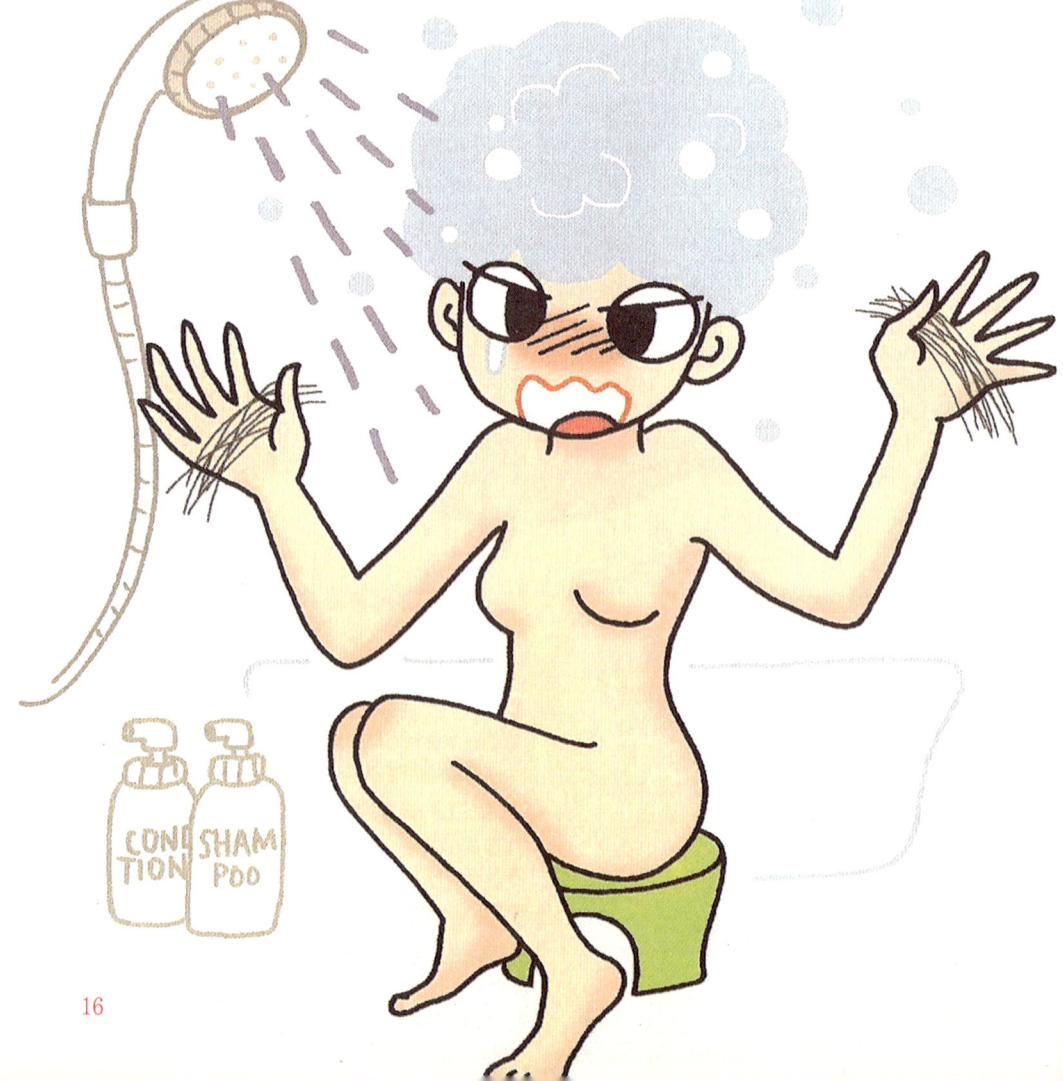

완전해결법

머리카락은 빠지고 다시 자라는 사이클이 있기 때문에 하루 100개 정도 빠지는 것은 자연스러운 것이다. 하지만 한 번의 샴푸로 배수구가 막힐 정도로 빠지거나 머리의 속이 보일 정도로 숱이 빠지면 무슨 문제가 있을지도 모른다. 평소에 머리카락에 영향을 주고 있는 일은 없는가?

*샴푸 방법을 점검한다

Point 손끝으로 안마하듯 손톱은 사용하지 않는다.

- 브러시로 머리카락 표면의 더러움을 제거한다
- 샴푸를 하기 전에 머리를 잘 적신다
- 손끝으로 안마하듯 씻는다
- 씻는 시간의 3배를 들여서 헹군다

*드라이를 너무 많이 하지 않는다

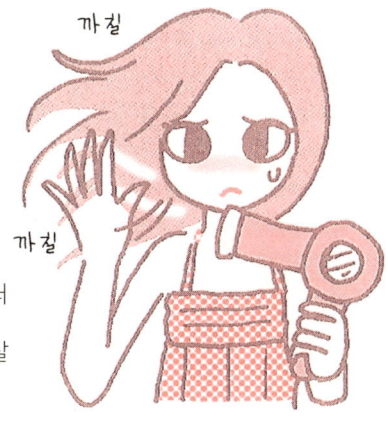

- 드라이를 하기 전에 타월로 잘 말린다.
- 드라이는 머리에서 20센티 정도 떨어지게 한다.

*머리카락에 영양을

- 스트레스나 수면부족을 해소한다
- 피의 흐름을 나쁘게 하는 흡연은 삼간다
- 과도한 다이어트는 하지 않는다

*파마, 브릿지는 충분한 시간 간격을 두고

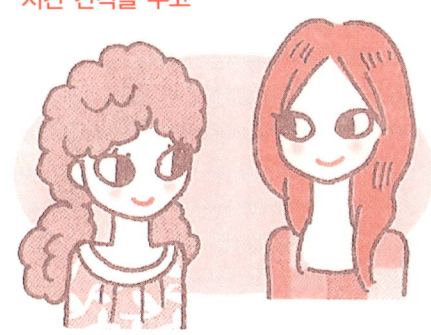

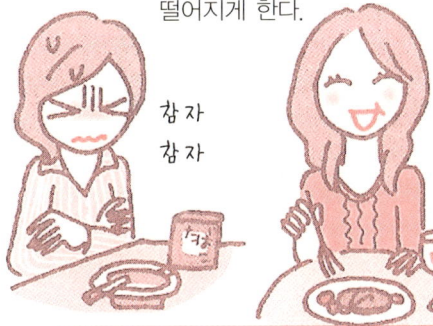

원형탈모증이란

원형탈모증이란 자기면역성 질환의 하나로 20~30대 여성에게 많다. 원인은 알레르기, 내장질환 등 여러 가지만, 대부분은 스트레스 때문이다. 500원 동전 정도의 범위가 탈모되고, 스트레스가 감소하면 저절로 낫는 경우가 있지만 탈모의 범위가 넓어지는 경우도 있다. 걱정되는 경우는 피부과에서 검진을 받는 것이 좋다.

contents

다른 사람에게는 말 못 하는 신체 고민 어떻게든 해결하고 싶다!

여성의 고민 파일

File 1 　구취 … 4
File 2 　체취 … 6
File 3 　무좀 … 8
File 4 　발 냄새 … 9
File 5 　치질 … 10
File 6 　성기의 냄새 … 12
File 7 　성기의 가려움 … 13
File 8 　이갈이 … 14
File 9 　코골이 … 15
File 10 탈모 · 박모 … 16

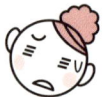

Part 1
요즘, 신경 쓰이는 증상이 혹시 병?

생리통이 심하다 … 24
생리가 빠르다, 생리가 느리다 / 26
생리도 아닌데 하복부가 아프다 / 27
생리가 오지 않는다 / 28
생리 시 이외에 출혈이 있다(부정출혈) / 29
생리양이 많다 / 30
생리양이 적다 / 31
생리일수가 예전보다 길다 · 짧다 / 32
외음부가 가렵다, 아프다 / 33
점액의 상태가 이상하다 / 34
유방이 딱딱해진다, 아프다,
　　　　멍울이 걱정된다 / 35
머리가 아프다 / 36
어깨가 결린다 / 38
허리가 아프다 / 40
빈혈 / 42
변비가 심하다 / 44

설사가 심하다 / 46
배변통이 있다 / 47
배가 아프다 / 48
성교통증이 있다 / 50
배뇨통이 있다 / 51
화장실에 자주 간다 / 52
요실금이 있다 / 53
여드름이나 기미, 주근깨가 걱정된다 / 54
피부가 거칠다 / 55
얼굴이나 손, 발이 붓는다 / 58
상기된다 / 59
현기증이 난다, 일어서면 어지럽다 / 60
가슴이 두근두근 한다, 숨이 차다 / 61
구역질이 난다, 구토한다 / 62
피로가 풀리지 않는다 / 63
아침에 일어나는 것이 힘들다 / 64
잠이 오지 않는다 / 65

초조해한다 / 66
기분이 우울하고 불안하다 / 67
몸이 차다 / 68
눈이 건조하고, 피곤하다 / 70
관절이 아프다 / 72
저림증상이 있다 / 73
외반모지 / 74
내성발톱 / 75
열이 자주 난다 / 76

여성만이 가지고 있는 그 부분, 철저해부!

최초의 내진 체험 / 82
최초의 맘모그래피 체험 / 87
여성의 몸1 ― 유방의 구조와 변화 / 92
여성의 몸2 ― 생식기의 구조 / 94

Part 2
자신의 몸에 대해 알고 있나?

여자의 일생 / 98
외성기와 내성기의 구조 / 100
유방의 구조 / 102
여성의 몸의 리듬은
　'일정한' 것이 정상 / 104
기초체온으로 알 수 있는 것 / 110

생리물질은 무엇인가? / 114
산부인과에서는 어떤 것을 물어볼까? / 116
자신에게 맞는 병원을 선택하자 / 118
산부인과에서는 어떤 검사를 하나? / 120
유방 검사에는 어떤 것이 있나 / 122

Part 3
여성 특유의 병, 여성에게 많은 병

PMS(월경전증후군) / 126
월경곤란증 / 128
생리불순 / 130
자궁근종 / 132
자궁선근증 / 135
자궁내막증 / 136
자궁내막염 / 138
자궁하수 / 139
자궁경관 폴립 · 자궁경관염 / 140
자궁질부미란 / 141
질염(비특이성질염 · 칸디다질염
　· 수축성질염) / 142

난소종양 / 144
다낭포성 난소증후군 / 147
난관염 · 난소염 / 148
골반복막염 / 149
외음염 · 외음궤양 / 150
발트린선염 · 발트린선농양 ―151
유선증 · 유선염 / 152
유선선 유선종 / 153
유륜염 · 유두염 / 154
유관 내 유두종 / 155
자궁체암 / 156
자궁경암 / 159

외음암 · 질암 / 162
난소암 / 163
유방암 / 166
성감염증 / 169
저혈압증 / 172
요로감염증 (방광염 · 신우신염) / 173
비만 / 174

골다공증 / 176
치주병 / 177
교원병 / 178
아토피성 피부염 / 180
갑상선기능항진증 ·
　갑상선기능저하증 / 181

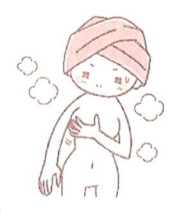

Part 4
스트레스로부터 마음의 병이 생긴다

스트레스와 몸의 병은 관계가 있나? / 186
자율신경실조증 / 189
우울증 / 190
불면증 / 192
적응장해 / 194
PTSD(심적 외상후 스트레스장해) / 195

공황장해 / 196
과환기증후군 / 197
과민성장증후군 / 198
위궤양 · 십이지장궤양 / 199
거식증 · 과식증 / 200

Part 5
행복한 섹스 생활

행복한 섹스 생활을 위해서 / 202
남성 몸의 구조 / 204
서로의 쾌감을 높이기 위해서 / 206
섹스 스타일은 다양하다 / 208

알고 있나? 바른 피임 지식 / 210
원치 않는 임신을 했다면 / 216
섹스의 고민 Q & A / 218

Part 6
임신과 출산의 구조

아이를 원한다고 생각하면 / 222
임신의 구조 / 224
임신 시의 진찰의 흐름을 알아두자 / 226
임신 중 몸의 변화 / 230
임신생활에서 주의해야 할 것 / 236

아이가 태어나기까지 / 240
산후 어떤 식으로 생활해야 하나 / 244
불임증이란 / 246
불임의 검진과 검사 / 248
불임치료에는 이런 방법이 있다 / 250

Part 7
'갱년기'를 알자

폐경기란 / 254
갱년기 장해란 어떤 상태 / 256
갱년기는 이렇게 극복하자 / 260
갱년기에 이런 병에 주의해야 한다 / 262

색인 / 266

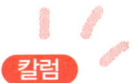

칼럼

자신의 피부를 알고 항상 매끄러운 피부를 유지한다 / 56
영양첨가제(Supplement)를 잘 섭취한다 / 77
커리어우먼(일하는 여성 or 직장 여성)으로 유념해야 할 것 / 78
생리 중에 '해도 좋은 것'과 '하지 말아야 할 것' / 109
일 년에 한 번은 부인과 검진을 받는다 / 124
잘못된 다이어트는 몸을 병들게 한다 / 175
바른 식생활이 몸의 기본이다 / 182
의외로 모르는 '저용량 필'의 비밀 / 214
산후병에 걸리는 '이런 일', '저런 일' / 245
주치의를 두어야 한다 / 252
편안한 노년기를 대비해서 지금부터 해두어야 할 것 / 264

간단한 질문

아이를 낳으면 생리통이 없어지는가? / 25
출혈량이 많으면 빈혈로 발전하기 쉽다는데 정말인가? / 29
편두통은 어떤 사람에게 생기기 쉬운가? / 37
어깨 결림 시, 때리거나 주물러도 좋은가? / 39
허리가 아플 때는 딱딱한 바닥에서 자는 것이 좋은가? / 41
변비 시 극심한 통증도 배변통인가? / 47
트림이 나는 것도 병인가? / 49
방광염은 어떤 병인가? / 51
방광에 쌓이는 소변의 양은 어느 정도인가? / 53
욕조에서 상기될 때는 어떻게 해야 하는가? / 59
토했을 때는 어떻게 하면 좋은가? / 62
저혈압이나 마음의 병도 아닌데 왜 아침에 일어나지 못하는가? / 64
녹내장은 노인병인가? / 71

평발은 어떤 발인가? / 74
정상체온은 몇 도인가? / 76
외성기의 크기는 누구나 똑같은가? / 101
유방의 대소는 어떻게 결정되는가? / 103
생리 냄새는 정말로 나는가? / 104
생리의 양은 어느 정도인가? / 108
기초체온은 매일 같은 시간에 재야 하는가? / 113
생리물질은 언제까지 나오는가? / 115
유방이 걱정될 때도 산부인과에 가면 되는가? / 117
처음에는 종합병원에 가는 것이 좋은가? / 119
내진이 무서운데 어떻게 하면 좋은가? / 120
생리 중에 검진을 해도 좋은가? / 129
생리가 불순하면 임신을 하지 못하는가? /131
자궁후굴도 병인가? / 139
질염은 섹스로부터도 감염되는가? / 143
난소를 제거하면 아이를 낳을 수 없는가? / 145
난소를 하나 제거해도 생리는 한 달마다 오는가? / 146
배란이 없으면 임신을 할 수 없는가? / 147
염증이 있는데 섹스를 해도 되는가? / 148
소변을 닦는 방법은 정해져 있는가? / 151
유두가 조금 들어간 것 같은데 괜찮은가? / 154
유방의 병은 여성에게만 있는가? / 155
자궁이나 난소를 떼어내면 섹스를 할 수 없는가? / 158
젊을 때 자궁경암에 걸리면 아이를 낳을 수 없는가? / 159
조기에 암을 발견하기 위해서는 어떻게 해야 하는가? / 160
수술 방법은 본인이 선택할 수 있는가? / 162
난소를 떼어내면 여성다움까지 사라지는가? / 164
습진이나 피부 등 옮는 것은 사람에 따라 다른가? / 180
마음의 병에 걸리면 일을 그만두어야 하는가? / 188
가족 중에 우울증 환자가 있다면 어떻게 해야 하는가? / 191
언제 정신과를 가야 하는가? / 192
카우파선액은 정액과 다른가? / 205
모닝 애프터 필이 무엇인가? / 213
출산은 친정에 가까운 곳에서 하고 싶은데 어떻게 하면 좋은가? / 229
임신 중에 같은 종류의 음식만 먹고 싶은데 괜찮은가? / 238
입회 출산을 할 때 사전에 준비할 것은 무엇인가? / 241
마타니티블루란 무엇인가? / 244
생리는 어느 날 갑자기 오지 않게 되는가? / 255
어머니가 갱년기장해인데 어떻게 대처해야 좋은가? / 256
갱년기장해일 때 한방약을 써도 효과가 있는가? / 261
갱년기가 와도 섹스는 가능한가? / 263

Part 1

요즘, 신경 쓰이는 증상이 혹시 병?

신경은 쓰이지만 병원에 갈 정도는
아니라고 생각하고 있는 사소한 몸의 증상이 있는가?
사실은 그것이 큰 병의 징후일지도 모른다.
짐작이 가는 사람은
반드시 한번 건강 체크를 해봐야 한다.

여성 특유의 증상

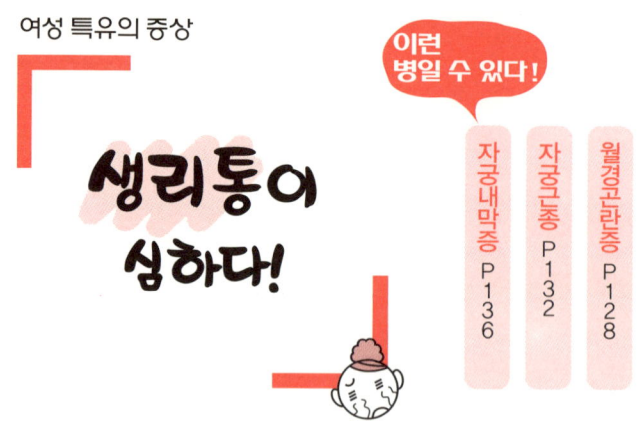

생리통이 심하다!

이런 병일 수 있다!
- 자궁내막증 P136
- 자궁근종 P132
- 월경곤란증 P128

▌생리통이란 어떤 증상을 말하는가?▌

생리가 시작되고 며칠간은 배나 하복부, 허리가 아프거나 무거워질 수가 있다. 이것이 생리통이다. 사람에 따라 차이는 있지만, 생리 첫날부터 3~4일 사이에 느끼는 경우가 많다.

생리통은 모든 사람에게 생기는 것은 아니지만, 생리 때 가벼운 통증은 누구에게나 있다. 체질적으로 병이 없다고 해도 아파지는 경우가 있다. 그러나 매번 너무 아픈 나머지 학교나 직장을 쉬고 누워 있거나, 아무것도 할 수 없다면 자궁이나 난소에 병이 잠복해 있을 수도 있다.

Check! ✓

이런 증상이 있으면 요주의

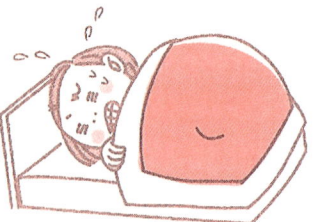

생리통이 심해서 매일 드러눕는다.

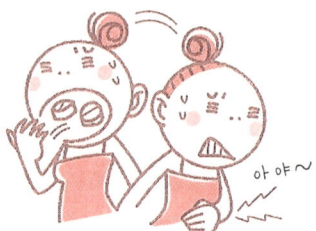

진통제를 먹어도 통증이 진정되지 않는다.

그 외에
- 매번 회사나 학교를 쉰다.
- 어느 시기부터 갑자기 통증이 심해졌다.

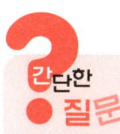

간단한 질문 — 아이를 낳으면 생리통이 없어지는가?

가벼워지는 경우가 많다. 생리 때, 혈액은 자궁경관을 통해서 밖으로 흐른다. 출산경험이 없으면 자궁경관이 좁기 때문에 자궁이 강하게 수축해서 밀어내려고 하기 때문에 극심한 통증을 느낀다. 그러나 출산으로 태아가 산도(자궁경관)를 통하면 자궁경관이 넓어지기 때문에 월경혈이 원활하게 흐르도록 된다. 그래서 생리통이 가벼워지는 것이다. 하지만 실제로는 출산을 해도 생리통이 줄지 않는 사람, 출산 후에 오히려 생리통이 더 심해지는 사람도 있다.

왜 아픈가?

통증의 원인은 몇 가지를 생각할 수 있다. 하나는 스트레스, 피로나 불규칙한 생활이다. 그리고 자궁근종이나 자궁내막증 등 체질적인 병이 원인인 경우가 있다.

그 외에 월경혈의 통로인 자궁경관이 좁은 경우도, 월경혈이 원활히 통과하지 않아서 아파진다. 이것은 임신을 경험하지 않은 사람에게 많이 볼 수 있다.

진통제를 잘 사용한다

생리통이 너무 심한 경우는 참지 말고 진통제를 먹는다. 그러나 진통제가 듣지 않거나, 매번 통증에 지쳐 잠드는 경우는 병원에서 검진을 받아야 한다. 내진이나 초음파검사 등을 해서 자궁이나 난소에 병이 없는지 체크한다.

체질적인 병이 원인이라면 병의 치료를 시작한다. 특히 병을 발견하지 못하고 생리통이 심하다면 진통제를 처방받아서 복용한다.

생리의 주기가 어느 정도 정해져 있다면 다음 생리가 언제 오는지, 대략적으로 예측을 할 수 있다. 다음 생리 예정일에는 진통제를 휴대하고 통증이 오기 전에 먹는 것이 좋다. 그 외에 몸을 따뜻하게 하는 것도 좋다.

특히 생리 중에는 허리나 배가 차지 않도록, 때로는 복대 등으로 따뜻하게 하면 통증이 가벼워진다.

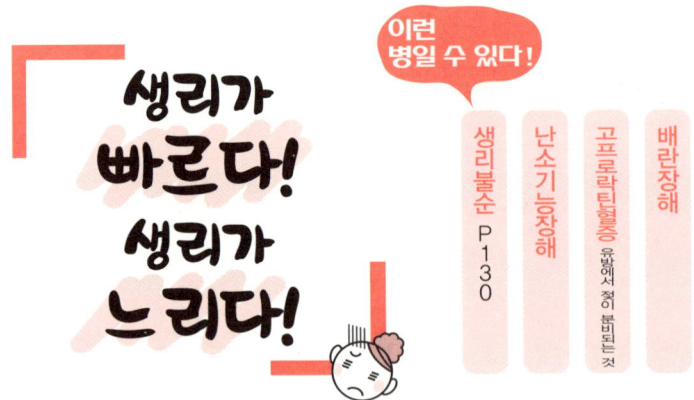

'빠르고', '느린' 것의 기준은?

정상적인 생리주기는 25~38일이 기준이다. 이 사이에 생리가 온다면 정상이다.

주위의 셈법은 생리가 온 날부터 다음 생리 전날까지. 한번 자신의 주기를 2개월에 걸쳐서 기초체온(→ p110)을 확인해 보는 것도 좋다.

주기가 25일보다 짧거나 38일보다 긴 경우는 배란이나 난소의 기능이 미숙하거나, 저하된 경우도 생각할 수 있다.

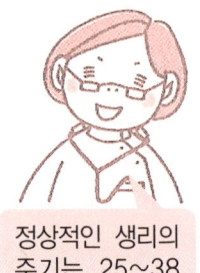

정상적인 생리의 주기는 25~38일이 기준

생리주기가 달라지는 것은 왜?

생리주기에는 개인차가 있다. 이제까지 같은 주기로 생리가 오던 사람이 주기가 바뀌는 것은 아주 작은 환경의 변화, 지나친 다이어트, 과도한 스트레스에 의해 호르몬 균형이 무너지거나, 드물게는 난소종양 등의 병이 원인인 경우가 있다.

스트레스를 풀거나, 다이어트를 줄이거나, 생활습관을 원래대로 되돌리는 것만으로 주기가 정상으로 돌아오는 경우도 있다.

주기가 안정되지 않고 빠르거나 늦는 상태가 장기간 계속되면 불임이 되는 경우도 있다. 한번 병원에서 검진을 받도록 해야 한다.

생리도 아닌데 하복부가 아프다!

이런 병일 수 있다!

- PMS(월경전긴장증후군) P126
- 배란통
- 자궁근종 P132
- 자궁내막증 P136
- 난소종양 P144
- 변비 P44

■ 부인과 종류의 병일 수 있다 ■

하복부는 골반이 있는(배꼽 밑) 주위를 말한다. 골반 내에는 자궁이나 난소, 난관 등의 여성기와 방광, 장(腸) 요관 등의 장기가 있다. 따라서 생리 중이라면 생리통의 일종이라고 생각할 수 있지만, 생리가 아닌데도 하복부가 아프면 다른 병의 가능성이 있다.

만약 생리와 생리 사이의 배란일 무렵에 아프다면 배란에 의한 복통을 생각할 수 있다. 생리 며칠 전부터 아픈 경우는 PMS(→ p126쪽)일 가능성이 있다. 통증이 심할 때에는 진통제를 먹어도 좋다.

심한 자궁내막증이 있으면 생리가 아닌데도 생리통과 같은 통증이 올 수가 있다.

■ 전혀 다른 병일 수 있다 ■

그러나 반드시 부인과 종류의 병이라고 할 수는 없다. 설사나 구토를 동반하면 장염, 배변이 없이 하복부 통증이 심할 때에는 변비, 배뇨 시에 아프면 방광염일 가능성도 있다. 이 경우 진통제로도 낫지 않는다. 어쨌든 한번 검사를 해서 병으로 판명나면 치료를 해야 한다.

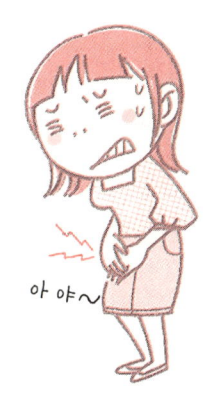
아 야~

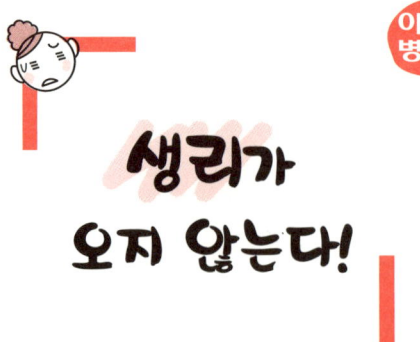

이런 병일 수 있다!

생리불순(무월경) P130
성기형성장해
난소발육부전
섭식(攝食)장해
스트레스

생리가 오지 않는다!

▌스트레스나 다이어트가 원인?▐

주기적으로 생리가 왔었는데 어느 순간부터 생리가 딱 그치는 경우가 있다. 먼저 생각할 수 있는 것은 임신이다. 임신이라면 아무런 문제가 없지만, 임신을 하지 않았는데 생리가 멈췄을 때에는 그 원인을 찾아서 생리가 돌아오도록 해야 한다.

원인으로는 생리를 조절하는 뇌의 시상하부나 뇌하수체의 기능저하, 심한 다이어트, 편식, 심한 스트레스, 과격한 운동 등을 생각할 수 있다.

생리가 오지 않는 것을 그대로 방치하면 치료를 해도 원래대로 돌아오지 않는 경우가 있다. 3개월 이상 생리가 오지 않는 경우는 빨리 병원에 가서 검진을 받아야 한다.

▌18살이 돼도 전혀 생리가 오지 않는다▐

보통 초경은 12살이지만 18살이 돼도 생리가 한 번도 오지 않는 경우를 원발성 무월경이라고 한다. 염색체 이상에 의한 난소의 발육부진이나 선천성 성기형성장해 등도 생각할 수 있다. 그대로 놓아두어도 낫지 않는다. 빨리 병원에 가서 검진을 받아야 한다.

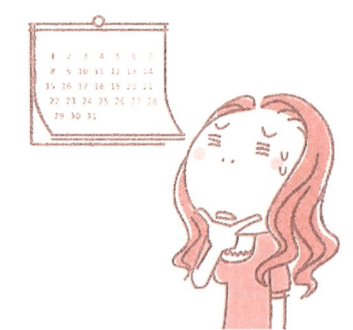

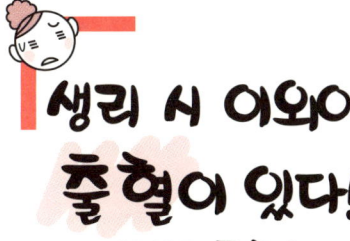

생리 시 이외에 출혈이 있다! (부정출혈)

이런 병일 수 있다!

- 자궁경암 P159
- 자궁체암 P156
- 자궁경부용종 P140
- 자궁근종 P132
- 배란출혈

▌병의 징후가 있다 ▌

생리 시 이외의 출혈을 부정출혈이라고 한다. 부정출혈은 자궁만이 아니라 질에서의 출혈도 포함된다.

10대에는 호르몬의 밸런스가 무너지는 것도 원인이지만, 20대 이후에는 자궁근종이나 자궁경암 등이 원인인 경우도 있고 임신에 수반되는 출혈일 수도 있다.

배란기에 조금 피가 나는 경우도 있지만 이것은 호르몬의 영향으로 생기는 것이기 때문에 걱정할 필요는 없다.

▌방치하지 말고 검진을 받자 ▌

배란기 이외의 출혈이라면 생리 시 이외의 출혈이므로 자궁경암 등이 숨어 있는 경우가 있다. '곧 괜찮아질 거야.' 라고 멋대로 판단하지 말고 빨리 병원에서 검진을 받아야 한다.

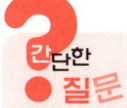

간단한 질문   출혈량이 많으면 빈혈로 발전하기 쉽다는데 정말인가?

임신을 하지 않은 성인여성은 매월 생리가 오고 출혈을 하기 때문에 빈혈로 발전하기 쉽다. 생리 시 이외에도 출혈이 있으면 빈혈이 될 가능성도 많아진다.
빈혈에 걸리지 않기 위해서는 간이나 갈조류 해초 등 철분이나 단백질이 풍부한 음식을 많이 섭취하도록 하는 것이 중요하다.

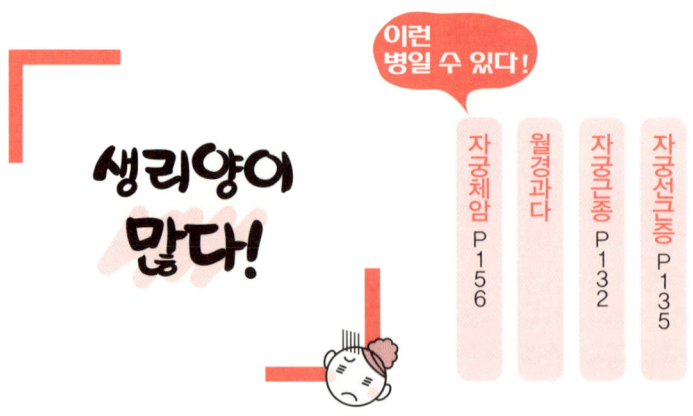

생리양이 많으면 생리 기간이 긴 경우가 있다

생리양은 다른 사람과 비교할 수 없기 때문에 많은지 적은지 알 수 없다고 하는 사람이 있다. p31 밑의 표에 생리양의 기준을 소개했으니 자신의 이제까지의 생리양과 비교해 보면 알기 쉬울 것이다.

생리혈에 피의 덩어리가 섞여서 한 시간에 한 번 이상 생리대를 바꿔야 하고, 많은 양의 생리가 며칠 동안 계속되는 경우는 생리양이 많다고 할 수 있다. 이럴 경우 생리 기간도 길어지기도 한다.

Check! ✓

이런 증상이 있으면 요주의

- ☐ 생리대가 한 시간도 가지 않는다.
- ☐ 밤에 잘 때 쓰는 생리대를 써도 오래 가지 않는다.
- ☐ 이전보다 생리양이 많아졌다.
- ☐ 자고 있을 때 이불을 적시는 경우가 많다.
- ☐ 피의 덩어리가 월경혈에 섞여서 나온다.

병이 원인인 경우와 그렇지 않은 경우가 있다

스트레스 등에 의한 호르몬 밸런스의 혼란, 자궁근종이나 자궁선근증 등의 자궁의 병을 주원인으로 생각할 수 있다. 어느 경우든지 출혈양이 많으면 빈혈로 발전할 염려가 있기 때문에 검진을 받는 것이 좋다.

병이 원인이 아니면 상태를 지켜보고 병이 원인인 경우 치료를 시작해야 한다.

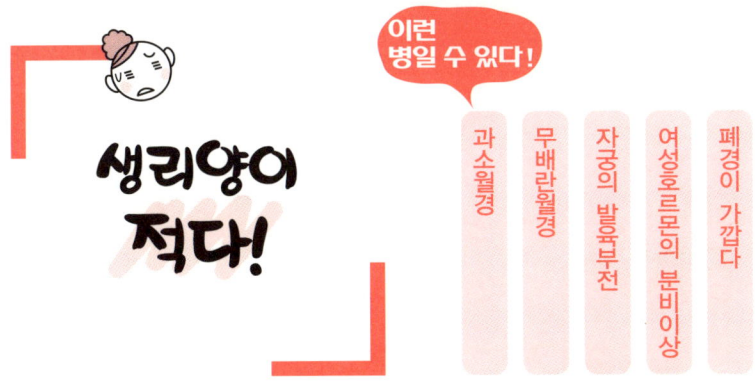

이런 병일 수 있다!
- 과소월경
- 무배란월경
- 자궁의 발육부전
- 여성호르몬의 분비이상
- 폐경이 가깝다

생리양이 적다!

▌배란이 없는 경우가 있다 ▌

생리양이 적다는 기준은 생리 기간이 짧고 생리대를 거의 바꾸지 않아도 괜찮은 상태이다. 배란이 없는 경우도 있다.

▌기초체온을 재서 호르몬의 상태를 본다 ▌

먼저 매일 기초체온을 재서 호르몬 사이클이 흐트러져 있는지를 확인한다. 고온기와 저온기가 나뉘어져 있지 않거나 기간이 일정하지 않은 경우는 호르몬 주기가 흐트러져 있는 것이다.

그대로 방치하면 임신을 할 수 없게 되는 경우도 있기 때문에 병원에 가서 검진을 받아야 한다.

	생리양이 적다	평균 (50~60ml) 참고로 30~150ml가 정상에 가깝다	생리양이 많다
생리의 출혈량	아주 적다	처음 2~3일은 많고, 점점 적어진다.	많은 양이 계속되고 커다란 피의 덩어리가 나온다.
생리대 교환의 빈도	거의 교환하지 않는다	많은 날도 2시간에 한 번 정도의 비율	한 시간에 몇 번이나 바꾼다
생리 기간	2~3일로 끝난다	3~7일로 끝난다	8~10일 이상 계속된다

31

생리일수가 예전보다 길다! 짧다!

이런 병일 수 있다!

길다
- 자궁선근증 P135
- 자궁근종 P132
- 자궁내막용종
- 난소기능부전

짧다
- 무배란월경
- 난소기능부전
- 부정출혈 P29

생리일수가 길고 양이 많을 때에는 병을 의심한다

생리일수가 8일 이상 계속되면 몸에 어떤 문제가 생겼을지도 모른다. 날이 지남에 따라 출혈량이 점점 줄기 시작해서, 한 번의 출혈량이 정상적인 범위라면 문제가 없지만 일수가 길어지면서 출혈량이 늘어난다면 병의 가능성이 있다. 이런 상태가 계속되면 병원에서 검진을 받아야 한다.

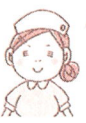

정상적인 생리일수
- 3~7일 정도
- 4~5일째부터 조금씩 줄기 시작해서 멈춘다.

짧을 때에는 배란이 있는지 확인을 한다

반대로 생리가 3일 이내에 끝나는 경우도 몸에 이상이 있을지도 모른다. 이 경우 생리양도 적은 경우가 많다.

기초체온을 재서 배란이 있는지를 확인한다.(→ p110) 저온기와 고온기가 나뉘어져 있지 않다면 배란이 일어나지 않을 가능성이 있다. 배란이 있다고 해도 난소의 움직임이 나쁠 수도 있다. 역시 병원에서 검진을 받아야 한다.

외음부가 가렵다! 아프다!

이런 병일 수 있다!

- 칸디다질염 P142
- 트리코모나스질염 P170
- 유두종첨포콘디로마 P171
- 외음소양증
- 성기포진 P170
- 발트린선염 P151

▌땀이 차거나 축축해져서 가려워진다 ▌

생리 시의 생리대나 패드 등으로 외음부에 땀이 차거나 축축해지면 가려워지거나 아프다. 이것은 일시적인 것으로 피부에 맞는 생리대를 하거나 통기성이 좋은 옷을 입도록 한다. 그리고 가능한 한 외음부를 청결하게 유지하도록 신경을 써야 한다.

▌통증이나 가려움이 너무 심할 때는 병을 의심 ▌

그래도 가렵거나 아픈 경우는 칸디다질염이나 트리코모나스질염 등일 경우가 있다. 외음부는 소변이나 변을 배출하는 장소이기 때문에 세균에 감염될 가능성이 있다. 그 경우는 방치하지 말고 병원에 가서 검진을 받아야 한다.

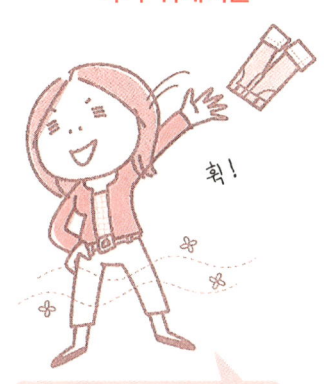

습기가 차지 않도록 하기 위해서는

휙!

청바지 등 습기가 차기 쉬운 옷은 입지 않는다.

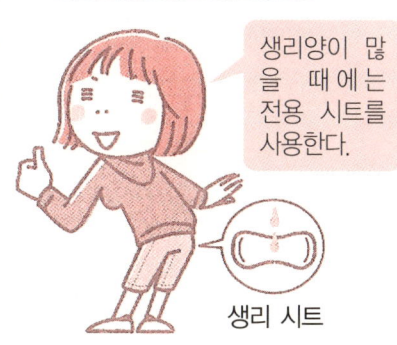

생리양이 많을 때에는 전용 시트를 사용한다.

생리 시트

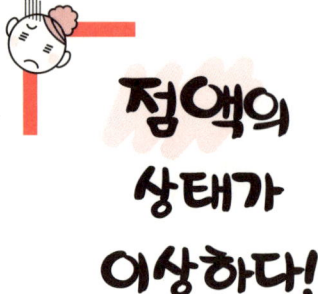

이런 병일 수 있다!

| 칸디다질염 P142 | 클라미디아감염증 P170 | 트리코모나스질염 P170 | 자궁경암 P159 | 자궁질부미란 P141 | 자궁경관용종 P140 |

▍생리물질의 상태가 이상한 것은 왜? ▍

생리물질은 질이나 자궁에서 나오는 분비물로 여성호르몬과 마찬가지로 양이나 색 등이 주기적으로 변한다.

생리가 끝나면 반투명한 생리물질이 나온다. 배란이 가까워짐에 따라 투명하게 변하고 양도 늘어난다. 배란일 직전에는 계속 흐르는 것처럼 느껴진다. 배란 후에는 황색이 섞인 백색으로 끈적이며 양도 줄어든다.

이제까지 보다 양이 많고 갈색이 짙어지고 끈끈해지거나 외음부가 가렵거나 아프면 호르몬 밸런스의 이상, 저항력의 저하, 또는 병을 의심해 보아야 한다.

Check! ✓
이런 증상이 있으면 요주의

☐ 점액의 양이 이상하게 많다.
☐ 냄새가 심하다.
☐ 생리에 황록색이나 갈색 피가 섞여 있다.
☐ 고름 같은 상태다.
☐ 앙금처럼 끈끈하다.

▍청결을 유지한다 ▍

가능하면 하반신을 조이지 않고 통기성이 좋은 옷을 입거나, 생리 패드를 이용해서 불쾌감을 없애는 것이 좋다. 그래도 바뀌지 않으면 병원에 가야 한다.

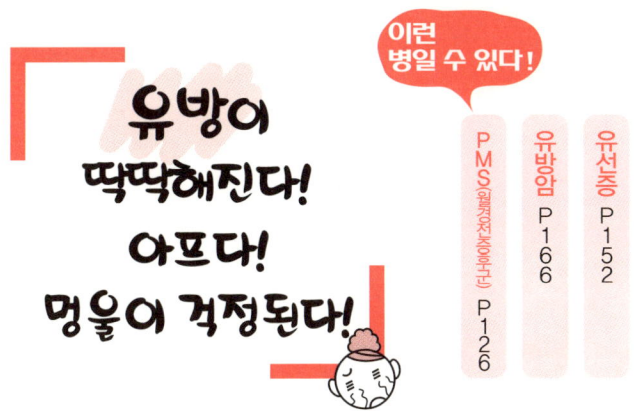

이런 병일 수 있다!

PMS(월경전증후군) P126
유방암 P166
유선증 P152

멍울이 걱정되면 먼저 자기진단을 한다

유방의 멍울이 걱정이 되면 123쪽에 있는 유방암 자기진단을 해봐야 한다. 단 여성호르몬의 영향으로 생리 전에는 유방이 딱딱해지거나 아픈 경우도 있다. 멍울이 있는지 자기진단은 생리가 시작되고 나서 5일~7일 후를 기준으로 하는 것이 좋다.

멍울이 있는 경우에는 유선증이 있을 수 있다. 유선증은 통증을 수반하거나 유두에서 분비물이 나오기도 한다. 생리 전에는 이런 증상이 더 심해지지만 생리가 시작되면 증상도 약해진다. 또 유방암의 가능성도 생각할 수 있다. 따라서 걱정되는 증상이 있으면 전문의의 검진을 받는 것이 좋다.

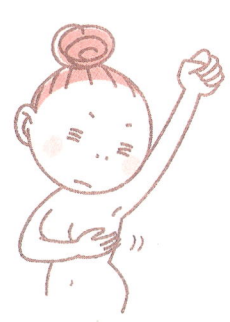

가능하면 전문 유선외과(유방, 갑상선 전문)에서 검진을 받는다

유방을 전문으로 하는 유선외과, 유선외래 등에서 검진을 받는 것이 좋다. 인터넷 등에서 유방 X선 검사(맘모그래피)를 할 수 있는 의료기관을 찾아보는 것도 좋은 방법의 하나이다.

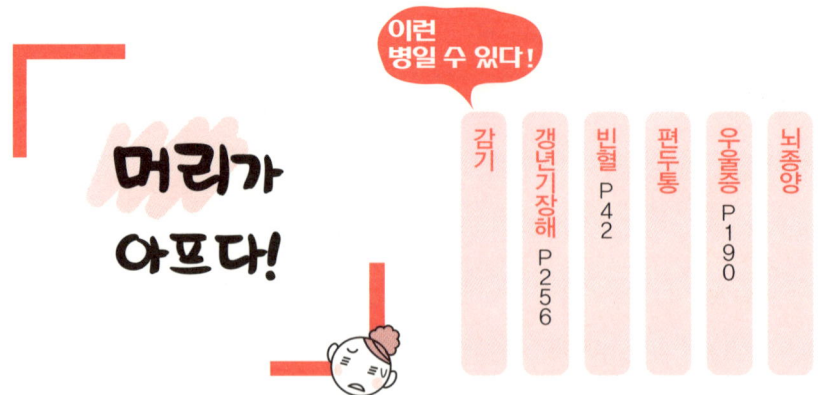

두통에는 몇 가지 종류가 있다

두통은 누구나 경험한 적이 있는 아픈 증상의 하나이다.

큰 병이 원인인 경우도 있지만 감기나 수면부족, 과로 등 원인은 여러 가지이다. 또 두통에는 몇 가지 종류가 있다. 감기가 원인인 두통을 제외하면 전체 두통의 약 50%를 차지하는 것이 긴장형 두통이다. 어깨나 목의 결림이 원인으로 머리 전체가 조이는 것 같은 통증도 있다.

다음으로 많은 것이 편두통으로 맥박에 맞춰서 지끈거리면서 아프다. 이것이 전체 두통의 30%를 차지한다. 즉 긴장형 두통과 편두통이 두통의 80% 정도를 차지한다. 그래서 대부분의 두통은 일차적인 것으로 걱정할 필요는 없다.

단 두통은 큰 병의 증상의 하나일지도 모른다는 점만은 기억해 두어야 한다.

머리의 두통 방식에 따라 병도 다르다

한마디로 두통이라고 말해도 아픈 방식은 여러 가지이고 아픈 방식에 따라 생각할 수 있는 병도 달라진다.

갑자기 극심한 통증이 오거나 지금까지 경험한 적이 없는 통증의 경우, 뇌출혈이나 지주막하출혈, 뇌경색 등을 의심할 수 있다. 몸이 마비되는 증세를 느끼면 바로 병원에 가야 한다.

통증을 없애기 위해서는

두통이 심하면 두통약을 먹고 통증을 진정시킨다. 통증이 시작되면 빨리 먹는 것이 포인트이다.

통증이 정기적으로 온다면 며칠 전부터 약을 먹으면 통증이 빨리 완화되기 때문에 극심한 증상에 괴로워하지 않을 것이다.

또 두통의 원인이 스트레스인 경우는 원인을 가능한 한 완화할 필요도 있다.

두통은 아픈 부위나 방식에 따라 의심되는 병이 다르다

후두부가 압박받는 것처럼 아프다
→ 긴장형 두통
→ 안정(眼精) 피로
→ 심인성 두통

머리 한쪽이 지끈거리며 아프다
→ 편두통

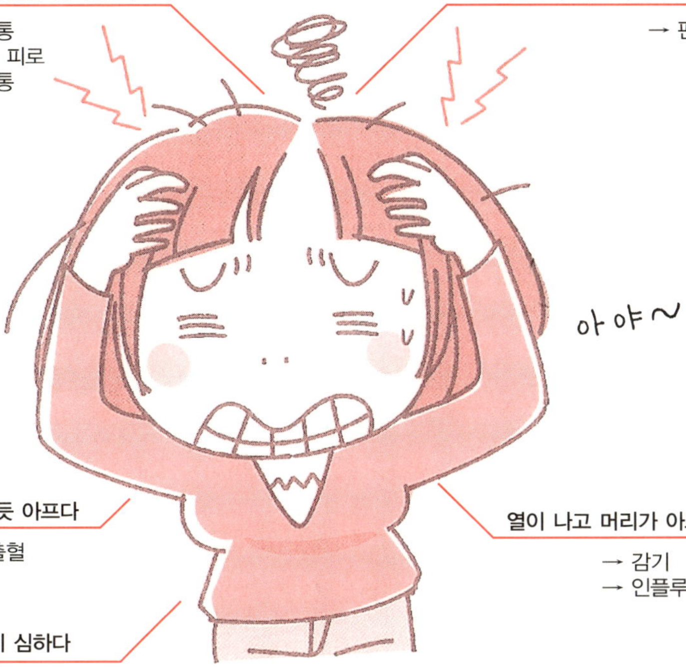

아야~

머리가 깨질 듯 아프다
→ 지주막하출혈
→ 뇌출혈

열이 나고 머리가 아프다
→ 감기
→ 인플루엔자

새벽에 통증이 심하다
→ 뇌종양

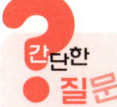

간단한 질문 편두통은 어떤 사람에게 생기기 쉬운가?

편두통은 남성보다 여성에게 많이 생긴다. 피곤하거나 수면부족, 스트레스가 쌓이면 아프다. 지끈거리는 통증이 몇 시간부터 며칠간 계속되고 구토를 동반하는 경우가 있다.

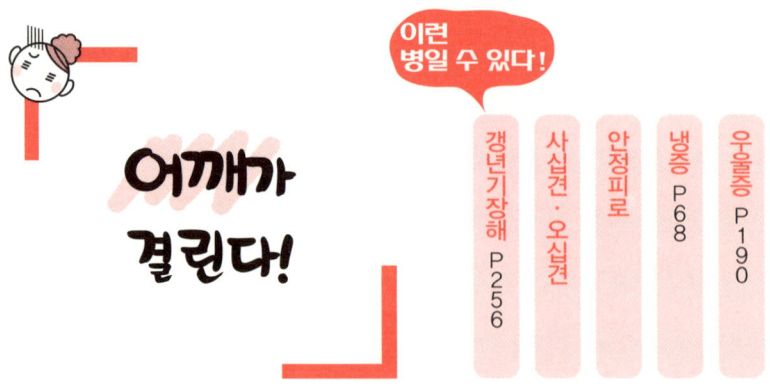

대부분은 어깨 근육 피로이다

많은 사람이 경험하는 어깨 결림은 주로 어깨나 주변의 근육피로가 원인이다.

장시간 같은 자세로 있거나, 냉방이 된 방에 오랜 시간 있으면 몸이 차지고 스트레스가 쌓인다. 안경의 도수가 맞지 않거나 컴퓨터 화면을 오래 보아서 눈이 피로해지는 등 어깨가 결리는 원인은 많다.

어깨에서 등에 걸쳐 있는 근육이 경직되거나 딱딱해지는 등 혈액순환이 나빠진다. 그래서 피로물질이나 통증을 유발하는 물질이 외부로 배출되지 않기 때문에 결림이나 통증이 생기는 것이다. 이것들이 마사지나 파스, 목욕 등으로 혈액순환을 좋게 해서 진정시키면 걱정할 필요가 없지만 그렇지 않은 경우는 목이나 어깨의 병이 원인일 수 있다.

목이나 등뼈는 경추, 흉추라고 하며 나이와 더불어 노화되어 간다. 노화현상의 하나로 경추나 흉추 사이에 있는 추간판(추간연골)에 이상이 생기면 초기증상으로 어깨가 결리고 그 후에 추간판헤르니아로 발전하기도 한다.

또 사십견, 오십견 등 어깨 관절의 병도 생각할 수 있다. 이것은 어깨 관절 주위의 염증이 원인이다.

결림 이외의 불쾌감이 있으면 요주의

어깨 결림뿐 아니라 다른 증상도 있다면 치료가 필요한 병일 수 있다. 상기되거나 생리불순도 있다면 갱년기장해, 뒷골이 아픈 경우는 고혈압, 어깨를 움직이기 어려울 때는 오십견 등을 생각할 수 있다.

어깨 결림 이외에 저리거나 구토, 두통 등의 불쾌감이 계속되는 경우는 검진을 받는 것이 좋다.

이런 방법으로 어깨 결림을 해소하자

스트레칭을 한다

어깨에 온습포를 한다

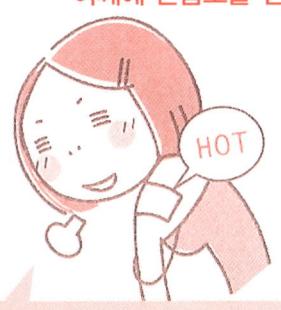

어깨의 혈액순환을 좋게 하기 위해서는 따뜻하게 하는 것이 가장 좋기 때문에 어깨에 온습포를 해서 따뜻하게 한다.

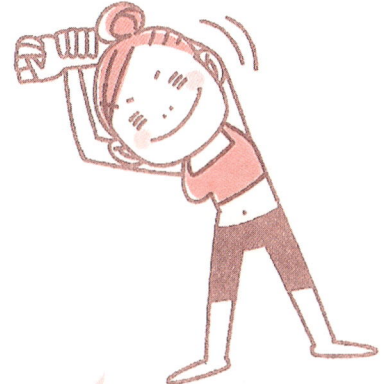

어깨나 팔을 비롯해 몸 전체를 움직이면 혈액순환이 좋아져서 어깨 결림도 완화된다.

느긋하게 목욕을 한다

따뜻한 물에 몸을 푹 담근다. 긴장을 푸는데 효과가 좋은 입욕제나 아로마오일을 사용해 보는 것도 좋다.

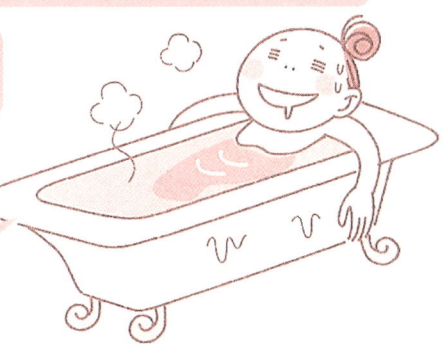

간단한 질문: 어깨 결림 시, 때리거나 주물러도 좋은가?

병이 원인이 아닌 어깨 결림이라면 주무르거나 때려도 상관이 없다. 그렇게 함으로써 혈액순환이 좋아지고 통증물질이나 노폐물 배출을 촉진한다. 단지 목이나 어깨의 병이나 관절에 문제가 있을 때에는 강한 힘으로 주무르거나 때려서는 안 된다. 주무르거나 때릴 때에는 세지 않게 기분 좋을 정도의 세기가 좋다.

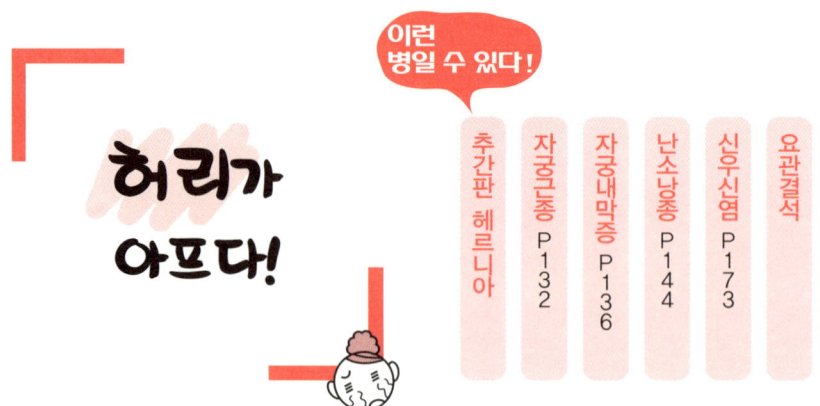

▎왜 요통에 걸릴까? ▎

요통은 주로 허리의 뼈(요추)나 배골(척추), 허리 관절의 이상으로 생긴다. 갑자기 허리가 아프거나 통증이 오랫동안 계속되는가가 포인트이다.

갑자기 아픈 경우에 가장 많은 것이 급성요통증이다. 무거운 물건을 들거나 기침을 하거나 허리를 숙였을 때 허리에 강한 통증을 느낀다. 추간판 헤르니아 가능성도 있다.

중년이 되면 허리뼈가 변형되거나 추간판이 약해져서 허리가 아픈 경우가 있다. 통증이 오래 계속되는 경우는 추간판헤르니아나 변형성요추증 등이 의심된다. 또 압박골절 때문에 요통에 걸리는 경우도 있다. 신장이나 요관 등 내장의 병이 원인인 경우도 있다. 요통 이외의 증상을 파악하는 것도 중요하다.

스트레스나 불안, 긴장 등에 의해 생기는 요통도 있고 이것은 스트레스 등의 원인을 해소하면 가벼워진다.

▎증상이 심할 때에는 병원에 간다 ▎

너무 아플 때에는 정형외과에 가야 한다. 병이 원인이면 치료를 받아야 한다.

상태에 따라 기구로 허리뼈를 교정하거나 허리를 따뜻하게 하는 온열요법, 마사지 등 증상에 맞는 방법으로 치료를 한다. 급성요통증인 경우는 편안한 자세로 눕거나 증상이 안정된 다음 진단을 받는다.

요통은 비만이나 운동부족으로 걸리기도 한다. 평소부터 스트레칭이나 워킹 등 몸을 움직여서 근육을 단련하고 요통에 걸리지 않도록 하는 것이 중요하다.

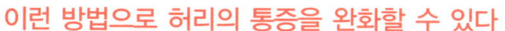

이런 방법으로 허리의 통증을 완화할 수 있다

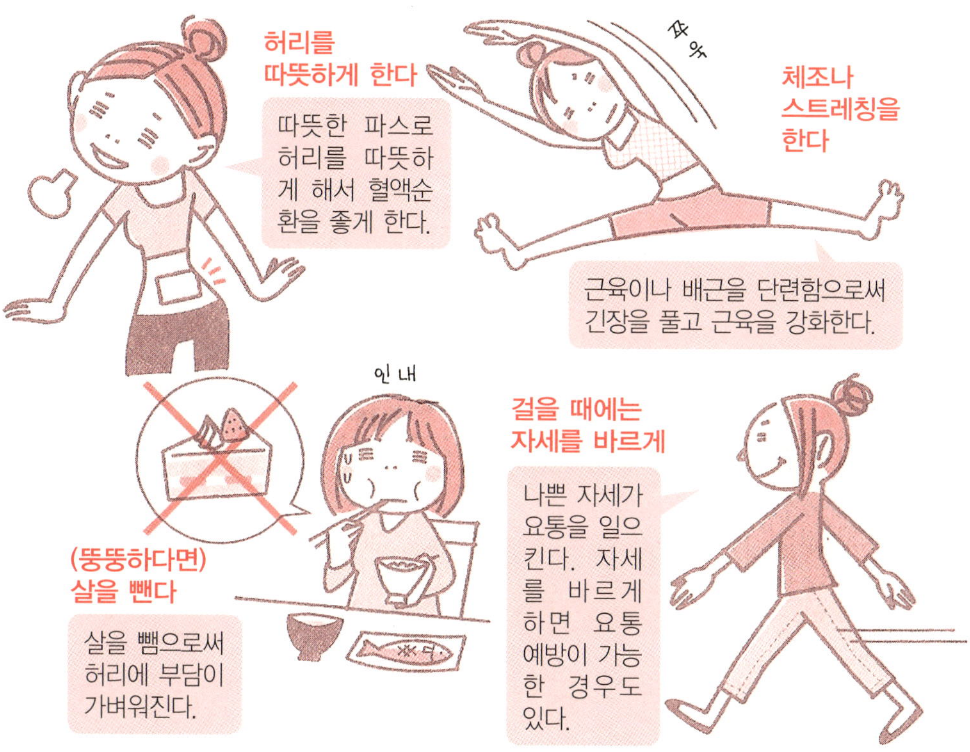

허리를 따뜻하게 한다
따뜻한 파스로 허리를 따뜻하게 해서 혈액순환을 좋게 한다.

체조나 스트레칭을 한다
근육이나 배근을 단련함으로써 긴장을 풀고 근육을 강화한다.

(뚱뚱하다면) 살을 뺀다
살을 뺌으로써 허리에 부담이 가벼워진다.

걸을 때에는 자세를 바르게
나쁜 자세가 요통을 일으킨다. 자세를 바르게 하면 요통 예방이 가능한 경우도 있다.

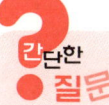 **간단한 질문**   허리가 아플 때는 딱딱한 바닥에서 자는 것이 좋은가?

부드러운 이불은 잠을 잘 때 허리가 쳐진다. 이래서는 요추에 부담이 가고 요통이 심해진다. 요추에 부담을 주지 않기 위해서는 딱딱한 이불에서 자는 것이 좋다. 침대라면 딱딱한 매트리스를 하는 것이 좋다.

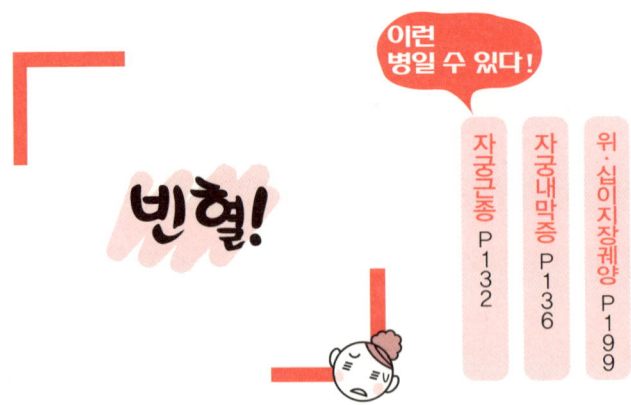

어떤 사람이 빈혈에 걸리기 쉬울까?

빈혈, 특히 철분결핍성 빈혈은 생리 중인 여성에게 많이 나타난다. 그 원인은 자궁근종이나 자궁내막증, 위·십이지장궤양, 위암, 대장암 등의 출혈성 병이 있는 경우에는 중증으로 발전할 가능성이 높다.

몸속에는 부족할 때를 대비해 철분이 저장되어 있다(저장 철). 출혈이 생기면 체내에서 혈액을 만들려고 하는데 체내에 저장된 철분이 부족하면 적혈구를 만들 수 없다.

적혈구는 체내에 산소를 공급하는 역할을 하고 있기 때문에 적혈구를 만들어 내지 못하면 빈혈에 걸리고 전신의 기능이 저하한다.

철분을 많이 포함한 음식을 먹는다

철분결핍성 빈혈은 말 그대로 철분이 부족해서 생긴다. 빈혈을 치료하기 위해서는 철분을 많이 포함한 음식을 의식적으로 먹을 필요가 있다. 그러나 철분은 위에서의 흡수율이 그다지 높지 않은 영양분이다. 그중에서 바지락이나 감 등의 동물성 식품은 비교적 흡수율이 좋은 편이다.

또 빈혈이 심할 때에는 식사할 때 커피나 홍차, 녹차 등 타닌이 많이 함유된 것은 피하는 편이 좋다. 타닌은 철분의 흡수율을 방해하기 때문에 빈혈을 낫기 어렵게 한다.

Check! ✓

이런 증상이 있으면 요주의

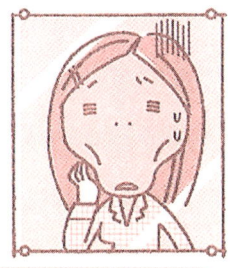

얼굴색이 나쁘다

체내의 철분이 줄어들고, 적혈구가 부족해서 일어난다.

일어섰을 때 현기증이 난다

혈압의 변화에 몸이 대응하지 못한다.

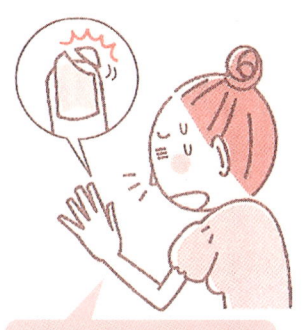

손톱이 얇고 쉽게 부러진다

철분이 적어지면 손톱이 부러지는 경우가 많다.

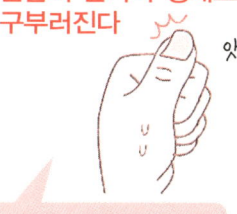

손톱이 숟가락 형태로 구부러진다

철분이 적어지면 손톱이 숟가락 형태로 구부러지는 경우가 있다.

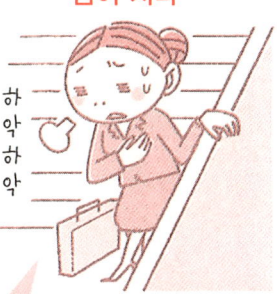

숨이 차다

산소를 온몸에 공급할 수 있도록 심장이 평소보다 격렬하게 움직인다.

▌빈혈 치료는 철분 영양제를 먹는다 ▌

식사 등에서 충분히 철분을 섭취하지 않았을 때에는 철분 영양제로 보충한다. 철분 영양제를 먹으면 1~2주 정도면 증상은 상당히 개선된다. 그러나 체내에 있는 저장철분까지는 보충할 수 없다. 혈액검사로 치료된 것을 확인하면 저장철분까지 확실히 보충한다.

철분을 많이 포함한 음식

- 바지락
- 간
- 시금치
- 녹미채
- 목이버섯
- 구운 김

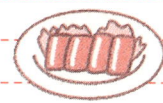
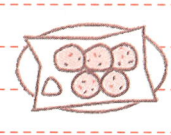

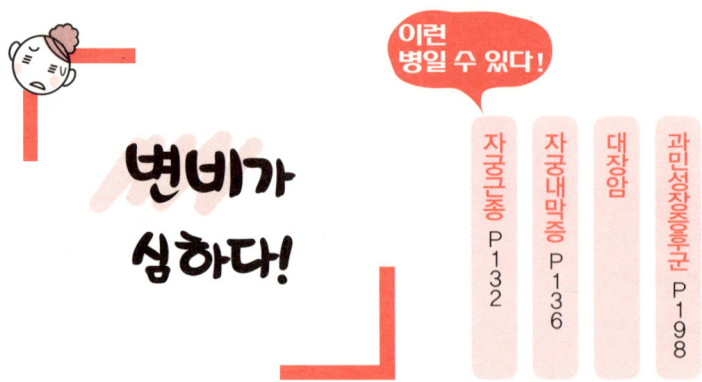

변비는 어떤 상태?

하루 한 번, 변이 배출되면 정상이라고 할 수 있지만 배변의 횟수에는 개인차가 있다. 3일에 한 번밖에 배변을 보지 않아도 걱정되지 않으면 변비라고 할 수 없다.

또 본인이 완전히 배변을 보지 못한다, 변이 딱딱해서 좀처럼 나오지 않는다, 배가 더부룩해서 힘들다, 가스가 쌓여서 괴롭다 등과 같은 상태가 계속되면 변비라고 할 수 있다.

변비는 다른 병이 원인으로 일어나는 경우도 있다

변비는 병이 원인으로 일어나는 경우도 있지만 생활리듬의 변화, 심한 스트레스, 운동부족, 수분이나 식이섬유 부족 등으로 일어난다. 이 경우는 생활을 원래대로 되돌리거나 환경에 적응하면 자연스럽게 해결되기 때문에 문제될 것이 없다.

문제가 되는 것은 많은 여성들이 배변을 참는 것이 습관화 돼서 점차 변비로 발전하는 유형이다. 이것은 장의 활동이 약한 사람에게도 일어나기 쉽다.

또 장의 활동이 나쁘고 토끼 똥처럼 둥글고 작은 변이 나오는 유형이나 대장암이나 폴립 등 장에 병이 있어서 변비가 되는 경우도 있다.

여성의 경우 자궁근종이나 자궁내막증 등의 병이 장을 압박해서 변비가 되는 경우도 있다.

변비를 그대로 두면 병의 원인이 되기도 한다

변비도 괴롭지만 변비로 유발되는 병은 더 괴롭다.

너무 변비가 심하면 배변을 볼 때 필요 이상으로 혈압이 상승하고 배변 시에 딱딱한 변이 항문에 상처를 내거나 치질에 걸리는 사람도 있다.

아침에 일어나면 물 한 잔을 마시자

변비는 수분을 많이 섭취하면 개선된다. 그렇게 하면 변이 수분을 흡수하면 양이 늘어나고 대장의 활동이 활발해진다. 특히 아침에 물 한 잔을 마시면 장을 자극할 수 있다.

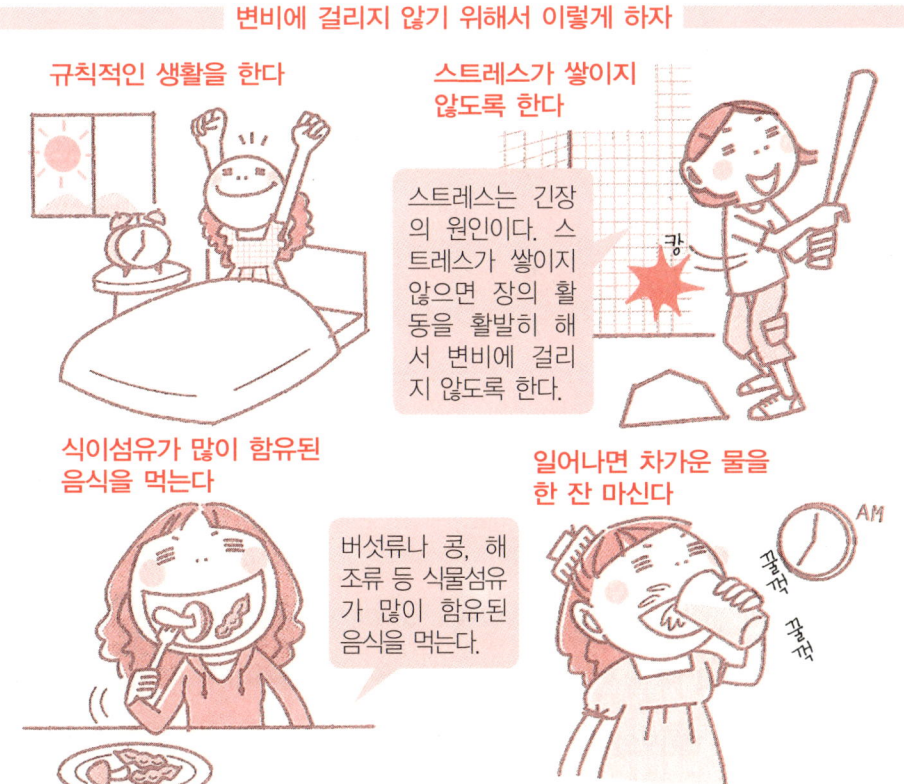

변비에 걸리지 않기 위해서 이렇게 하자

규칙적인 생활을 한다

스트레스가 쌓이지 않도록 한다

스트레스는 긴장의 원인이다. 스트레스가 쌓이지 않으면 장의 활동을 활발히 해서 변비에 걸리지 않도록 한다.

식이섬유가 많이 함유된 음식을 먹는다

버섯류나 콩, 해조류 등 식물섬유가 많이 함유된 음식을 먹는다.

일어나면 차가운 물을 한 잔 마신다

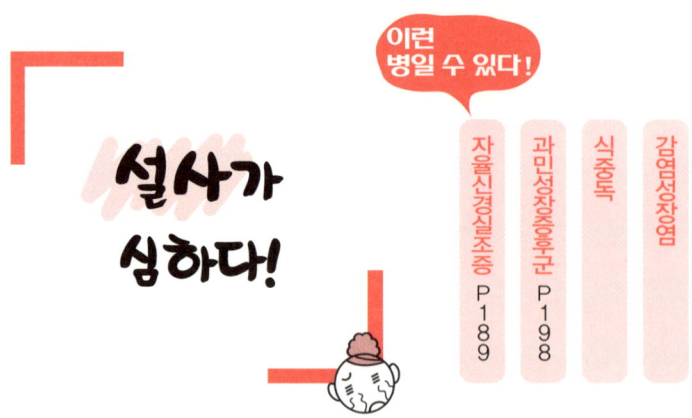

설사가 심하다!

이런 병일 수 있다!
- 자율신경실조증 P189
- 과민성장증후군 P198
- 식중독
- 감염성장염

▎급한 설사는 과식, 과음이 원인이다 ▎

갑자기 배가 아파서 화장실에 뛰어간 경험은 누구나 가지고 있을 것이다. 이와 같이 갑자기 찾아온 설사는 과식이나 과음이 원인으로 그다지 걱정할 필요는 없다.

설사와 함께 구토나 고열 등의 극심한 증상이 있는 경우는 식중독이 의심된다. 이 경우는 서둘러 병원에 가야 한다.

▎스트레스나 자율신경의 혼란이 원인인 경우도 있다 ▎

매일 설사를 하거나 변비와 설사를 반복하는 경우는 스트레스 등에서 오는 자율신경실조증이나 과민성장증후군이 원인인 경우가 있다. 십이지장궤양이나 대장암, 대장폴립 등 소화기 계통의 병이 원인인 경우도 있다. 이 경우도 참지 말고 병원에 가야 한다.

▎탈수증상이 되지 않도록 수분을 보충한다 ▎

설사를 할 때에는 더 이상 배가 아픈 것이 싫어서 수분을 섭취하지 않는 사람이 있는데 이것은 잘못된 것이다. 설사를 할 때에는 변비와 더불어 다량의 수분이 나오기 때문에 몸은 급격한 탈수증상에 빠진다. 따뜻한 물 등을 조금씩 마셔서 수분을 보충하도록 해야 한다.

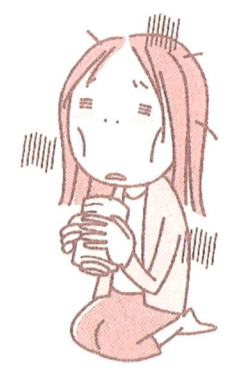

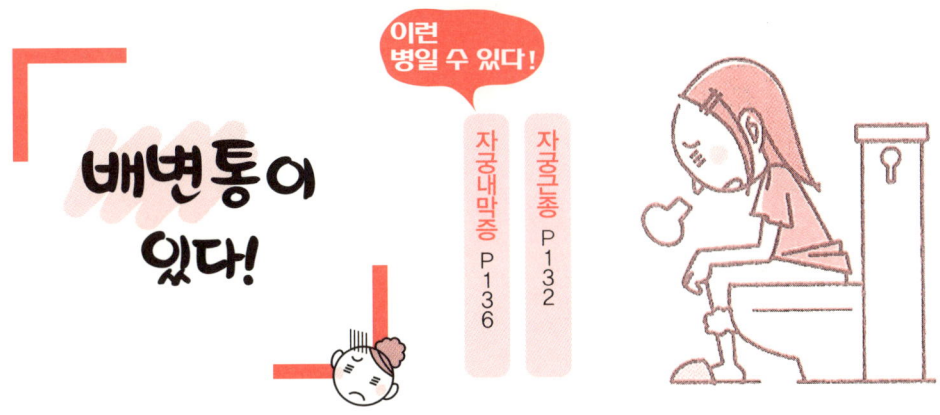

▍배변통은 어떤 통증? ▍

배변 시에 항문이나 그 주위, 질의 안쪽이나 엉덩이 안쪽 등이 아픈 것을 배변통이라고 한다. 항문 부분이 아픈 경우도 있다. 질의 안쪽, 직장의 바로 앞쪽에 있는 직장자궁와(더글라스와 → p94)라는 부분에 자궁내막증이나 자궁근종이 있으면 변이 통과할 때 이것을 자극해서 통증이 생기는 경우도 있다.

생리 시에만 아픈 사람도 있고, 생리에 관계없이 통증이 있는 사람도 있다.

▍통증이 계속되면 병원에 간다 ▍

배변 시의 통증이 그다지 걱정되지 않거나 어쩌다가 통증이 있다면 문제는 없지만, 매번 배변 시에 통증이 있으면 항문의 병이나 자궁내막증이나 자궁근종의 질병이 커진 경우도 생각할 수 있다. 방치하지 말고 외과나 산부인과에 가도록 해야 한다.

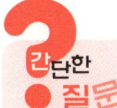

변비 시 극심한 통증도 배변통인가?

변비가 심할 때에 아픈 것은 주로 항문 주위이다. 이 배변통은 딱딱해진 변이 장을 통과할 때의 통증과 딱딱한 변이 항문을 통과할 때의 통증이다. 이 통증은 항문에서 피가 나거나 치질(→ p10)에 걸린 가능성이 있다. 가능하면 변비에 걸리지 않도록 운동을 하거나 식생활에 주의를 하도록 한다.

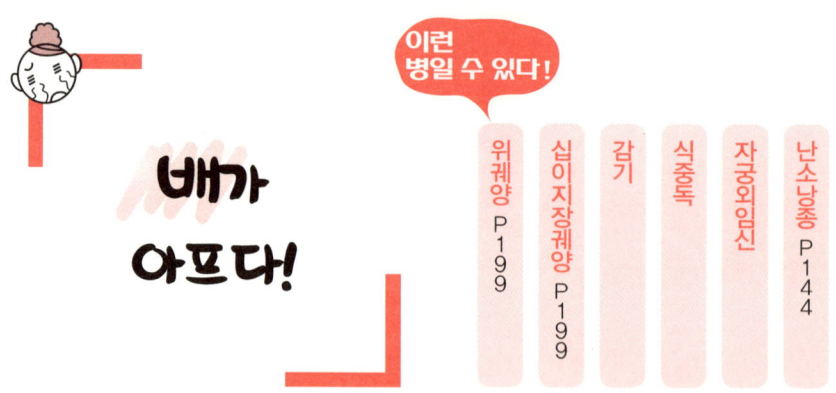

왜 배가 아플까?

한순간, 한 부분에 산소가 공급되지 않거나 혈관 벽 등이 경련을 일으키면 아프다.

또 세균이 위 등에 들어가면 배가 아프고 토하거나 감기 바이러스가 배에 들어가서 통증을 일으키기도 하는 등 통증은 여러 가지이다. 스트레스 등 정신적인 부담이 가해질 때에도 위가 아프다.

아픈 장소에 따라 의심되는 병도 다르다

단순히 과식으로 위에 부담이 커져서 아픈 것과 식욕은 있고 열은 없지만 아픈 경우도 있다. 이 경우는 그다지 걱정할 필요는 없다.

그러나 갑자기 콕콕 쑤시는 것처럼 통증이 있을 때에는 충수염, 배가 쑤시듯 아픈 경우는 위궤양이나 십이지장궤양이 의심된다.

날것을 먹은 후, 배에 통증과 더불어 토하거나 오한이 나고 설사 등이 있으면 식중독일지도 모른다.

과음을 하거나, 기름기가 많은 음식을 너무 많이 먹었을 때에는 배의 위쪽이 심하게 아픈 경우도 있다. 심할 때에는 급성췌염이 의심된다.

하복부가 갑자기 아프거나 식은땀이 나고 구토를 하고 싶을 때에는 장폐색의 가능성도 있다.

서서히 통증이 강해지는 병에는 충수염, 골반복막염 등이 의심된다.

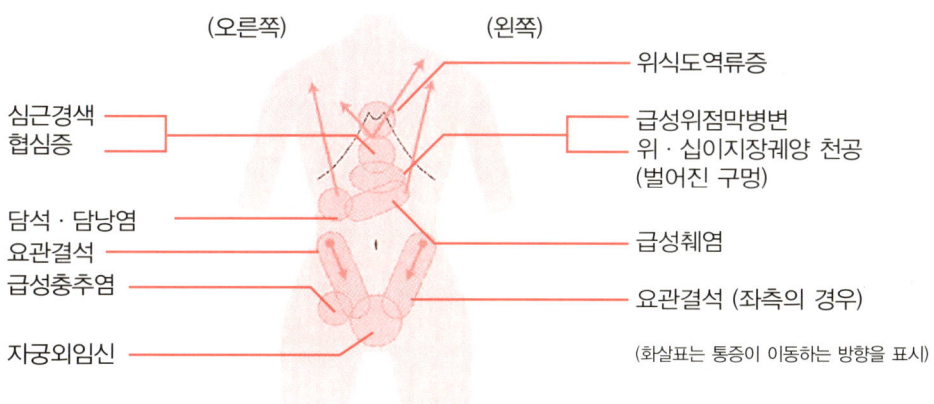

명치가 아프거나 안색이 나쁘거나 식은땀이 나올 때에는 심근경색이나 협심증을 의심할 수 있다.

여성의 경우, 하복부가 갑자기 심하게 아프거나 안색이 나빠지면 자궁외임신도 생각할 수 있다.

단순한 복통이라면 위장약으로도 OK

식욕은 있고 열은 나지 않는데 위나 배에 작은 통증이 있다면 약국에서 파는 위장약이나 진통제를 먹으면 대부분 좋아진다. 그래도 통증이 낫지 않을 때나 발열이나 심한 구토나 설사, 몸이 나른한 증상이 있고, 식중독 등 다른 원인이 의심되는 위의 통증, 배의 통증이 있을 때에는 병원에서 검진을 받고 증상을 상세히 설명한 후 검사를 받아야 한다.

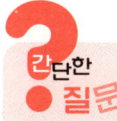 **트림이 나는 것도 병인가?**

트림은 위에서 입으로 공기가 역류해서 나오는 상태를 말한다. 음식을 삼킬 때, 함께 공기까지 삼키는 사람이 있는데 그런 사람이 트림을 하기 쉽다고 한다. 또 신경질적인 사람이나 말을 많이 하는 사람에게도 많다. 트림은 기본적으로 병이 아니다.

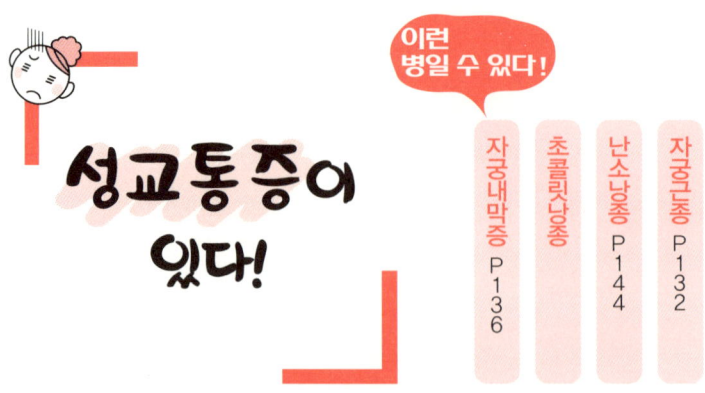

성교통증이 있다!

이런 병일 수 있다!
- 자궁내막증 P136
- 초콜릿낭종
- 난소낭종 P144
- 자궁근종 P132

▎성교통증은 어떤 통증? ▎

섹스 시의 통증은 크게 두 가지로 나뉜다. 하나는 삽입 시에 질의 입구 부근이 아픈 것과 삽입 시에 질의 안쪽이 아프거나 통증이 생기는 것이다.

첫 번째 통증은 질이 충분히 젖어 있지 않거나, 너무 긴장을 많이 하기 때문에 아프다. 이때는 파트너에게 이야기하고 키스나 애무 등 전위 등을 충분히 해주면 해결할 수 있다(→ p206).

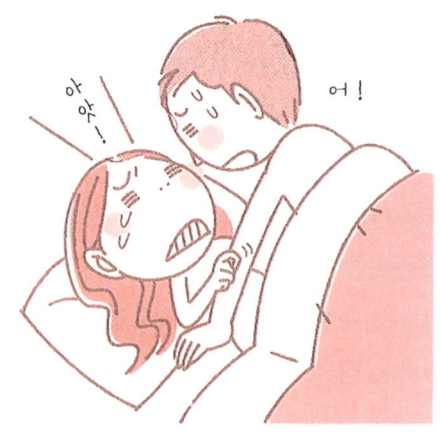

▎왜 아픈가? ▎

두 번째 통증은 자궁 주변이 자극을 받아서 생긴다. 자궁내막증 등의 병이 있는 경우에 생긴다. 너무 아프면 섹스리스가 되는 경우도 있다.

그래서 병에 의한 통증인지를 내진이나 초음파검사 등으로 검사할 필요가 있다. 또 성교통증이 있는 사람은 생리통이 심한 경우가 많다.

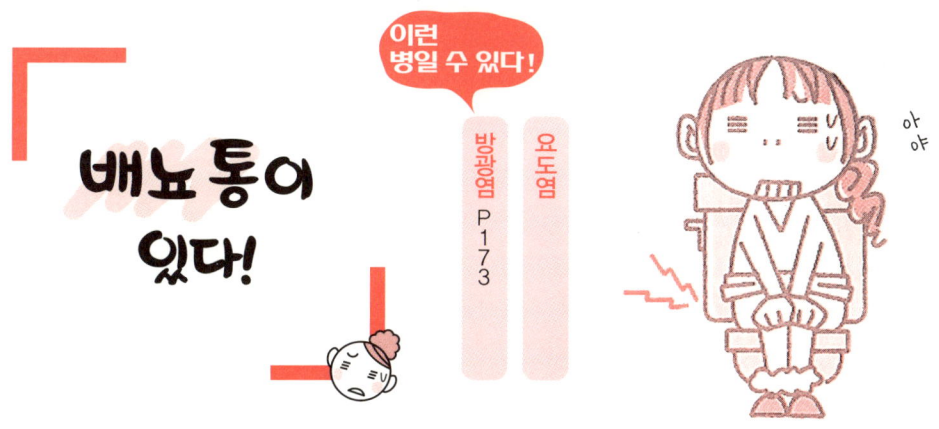

배뇨통은 어떤 통증?

여성에게 많이 나타나는 것은 배뇨의 끝에 생기는 통증이다. 잔뇨감이 있거나 빈뇨가 있는 경우는 방광염이 의심된다. 소변이 끝난 후에도 하복부에 통증이 한참 동안 남아 있는 경우가 있다.

그리고 남성에게 많이 나타나는 것이 배뇨의 처음에 생기는 통증. 요도염(요도에 염증이 생기는 병)에 걸린 경우가 대부분으로 속옷에 고름이나 피가 묻는 경우도 있다. 전립선염인 경우도 있다.

왜 아픈가?

요도에 세균이 침투해서 요도나 방광의 점막이 염증을 일으키면 배뇨 시 통증이 생긴다. 수분을 많이 섭취하거나 과로나 차가운 것을 피한다.

증상이 심할 때에는 항생물질로 치료한다.

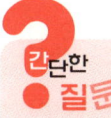 간단한 질문 **방광염은 어떤 병인가?**

방광의 점막에 염증이 생기는 병으로 여성에게 많은 것이 특징이다. 남성보다 여성이 요도가 짧기 때문에 세균도 침입하기 쉽다. 체력 저하나 배뇨를 참는 것이 원인이다. 소변을 볼 때 아프거나 소변의 횟수가 평소보다 늘어난다.
약을 먹으면서 수분을 더 많이 섭취하고 충분한 휴양도 필요하다.

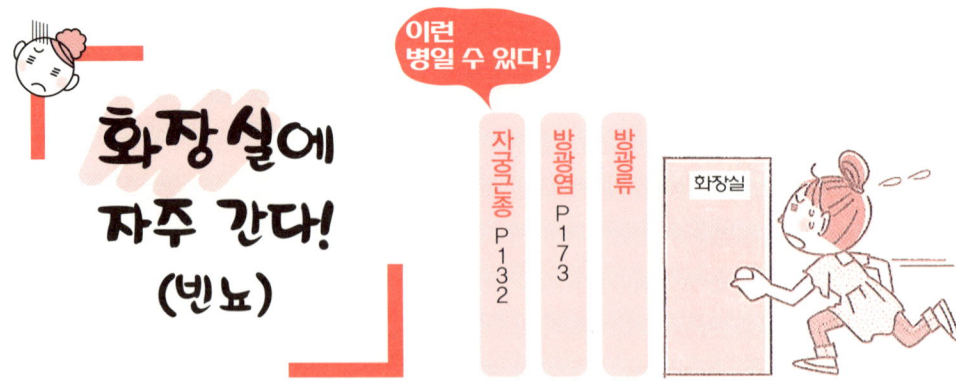

하루 10회 이상의 배뇨는 '빈뇨'

하루에 화장실에 가는 횟수는 4~6번이 보통이다. 또 젊었을 때 잘 때에는 한 번도 없고, 고령이 돼서는 1~2번 정도가 보통이다.

빈뇨는 배뇨 후, 얼마 후 다시 요의를 느껴서 배뇨를 하는, 즉 배뇨횟수가 많아지는 것을 말한다. 하루에 10회 이상 화장실에 간다면 빈뇨라고 할 수 있다.

화장실에 자주 가는 것은 왜?

급작스런 빈뇨는 방광염(→ p51, p173 참조)이 원인인 경우가 대부분이다. 방광의 점막이 염증을 일으키기 때문에 그 부분이 민감해지고 소변이 조금밖에 쌓이지 않았는데도 요의를 느낀다.

화장실에 가면 배뇨 시에 통증이 있고 요가 탁하다. 배뇨 후에도 소변이 남아 있는 듯해서 불쾌감을 느낀다.

그 외에 갑자기 차가워지거나 긴장이 계속되는 경우도 자율신경의 작용에 의해 화장실에 가고 싶어진다.

젊은 여성에 많은 것이 심인성 빈뇨이다. 화장실에 갈 수 없는 상황에 처하면 갑자기 화장실에 가고 싶어진다. 화장실에 가도 소변의 양이 적은 것이 특징이다.

또 임신을 하거나 자궁근종이 커지면 자궁이 방광을 압박하기 때문에 빈뇨에 걸린다.

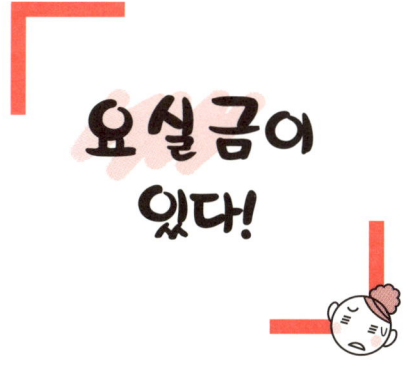
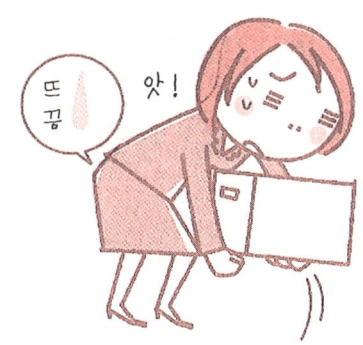

▎왜 요실금에 걸릴까? ▎

'무거운 물건을 들거나 기침을 한 순간에 소변이 샌다.', '요의를 느껴서 화장실에 가는 도중에 소변이 나온다.' 이런 상태를 요실금이라고 한다. 그 원인의 대부분은 출산이나 나이를 먹어가면서 골반저근군이 느슨해지기 때문이다.

골반저근군은 질이나 외요도구의 주변에 있고, 배뇨 시 이외는 소변이 나오지 않도록 지탱하는 근육도 포함되어 있다. 일반적으로 40대 이후의 여성에게 일어나기 쉽지만 20~30대에 생기는 사람도 있다.

▎외출 시에는 요실금팬츠를 가지고 다닌다 ▎

요실금이 걱정되기 시작하면 외출 시에는 요실금팬츠를 이용하는 것도 좋다. 또 요실금을 방지하기 위해서는 산후에 골반저근군을 조이는 체조(하늘을 보고 누워서 항문이나 질을 조이는 요실금체조)를 하면 어느 정도 효과가 있다.

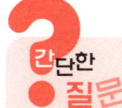

간단한 질문 방광에 쌓이는 소변의 양은 어느 정도인가?

소변이 항상 나온다는 것은 요의를 느끼고 소변을 보려고 하면, 바로 방광의 근육이 활동해서 요도구가 열리고 쌓여 있던 소변이 배출되는 것을 말한다. 성인의 방광의 용량은 300~500ml 정도. 200ml 정도 쌓이면 요의를 느낀다. 배출되는 양은 성인 여성이 하루 700~1,600ml, 평균 1,000ml 정도이다. 2,000ml를 넘으면 다뇨증이라고 한다.

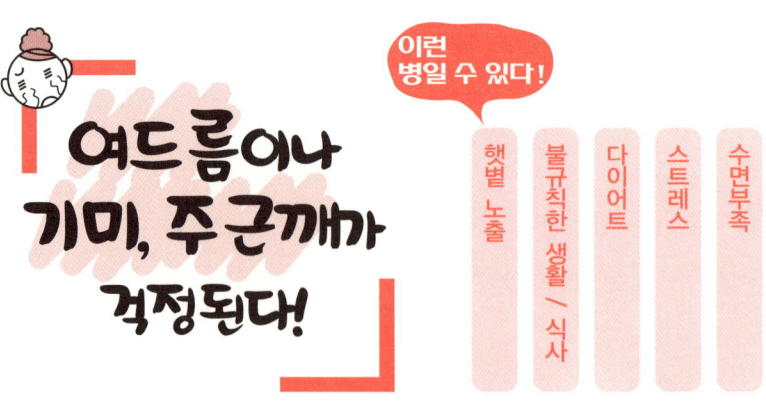

여드름이나 기미, 주근깨가 걱정된다!

이런 병일 수 있다!
- 햇볕 노출
- 불규칙한 생활/식사
- 다이어트
- 스트레스
- 수면부족

▌여드름, 기미, 주근깨는 왜 생길까?▌

여드름은 모공에 피지가 쌓여서 염증을 일으킨 것이다. 예전에는 여성호르몬과 남성호르몬의 분비가 활발해져서 피지의 분비가 증가하는 십 대에 많았지만, 최근에는 성인이 돼서도 여드름으로 고생하는 사람이 많다. 호르몬의 밸런스가 무너지고, 수면부족, 생리불순, 변비 등의 계기로 생긴다.

피부는 자외선을 받으면 멜라닌을 만들어서 자외선을 차단한다. 이때 멜라닌이 한 곳에 집중하면 색소침착이 일어나고 기미나 주근깨의 원인이 된다. 주근깨는 유전적인 요인이 강하지만, 기미는 성호르몬이나 스트레스 등도 영향을 끼친다.

▌여드름, 주근깨, 기미가 생기지 않도록 하기 위해서는▌

여드름을 방지하기 위해서는 얼굴을 깨끗하게 씻고 의식적으로 비타민 등을 섭취해야 한다. 또 수면도 6시간 이상 취하는 것이 좋다.

기미나 주근깨도 비타민을 풍부하게 섭취하고, 모자나 양산 등을 사용해서 되도록 직사광선에 노출되지 않도록 한다.

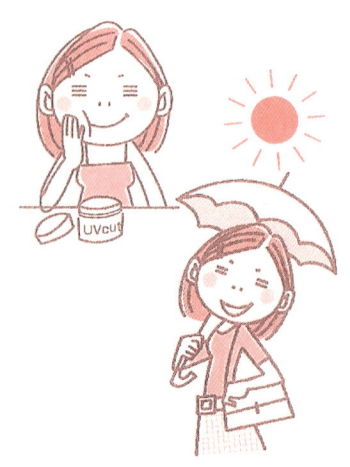

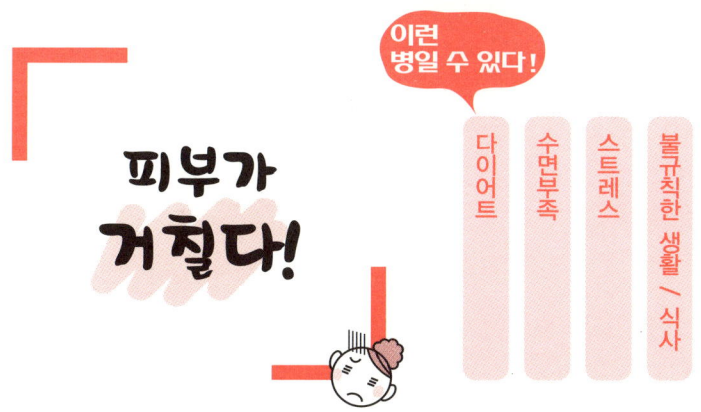

이런 병일 수 있다!
- 다이어트
- 수면부족
- 스트레스
- 불규칙한 생활 / 식사

■ 왜 피부가 거칠어질까? ■

피부는 나이와 더불어 노화해가지만 그 외에 자외선이 피부의 노화를 촉진한다. 즉 햇빛을 쐬면 피부가 거칠어지는 원인이 되는 것이다.

또 식생활이 문란하거나, 급격한 다이어트, 연속된 야근으로 수면부족, 스트레스에 의한 초조함도 피부를 급격히 까칠하게 만든다.

■ 피부가 거칠어지는 것을 방지하기 위해서는 ■

피부가 거칠어지는 것을 방지하는데 가장 좋은 방법은 자외선을 쬐지 않는 것이다. 자외선 차단제를 사용해서 피부를 보호하고 모자나 양산 등으로도 자외선을 차단한다.

또 충분히 수면을 취하고, 충분히 비타민 C를 섭취할 수 있는 식사를 한다. 스트레스가 쌓이지 않도록 하는 등 피부가 거칠어지는 원인을 해소하는 것에서부터 시작한다.

무릎, 팔꿈치, 발꿈치 케어는 목욕을 한 후에

목욕을 끝내면 무릎이나 팔꿈치, 발꿈치에 로션이나 보습크림을 발라서 거칠어지지 않도록 신경을 쓴다.

발꿈치가 너무 거칠어졌을 때에는……

보습제를 발꿈치에 바르고 랩으로 싼 다음 하룻밤을 둔다. 벗겨질 것 같으면 양말을 신는다.

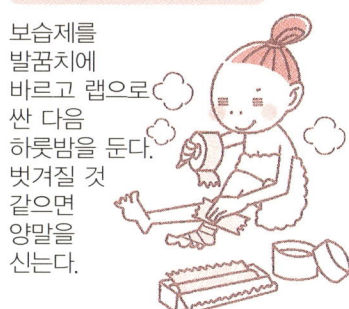

자신의 피부를 알고 항상 매끄러운 피부를 유지한다

피부 유형은 천차만별이다

피부의 유형은 모두 다르다. 조금 건조한 건성 피부, 기름기가 많은 지성 피부, 건조하지도 기름도 그다지 많지 않은 중성 피부로 나눌 수 있다.

그렇지만 건조해지기 쉬운 부위는 똑같다. 건조해지기 쉬운 곳은 입술 주위나 뺨, 눈 주위 등이다. 특히 여성은 40세를 지나면 조금씩 수분과 기름이 줄어들어 건조해지기 쉬워진다. 지성 피부로 변하기 쉬운 곳은 이마에서 코에 걸친 T존, 코 주위 등이다. 거울을 보면 번들거리는 부분이다.

바른 세안으로 매끄러운 피부로

1. 따뜻한 물로 얼굴 전체를 적신다
30~35도 정도의 따뜻한 물로 얼굴 전체를 두세 번 적시고 불순물을 제거한다.

2. 거품을 풍부하게
세안제를 손으로 비벼서 충분히 거품을 낸다.

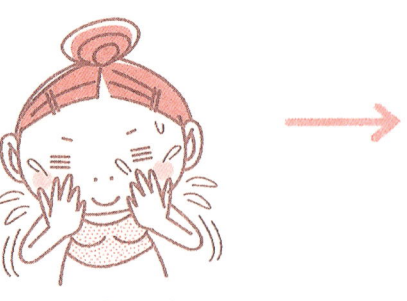

3. 부드럽게 씻는다
중앙에서 좌우로, 나선형으로 손가락을 움직인다. 거품으로 씻는다는 생각으로 부드럽게. 눈 주위는 거품으로 감싸듯이 씻는다.

스킨케어의 기본은 세안이다

어떤 유형의 피부도 항상 매끄러운 상태를 유지하기 위해서는 얼굴을 깨끗하게 씻는 것이 중요하다. 세안을 확실히 하면 피부의 불순물도 제거되고 불필요한 기름기를 없앨 수 있다.

피부는 나이와 함께 노화하지만 젊었을 때부터 기본 세안을 확실하게 하면 혈색이 좋은 매끄러운 피부를 유지할 수 있기 때문에 젊음을 유지할 수 있다.

기본 세안의 방법을 밑에 소개했다. 자신의 손으로 부드럽게 감싸듯이 얼굴을 씻는 것이 매끄러운 피부 유지를 위한 첫발이다. 세안을 하면 화장수나 유액, 미용액 등으로 확실하게 보습을 해야 한다.

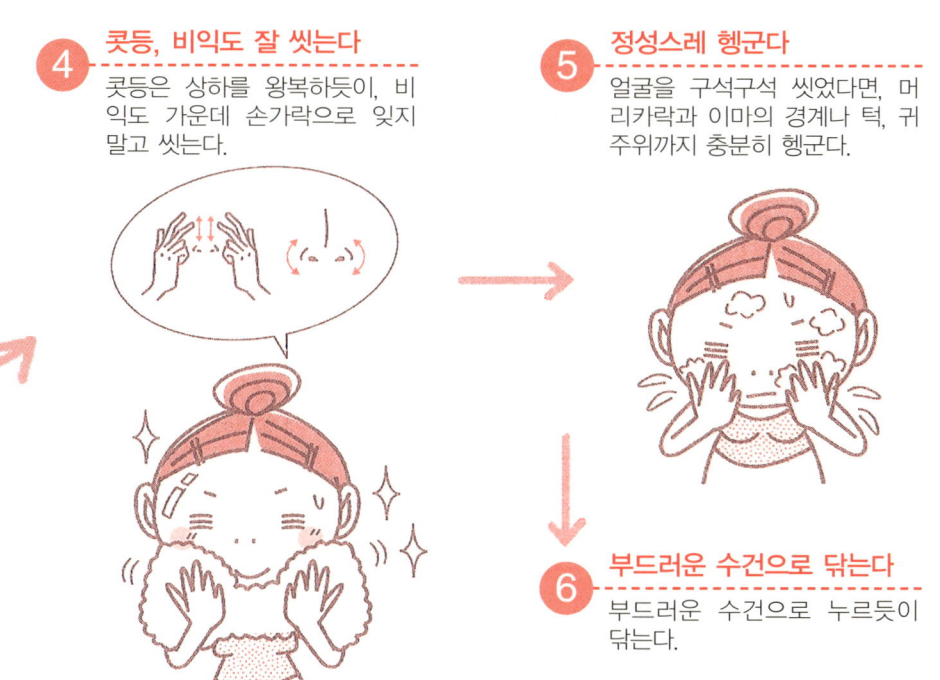

4 콧등, 비익도 잘 씻는다
콧등은 상하를 왕복하듯이, 비익도 가운데 손가락으로 잊지 말고 씻는다.

5 정성스레 헹군다
얼굴을 구석구석 씻었다면, 머리카락과 이마의 경계나 턱, 귀 주위까지 충분히 헹군다.

6 부드러운 수건으로 닦는다
부드러운 수건으로 누르듯이 닦는다.

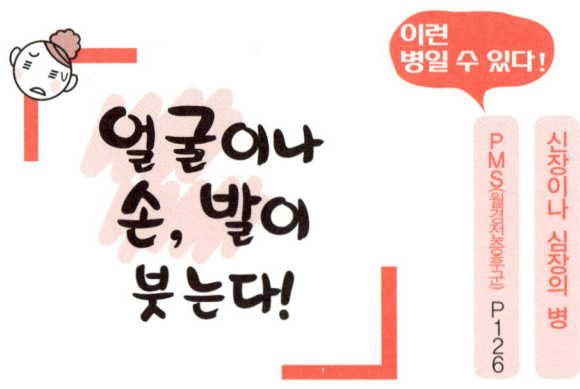

얼굴이나 손, 발이 붓는다!

이런 병일 수 있다!
- PMS(월경전증후군) P126
- 신장이나 심장의 병

▌왜 부을까? ▌

장기간 앉아 있거나 하루 종일 선 채로 있으면 발이 붓는 경우가 있다. 전날 밤에 물을 너무 많이 마셔서 아침에 일어나면 얼굴이 부어 있거나, 생리 전에 붓는 경우도 있다.

붓는 것은 혈액중의 체액이 혈관 밖의 피하조직에 수분으로 쌓여 있는 상태이다. 그래서 몸을 움직이면 해소된다. 임신 중에는 붓기 쉽다.

▌신장이나 심장 등에 병이 있는 경우도 있다 ▌

붓는 원인을 알 수 없을 때에는 신장이나 심장 등에 병이 숨어 있는 경우가 있다. 심하게 붓거나 붓기가 빠지지 않으면 병원에 가는 것이 좋다.

―――― 일상의 붓기는 이렇게 예방 ――――

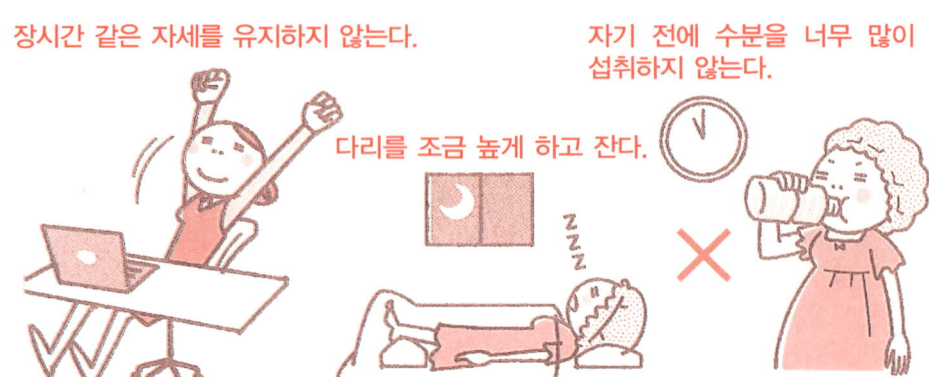

장시간 같은 자세를 유지하지 않는다.

다리를 조금 높게 하고 잔다.

자기 전에 수분을 너무 많이 섭취하지 않는다.

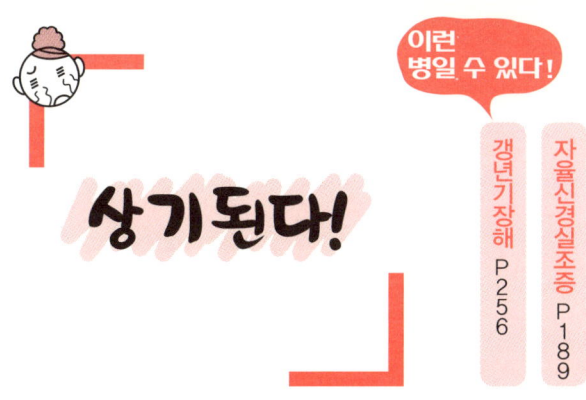

왜 상기될까?

상기되는 원인은 대부분의 경우 자율신경의 혼란에 의한 것이다. 난소의 기능이 저하되거나 여성호르몬이 감소돼도 일어난다.

상기되는 것은 열이 나는 것과 함께 갱년기장해 증상의 하나로 대부분은 50세를 전후한 여성에게 나타난다.

호르몬 밸런스가 무너지거나 스트레스가 원인이다

30대 이하의 사람에게 상기되는 증상이 나타나는 경우는 난소의 기능 저하 이외에 강한 정신적 스트레스로 인한 긴장상태가 계속되는 것에서도 원인을 찾을 수 있다.

단 장시간 욕조에 있었을 때의 상기되는 것은 별개이다.

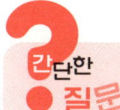

욕조에서 상기될 때는 어떻게 해야 하는가?

욕실의 온도가 높으면 그 열기 때문에 혈관이 팽창한다. 그런 상태로 장시간 욕조에 들어가 있는 것은 위험하다. 상기돼서 탈수증세가 나타나거나 그대로 정신을 잃는 경우도 있다. 심한 경우는 뇌경색에 걸려 반신마비에 걸리기도 한다.
상기돼서 정신을 잃어버리면 하늘을 보고 누워서 쉰다. 그러면 팽창된 혈관이 원래대로 돌아오기 시작한다. 눈을 뜨면 물을 마시는 것도 중요하다.

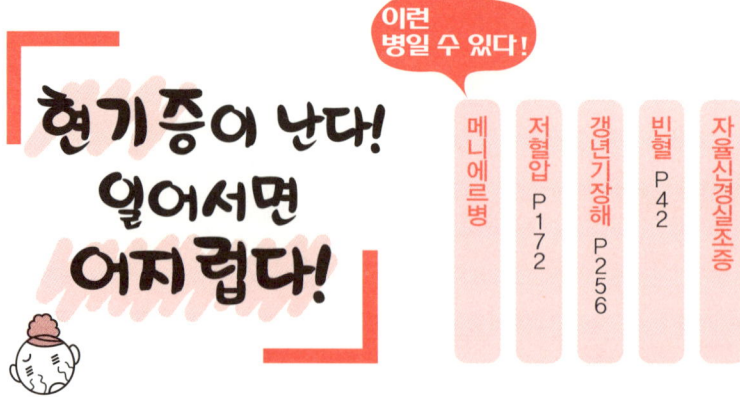

현기증이 난다! 일어서면 어지럽다!

이런 병일 수 있다!
- 메니에르병
- 저혈압 P172
- 갱년기장해 P256
- 빈혈 P42
- 자율신경실조증

▍왜 현기증이 일어날까? ▍

현기증이나 일어섰을 때의 어지럼증은 여성이 많이 호소하는 증상으로 원인은 여러 가지이다. 눈이 빙글빙글 도는 듯한 느낌의 현기증은 구역질이나 이명 등을 동반하며 에니메르 병이 의심된다. 이 병은 청각이나 평형감각의 기능이 저하되는 병으로 30~50대의 사람에게 많이 나타난다. 어질어질하는 느낌의 현기증은 뇌에 흐르는 혈액에 변화가 일어나는 것으로 느낄 수 있다. 갱년기장해일 때 호소하는 현기증은 이런 현기증으로 자율신경의 혼란에서 기인한다.

▍왜 일어섰을 때 어지럼증이 생길까? ▍

급하게 일어섰을 때 어지럼을 느낀다. 자율신경의 밸런스가 혼란되면 일어섰을 때 반응이 둔해지고 한순간 상반신의 혈액이 부족해서 뇌에 충분한 산소가 공급되지 않기 때문에 어지럽다. 자율신경의 균형이 잡혀 있지 않은 사춘기 시기와 호르몬 밸런스의 변화에 의해 자율신경이 혼란되는 갱년기에 흔히 볼 수 있다.

▍건강에 유의한다 ▍

현기증이나 어지럼증이 있으면 잠시 앉아 있거나 누워서 쉰다. 그래도 호전되지 않으면 빨리 이비인후과에 가야 한다.

어지럼증을 예방하기 위해서는 평소부터 가벼운 스트레칭 등을 해서 혈액순환을 좋게 하고 몸의 상태를 관리하는 것이 중요하다.

가슴이 두근두근 한다! 숨이 차다!

이런 병일 수 있다!

- 갱년기장해 P256
- 빈혈 P42
- 과환기증후군 P197
- 갑상선기능항진증 P181
- 부정맥
- 공황장해 P196

왜 두근거릴까?

심장은 일정한 리듬으로 움직이고 있다. 이 움직임이 갑자기 빨라지거나 불규칙하게 느껴지는 증상이 동계(動悸)이다.

병은 아니지만 계단을 오르거나 뛰면 심장이 두근거리고 멈추면 조금씩 진정된다.

왜 숨이 찰까?

보통의 호흡에서는 산소가 부족하면 보다 많이 호흡을 하게 되고 숨이 차다. 운동 등으로 숨이 차는 것은 당연한 것이다. 또 열이 있을 때 움직이거나 좁은 방에 많은 사람이 있으면 숨을 쉬기가 거북해지기도 한다.

Check!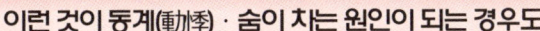

이런 것이 동계(動悸)·숨이 차는 원인이 되는 경우도

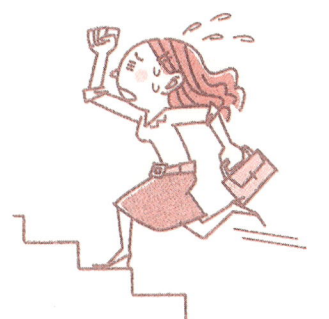

- ☐ 수면부족으로 피로가 쌓여 있다
- ☐ 과음
- ☐ 지나친 흡연
- ☐ 열이 있다
- ☐ 운동을 했을 때
- ☐ 높은 계단을 서둘러 오를 때

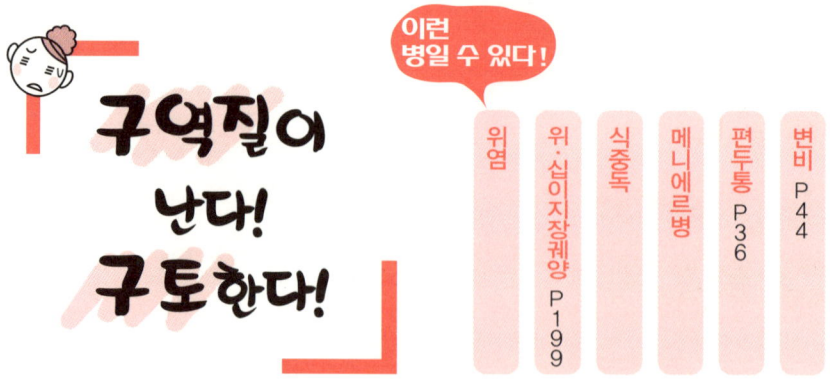

구역질이 난다! 구토한다!

이런 병일 수 있다!
- 위염
- 위·십이지장궤양 P199
- 식중독
- 메니에르병
- 편두통 P36
- 변비 P44

일반적으로 구토를 하는 원인은 두 가지이다. 하나는 소화기 어딘가에 음식물의 통과를 방해하는 것이 있으면 위 속의 물질을 토하게 된다. 또 하나는 식중독에 걸린 경우다. 구토와 설사가 있고 특별한 경우에는 두통이나 근육마비 등도 일어난다. 이것은 식중독뿐 아니라 복용하고 있던 약이 몸에 맞지 않을 때에도 일어난다.

▌심리적인 요인인지 병에 의한 것인지 알아본다 ▌

메스껍거나 불쾌감도 없는데 갑자기 토하거나 심한 두통이나 저린 경우는 뇌출혈인 가능성도 있기 때문에 서둘러 병원에 가야 한다.

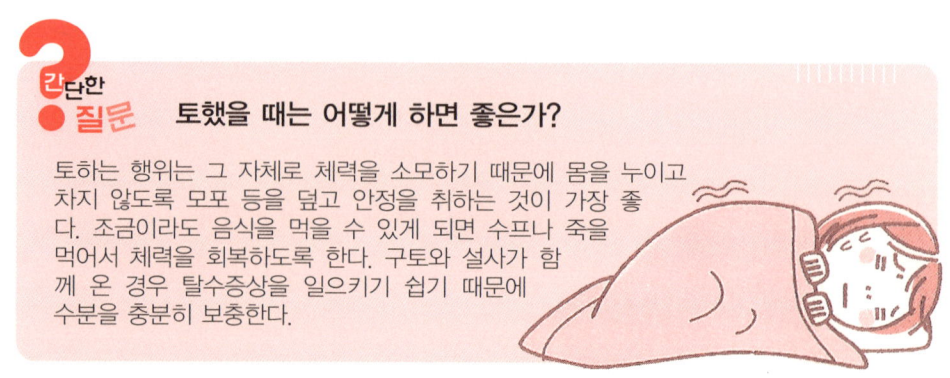

간단한 질문 — 토했을 때는 어떻게 하면 좋은가?

토하는 행위는 그 자체로 체력을 소모하기 때문에 몸을 누이고 차지 않도록 모포 등을 덮고 안정을 취하는 것이 가장 좋다. 조금이라도 음식을 먹을 수 있게 되면 수프나 죽을 먹어서 체력을 회복하도록 한다. 구토와 설사가 함께 온 경우 탈수증상을 일으키기 쉽기 때문에 수분을 충분히 보충한다.

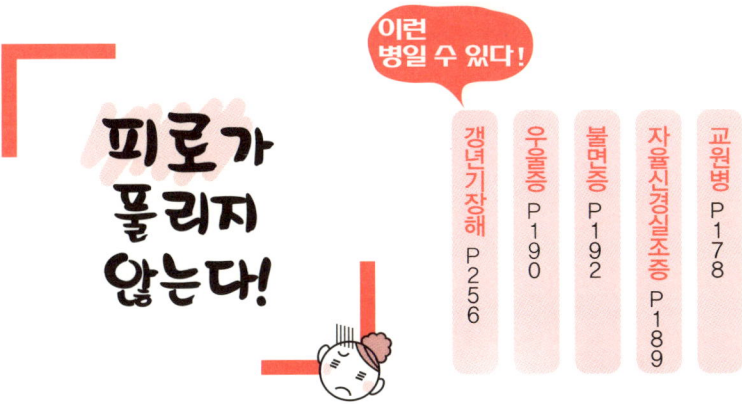

피로가 풀리지 않는다!

이런 병일 수 있다!
- 갱년기장해 P256
- 우울증 P190
- 불면증 P192
- 자율신경실조증 P189
- 교원병 P178

▌왜 피로가 풀리지 않을까? ▌

전날의 피로가 남아 있고, 또 피로가 풀리지 않았다고 느낄 때에는 쉬는 시간과 수면시간을 충분히 취한다. 육체적인 피로나 스트레스에 의한 것이라면 피로는 풀릴 것이다.

그래도 피곤하다고 느끼면 마음의 병(→ p186)이나 교원병 등의 가능성이 있다.

우울증이나 자율신경실조증 등의 마음의 병이라면 어쩐지 몸이 나른하고 기분이 우울하고 선잠을 자거나 잠을 자지 못하는 증상도 나타난다.

갱년기장해라면 피로가 풀리지 않을 뿐 아니라 열이 나거나 상기되고 생리불순 등도 있다.

▌몇 주 동안 계속될 때는 병원에 간다 ▌

피로가 쌓인 채로 두면 다른 병을 유발한다. 또 간장이나 신장, 심장 등에 병이 잠복해 있는 경우도 생각할 수 있다.

피로가 풀리지 않을 때에는 정신과나 내과에서 검진을 받아본다. 갱년기장해인 경우에는 산부인과에서 여성호르몬을 보충하는 치료 등을 받으면 나아진다.

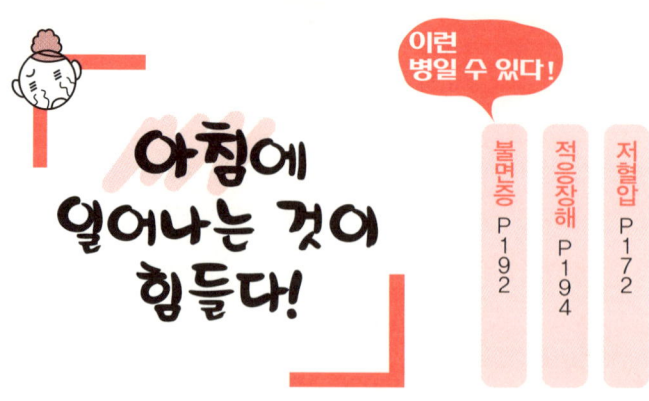

왜 아침에 일어나기 힘들까?

잠자는 시간이 늦거나 수면시간이 짧으면 아침에 일어나기 힘들다는 것은 당연한 것이지만, 그 이외의 이유로 일어나지 못하는 경우는 저혈압이나 정신적인 스트레스가 원인일 수 있다.

저혈압은 수축기혈압(상)이 100mmHg 이하, 확장기혈압(하)이 60mmHg 이하인 것을 말한다. 취침 중에 혈압은 내려가기 때문에 혈압이 낮은 사람은 몸이 깰 때까지 시간이 걸리고 아침을 싫어하는 사람이 많은 것이다.

2주 이상 지속되면 병원에 간다

저혈압인 사람은 스트레칭 등을 해서 혈액의 순환을 좋게 하면 나아지는 경우도 있다. 심한 증상이 2주간 이상 지속되면 우울증(→ p190)이나 적응장해의 가능성도 있다. 정신과 등에서 진단을 받고 적절한 치료를 받도록 한다.

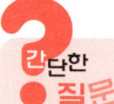

간단한 질문 저혈압이나 마음의 병도 아닌데 왜 아침에 일어나지 못하는가?

회사에 지각하는 사람 모두가 저혈압이나 마음의 병은 아니다. 매일 3시간밖에 잠을 자지 않거나, 매일 새벽녘에 잠이 들면 아침에 일어나지 못하는 것은 당연하다. 만약 아침에 일어나지 못한다고 느끼고 매일 생활이 흐트러져 있다고 느끼면 생활패턴을 고쳐서 체내시계를 정상으로 되돌리는 것에서 시작해야 한다.

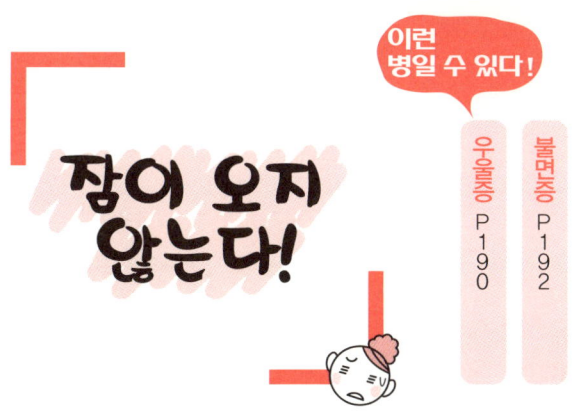

왜 잠들지 못하나?

고민 등이 있으면 잠을 자지 못하는 경우가 있다. 단 이런 경우는 고민이 해결되면 잠을 잘 수 있게 된다.

우울하거나 기분이 가라앉아 집중력이 없는 것 같은 증상과 동반해서 잠을 자지 못하면 우울증인 경우도 있다.

그대로 두지 말고 병원에 간다

잠을 자지 못하는 것은 선잠을 잔다거나, 잠을 자도 바로 깨서 다시 잠을 이루지 못하고, 새벽녘에 눈이 떠지는 등 여러 가지 경우가 있다. 낮에 졸리지 않다면 짧은 시간이라도 충분히 수면을 취하고 있는 것이기 때문에 걱정할 필요는 없다.

'잠을 못 자는 것'을 해결하기 위해서는

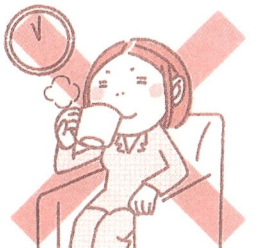

잠자기 전에 커피나 홍차를 마시지 않는다.

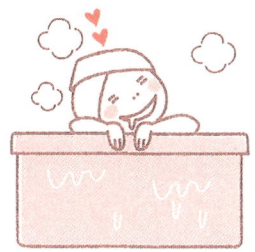

욕조에 미지근한 물을 받아서 목욕을 한다.

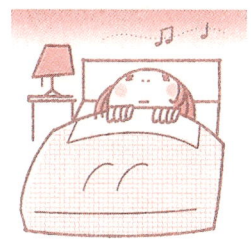

침실은 될 수 있으면 잠들기 쉬운 환경으로.

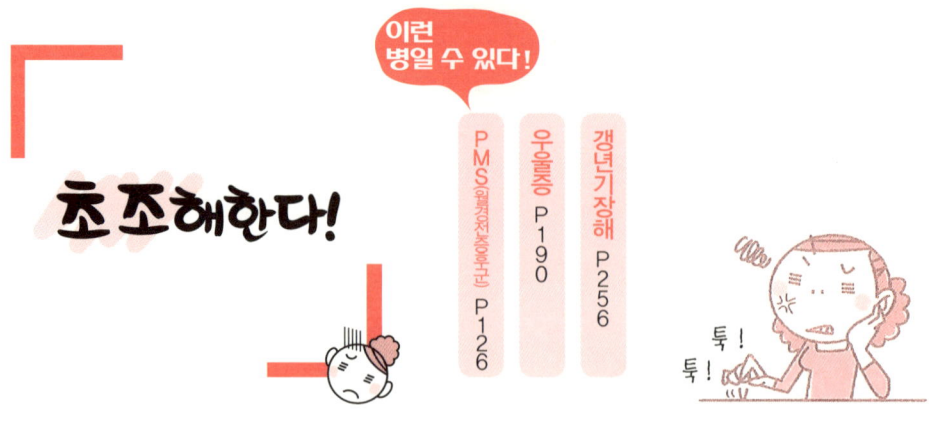

왜 초조해지나?

평소에 생활을 하면서 초조해지는 경우는 많이 있다. 상대와 의견이 다르거나 자신의 생각대로 일이 진행되지 않는 경우이다.

대부분의 경우, 그 기분은 다음에 일어난 일에 따라 바뀐다. 그렇지만 그 초조함이 긴 시간 계속되거나 그것이 원인으로 식욕이 저하하거나 일에 집중하지 못하거나 인간관계에 균열이 생기는 등 일상생활에 지장을 초래하는 경우는 우울증 등 마음의 병일 가능성이 있다.

폐경전후의 여성이라면 갱년기장해 증상의 하나라고 생각할 수 있다.

깊이 생각하지 말고 스트레스를 해소한다

너무 깊게 생각하면 더욱 초조해지기 마련이다. 따라서 스트레스가 쌓이지 않도록 기분을 전환하도록 한다. 만일 스스로 컨트롤할 수 없다면 정신과에서 검진을 받고 치료를 받도록 한다.

갱년기장해라면 호르몬적으로 안정되면 저절로 초조함도 진정되지만, 걱정이 된다면 산부인과에서 진단을 받는다.

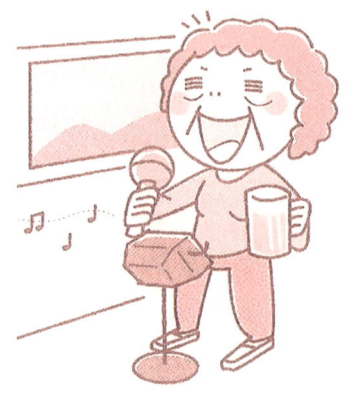

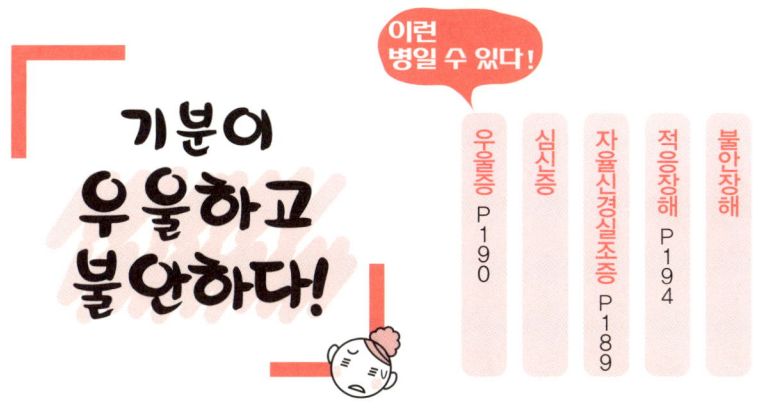

■ 왜 우울하고 불안해질까? ■

괴롭거나 슬픈 일이 있거나 자신에게 자신이 없는 일 등이 생기면 우울해지고 불안해진다. 조금 의기소침하거나 사소한 불안은 누구나 경험하는 일이다. 대부분의 경우는 평소의 즐거운 일들과 어울리면서 사라지고 잊어버린다.

■ 오래 지속되면 마음의 병이 된다 ■

우울하거나 불안해지는 기분이 지속되거나 그것이 원인으로 식욕이 떨어지거나 아무 일도 손에 잡히지 않는 상태가 며칠이나 계속되면 우울증 등 마음의 병이 될 가능성이 있다. 오랜 기간 계속될 때는 정신과 등에서 진단을 받는 것이 좋다.

본인은 별일 아니라고 생각해도 주위 사람은 조금 이상하다는 것을 알아차리기도 한다. 그럴 경우 그대로 방치하지 말고 의사와 상담하도록 권유하는 것이 중요하다. 그리고 휴양을 하도록 한다.

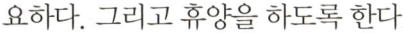

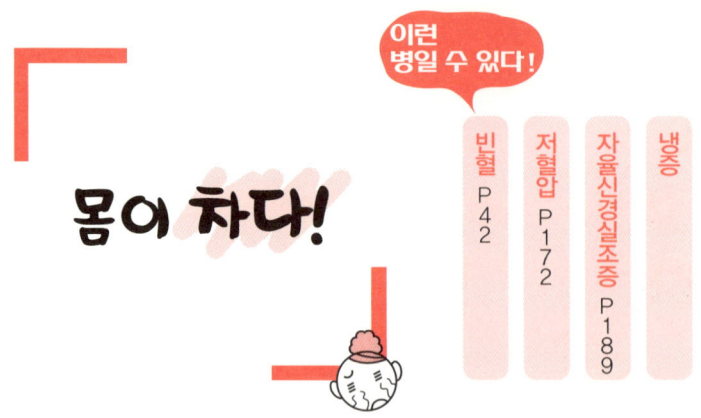

몸이 차다!

이런 병일 수 있다!
- 빈혈 P42
- 저혈압 P172
- 자율신경실조증 P189
- 냉증

▌왜 몸이 찰까?▐

우리의 몸은 외부의 온도가 높을수록 혈관을 넓혀 혈액의 흐름을 좋게 해서 체내의 열을 밖으로 방출하려고 한다.

반대로 추울 때에는 혈관을 수축해서 열을 체내에 가둬둔다. 자율신경이 이것을 컨트롤하고 있는데, 자율신경이 혼란하면 혈관을 원활히 조절하지 못하게 된다. 그렇게 되면 체온 조절을 원활히 하지 못해서 몸이 차가워지는데 이것은 추운 겨울철에 냉방을 세게 틀어놓은 실내와 똑같은 것이다.

특히 손발이 차기 쉬운 것은 말단으로 갈수록 혈관이 가늘어지기 때문에 혈액순환이 나빠지기 때문이다.

Check! ✓

이것이 손발을 차게 하는 원인!!

- ☐ 운동을 하지 않는다
- ☐ 차가운 음료를 좋아한다
- ☐ 담배를 피운다
- ☐ 매일 꽉 조이는 속옷을 입는다
- ☐ 목욕은 샤워만 한다
- ☐ 여름은 냉방을 틀어놓은 방에 있을 때가 많다
- ☐ 식사가 불규칙적이다
- ☐ 스트레스가 많다

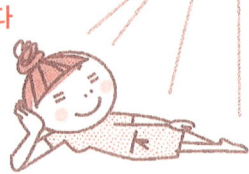

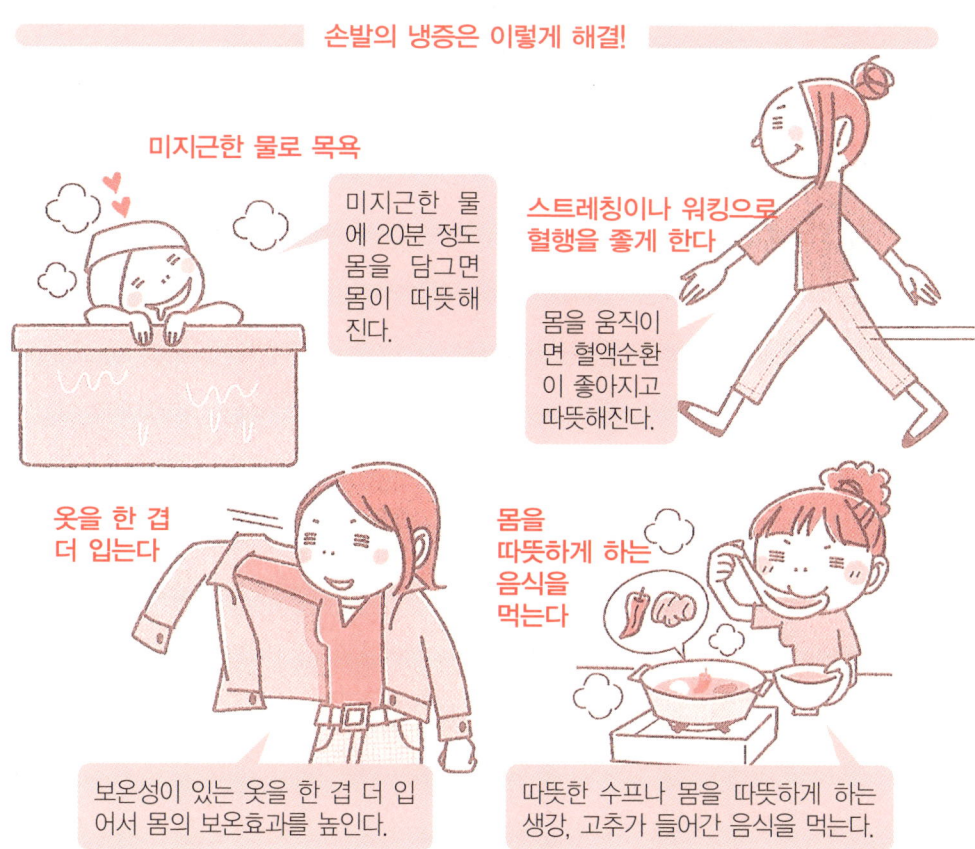

▌자율신경의 혼란이나 호르몬 밸런스의 이상 ▌

자율신경이 혼란해지는 원인은 스트레스 등 때문이다.
또 담배나 운동부족, 급격한 다이어트로 몸이 차가워지는 경우가 있다.

▌너무 심할 때에는 검진을 받는다 ▌

냉증이 너무 심할 때에는 운동을 하는 것이 가장 좋다. 스트레칭 등 집에서 할 수 있는 것이 가장 좋다.
또 수프같이 몸을 따뜻하게 해주는 음식을 먹어서 몸을 따뜻하게 하는 것도 좋다. 그래도 몸이 차가운 채로 있다면 검진을 받는다.

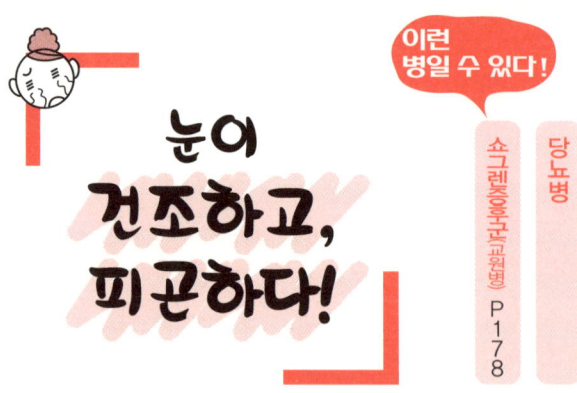

눈이 건조하고, 피곤하다!

이런 병일 수 있다!
- 쇼그렌증후군(교원병) P178
- 당뇨병

왜 눈이 건조할까?

드라이아이스는 눈물이 부족해서 눈의 표면이 건조한 상태를 말한다. 눈이 피곤해지기 쉽고 눈을 뜨기 거북한 느낌이 주된 증상이다.

수면부족이나 스트레스, 정신적인 집중력이 필요한 경우, 건조한 방에 오랫동안 있거나, 정신적으로 지나치게 긴장을 한 경우에도 눈이 건조해진다. 또 콘택트렌즈를 장시간 끼고 있어도 눈이 건조해지기도 한다.

왜 눈이 피곤한가?

눈을 너무 혹사하거나, 안경이 맞지 않고, 컴퓨터나 TV게임 등에 집중하면 눈이 피곤해진다. 이것은 단순히 눈의 혹사가 원인이다.

눈을 감거나 따뜻한 수건을 사용해서 눈을 눌러주면 기분이 좋아지는 것은 눈이 피곤해져 있기 때문이다. 그대로 방치하면 시력저하나 두통, 어깨가 결리기도 한다.

병이 잠복해 있는 경우도 있다

눈이 피곤한 것은 시력저하가 원인인 경우와 병이 잠복해 있는 경우도 있다. 특히 주의해야 할 것이 당뇨병과 쇼그렌증후군(교원병)이다.

당뇨병은 합병증의 하나인 당뇨병망막증이 있다. 당뇨병으로 인해 눈의 망막에 있는 무수한 모세혈관이 상처를 입어 시력이 저하되어 결국에는 실명까지 이

눈의 건조나 피로는 이렇게 해결한다

눈을 감고 쉰다

TV화면이나 컴퓨터 화면을 눈의 위치보다 낮게 한다

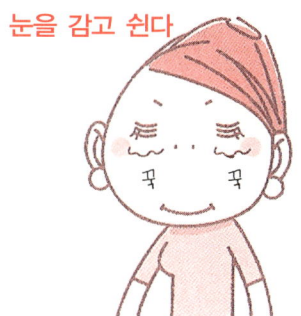
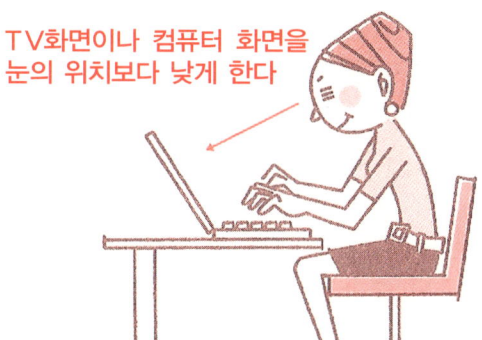

른다. 당뇨병에 걸렸다고 해서 바로 눈에 영향을 주는 것은 아니고 10~20년 정도에 걸쳐 조금씩 진행된다.

교원병의 일종인 쇼그렌증후군은 눈물샘에 염증이 생겨서 눈이 건조해지고 눈물이 나오지 않게 된다. 일반적인 드라이아이스보다 증상이 심한 경우가 많다. 걱정되는 증상이 있으면 서둘러 병원에 가야 한다.

▍안약을 사용하거나 수면을 충분히 취한다 ▍

드라이아이스라면 안과에 가야 한다. 눈물 성분과 닮은 안약을 사용해서 치료를 하는 것이 일반적이다. 눈이 피곤하면 충분히 수면을 취해서 눈을 쉬게 한다. 그래도 피로가 풀리지 않는 경우도 안과에 가야 한다. 컴퓨터를 할 때에는 정기적으로 눈을 쉬도록 한다.

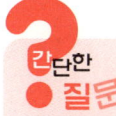 **녹내장은 노인병인가?**

이전에는 녹내장은 60대 이후에 많은 병으로 알려졌다. 하지만 최근에는 40세 이상의 약 28명 중 한 명이 정상안구녹내장(NTG)이라는 것이 알려졌다. 안구는 정상인데 시력을 조금씩 잃어가는 것이다. 방치하면 실명의 염려도 있다. 40세 이상이 되면 정기적으로 안과에서 검진을 받도록 해야 한다.

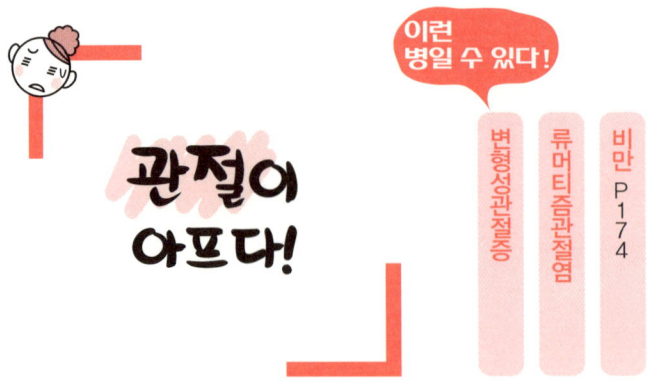

왜 관절이 아플까?

관절을 무리하게 사용하거나 나이를 먹거나, 비만 등으로 관절에 무리가 가면 관절의 연골부분이 닳아서 염증을 일으킨다. 이것이 변형성관절증이다. 변형성관절증은 몸의 어느 관절에도 일어나지만, 특히 무릎에 많다.

또 류머티즘 관절염에 의한 관절통도 특히 여성에게 많이 생긴다.

류머티즘 관절염, 변형성관절증이란?

관절이 붓거나, 움직이면 아픈 것이 변형성관절증이다. 나이를 먹으면서 걸리는 사람이 많다. 전신의 관절이 아파지는 것이 류머티즘 관절염으로 30세 이상의 여성에게 많으며, 갑자기 아파지는 것은 특징이다.

관절통은 여성에게 많다. 나이를 먹으면 난소기능이 저하되고 분비가 적어지면 뼈가 약해져서 관절통에 걸리기 쉽기 때문이다.

칼슘을 섭취해서 관절을 강하게 한다

관절통을 완화하기 위해서는 멸치나 우유 등에 많이 포함되어 있는 칼슘을 많이 섭취하도록 한다.

또 관절을 사용하는 운동(워킹이나 수영 등)을 정기적으로 해서 관절을 강하게 하는 것도 중요하다. 특히 장시간 같은 자세로 있으면 몸이 굳어지기 쉽기 때문에 적절히 몸을 움직이는 것이 좋다.

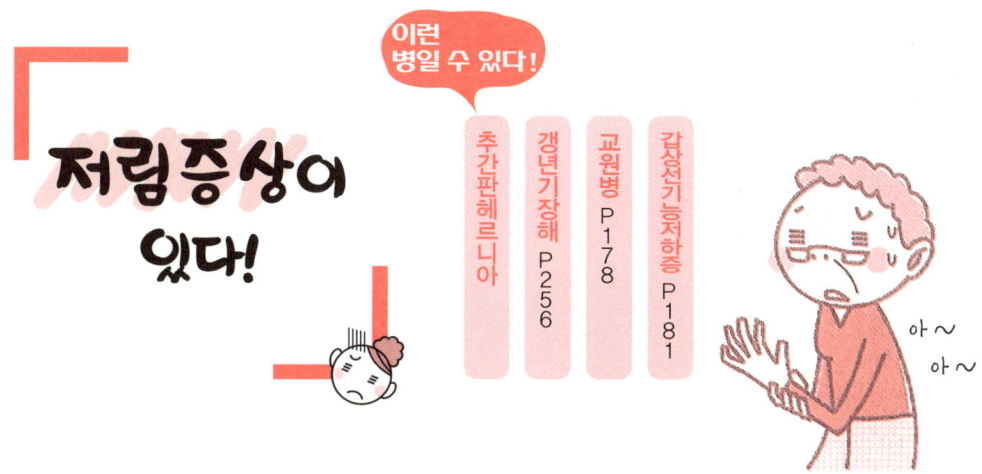

왜 저릴까?

피부를 만져도 아무것도 느끼지 못하거나 찌릿한 느낌이 오는 것이 저림 현상이다. 이것들은 그 부분의 신경이 어떤 원인으로 손상돼서 일어난다.

장시간 계속해서 서서히 나빠지는 경우에는 병의 증상의 하나로 의심할 수 있다. 저리는 부분에 따라 의심되는 병도 달라진다.

갱년기장해일 때, 찌릿찌릿 하는 정도의 저림이 생기기도 한다. 여성호르몬이 감소하면 피부노화가 진행되기 때문에 신경이 민감해지거나, 반대로 감각이 둔감해지거나 한다.

아울러 정좌를 계속하면 발이 저리거나 무거운 물건을 같은 손으로 계속 들면 손이 저리는 것은 같은 쪽에 계속 부담을 주기 때문이다. 일시적인 것으로 시간이 지나면 저림 현상은 사라진다.

빨리 치료하는 것이 중요하다

손발만 저린 것인지 다른 증상도 있는가에 따라 병도 달라진다. 발이 저리면 추간판헤르니아인 가능성이 있거나, 가벼운 운동으로도 손이 저릴 때에는 경견완증후군이나 경추추간판헤르니아가 의심된다. 저림은 병의 초기증상인 경우가 있기 때문에 빨리 병원에 가는 것이 중요하다.

또 음식에 의한 중독증상으로 저림 현상이 발생하기도 한다.

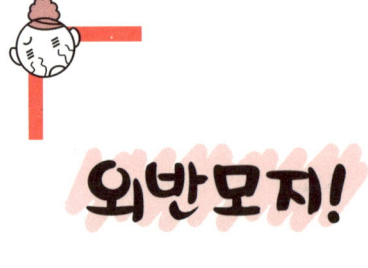
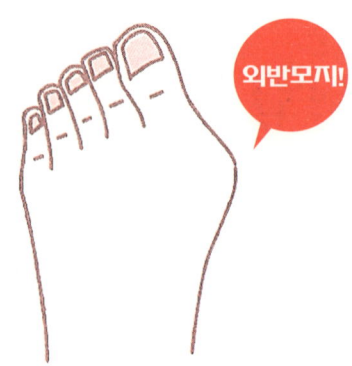

외반모지란?

외반모지란 엄지발가락이 '〈' 형태로 굽어 있는 것으로 하이힐을 신는 여성에게 많이 보인다. 대체로 접혀진 부분에 통증이 있다. 최근에는 중고령 여성뿐 아니라 젊은 여성에게도 많이 보인다. 걷는 모습도 불안정하다.

외반모지가 되는 원인으로는 운동부족이나 구두가 발에 맞지 않거나, 근력 저하, 골격의 유전 등이 있다.

발에 맞는 구두를 신는다

통증이 있거나, 없어도 가능하면 발끝을 압박하지 않는 발끝이 넓은 구두를 신는다. 또 발가락을 펴거나 굽히거나, 발가락으로 수건을 들어올리는 등 발의 근력을 단련한다.

너무 심하면 수술을 하기도 한다.

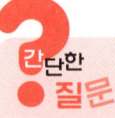

평발은 어떤 발인가?

발의 엄지발가락의 한가운데에 들어간 부분이 있다. 이것이 장심이다. 이 부분이 없어진 발을 평발이라고 한다. 장시간 선 채로 일을 하는 사람에게 많이 나타난다. 걷거나 설 때 통증이 생기는 경우가 있다. 그대로 두면 몸 전체가 휘어질 가능성이 있으니 발에 장심이 생기도록 발바닥에 장구를 넣은 구두를 이용하거나 발의 근육을 강화하도록 해야 한다.

내성발톱

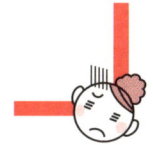
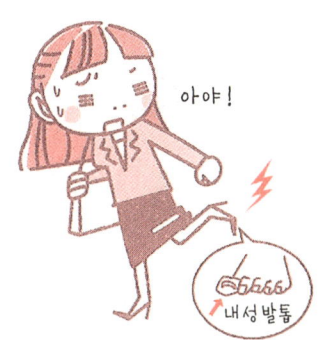

▍왜 내성발톱이 될까? ▍

발톱이 살 쪽으로 파고드는 것을 내성발톱이라고 한다. 대부분의 경우 양발의 엄지발가락에 생기고 붉게 부어서 아프거나, 너무 심하면 피가 나서 걸을 수 없게 되기도 한다. 계속되면 살이 부어오르는 경우도 있다.

작은 구두나 구두 끝이 뾰족한 하이힐로 압박하는 것이 원인이다. 또 발톱의 무좀이 원인으로 내성발톱이 되기도 한다. 부끄럽다고 페티큐어로 감추는 사람이 있는데 발톱의 무좀은 피부과에서 치료를 하는 것이 좋다.

▍반복되면 수술을 한다 ▍

옆의 그림처럼 발톱을 깎을 때 주의한다. 발톱의 틈새로 잡균이 침입하지 않도록 깨끗하게 손질한다. 또 작은 구두를 신지 않는다면 내성발톱이 되지 않는다. 그래도 계속해서 내성발톱이 된다면 수술을 하는 방법도 있다.

Check! ✓
내성발톱을 예방하기 위해서는

○ 바른 발톱 깎기   × 깊게 깎기

주의해야 할 점
- 발가락은 항상 깨끗하게 유지한다.
- 발톱의 틈새도 깨끗하게 유지한다.
- 깊게 깎지 않는다.
- 굽이 낮은 구두를 신어서 발톱을 압박하지 않는다.

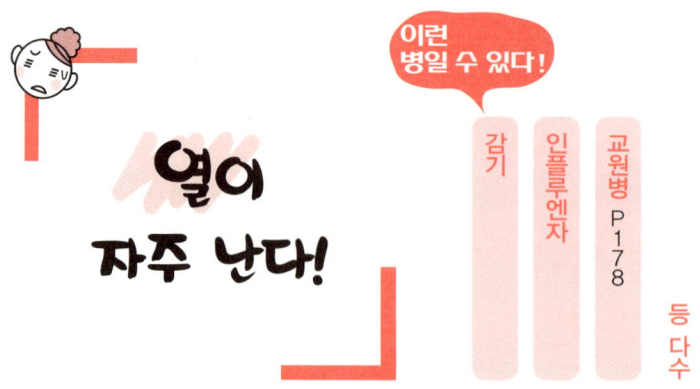

이런 병일 수 있다!
- 감기
- 인플루엔자
- 교원병 P178
- 등 다수

▌왜 열이 날까? ▌

뇌에 있는 시상하부는 체온조절 역할을 하고 있다. 이곳에서 우리들의 체온을 일정하게 유지하고 있다. 몸에 세균이나 바이러스가 침입하면 혈액 중의 백혈구가 세균이나 바이러스와 싸우려고 한다. 그 결과 몸의 방어반응으로 열이 나오는 것이다. 열이 나는 것은 어떤 병의 초기증상인 경우가 많아서 체온을 재서 기록해 둔다. 그 외의 증상도 파악해서 병원에 가야 한다.

▌체온을 바르게 재는 것이 중요하다 ▌

일반적으로 겨드랑이 밑에 체온계를 넣고 잰다. 단 겨드랑이 밑은 땀이 나기 쉬운 곳이다. 땀이 날 때에는 겨드랑이를 잘 닦은 후에 체온계의 끝부분을 겨드랑이 밑의 안쪽에 끼운다. 5분 정도 팔로 잘 고정한 후 정확하게 잰다. 수은체온계보다 전자체온계가 안전하다.

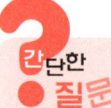 **간단한 질문 정상체온은 몇 도인가?**

수은체온계를 보면 37도라는 글자가 붉게 되어 있다. 여기까지가 정상체온이다. 그러나 누구나 정상체온이 똑같지 않다. 35.6도인 사람도 있고 36.6도인 사람도 있다. 또 정상체온은 아이들이 높고 노인들은 낮은 것이 일반적이다. 또 식사를 한 후나 입욕 후, 술을 마신 후는 체온이 상승한다.

영양첨가제(supplement)를 잘 섭취한다

영양첨가제는 보조역할이다

영양첨가제를 식사대용으로 먹고 있는 사람이 있는데 이것은 잘못된 것이다. 영양첨가제는 어디까지나 영양보조식품으로 평소의 식사에서 섭취하지 못한 영양소를 보조적으로 섭취하는 것이다.

식사의 기본은 밥이나 빵, 고기나 생선, 야채, 우유, 계란 등의 식재료를 요리해서 먹는 것이다. 만드는 것이 귀찮다, 먹는 것이 귀찮다고 해서 영양첨가제로 끝내는 것은 좋지 않다.

섭취는 복합비타민부터 한다

만일 영양첨가제를 사용한다면 먼저 섭취량이 부족한 비타민을 섭취하도록 한다. 각각의 영양첨가제에는 없는 비타민 A, 비타민 B군, 비타민 C, 비타민 E가 함유되어 있는 멀티비타민이 좋다.

다음으로 필요한 것이 철분이나 칼슘을 함유한 복합미네랄이다. 그것을 2~3주간 이상 지속해서 효과가 있다면 섭취하는 영양소를 늘려도 좋다.

섭취량은 반드시 지킨다. 지나친 섭취는 금물이다

영양첨가제의 안내문에는 반드시 하루 권장 섭취량이 쓰여 있다. 그에 따라서 섭취하도록 한다. 하루 1회라고 적혀 있으면 아침에 먹는다.

멀티비타민은 하루 2회라고 적혀 있을 때가 많다. 이때는 아침과 저녁에 먹는다. 비타민은 금방 체외로 배출되기 때문에 자주 먹는 것이 좋다.

먹는 횟수나 양은 영양첨가제를 파는 회사에 따라 다르다. 그러니 안내문의 설명을 반드시 지켜서 먹도록 한다. 섭취량 이상을 초과해서 먹는 것은 금물이다.

커리어우먼(일하는 여성 or 직장 여성)으로 유념해야 할 것

자신다움을 발휘하기 위해 일하자

우리들은 자신이 자신답기 위해, 자신다움을 발휘하기 위해 일하고 있다. 자신다움을 발휘하기 위해서는 자신만을 위해서가 아니라 가족, 친구, 동료나 선배, 상사 등 주위사람들과 원만히 커뮤니케이션을 해서 서로 협력하는 것도 중요하다.

예를 들어 동료나 선배가 출산휴가로 장기휴가를 취한 경우에는 업무가 자신에게 집중될 수가 있다. 하지만 자신도 똑같은 일로 주위에 부탁을 해야 할 경우가 생길지도 모른다. 솔선해서 협력하는 것이 중요하다.

자신이 자신다움을 유지하기 위해서는 다른 사람과의 협력뿐만 아니라 자신의 생각을 확실히 가지고 자신의 인생을 설계해서 매진하는 것이 중요하다.

조기 출산, 몸에 유의하며 일하자

나이를 먹으면 몸이 노화되어 가기 때문에 큰 병에 걸리지 않는다고 확신할 수 없다. 20대에도 자궁내막증이나 자궁근종, 자궁암에 걸리는 사람이 있다. 클라미디아와 같은 성감염증도 증가하고 있다. 병의 종류에 따라서는 불임이 되는 경우도 있다.

또 유방암 환자 수는 최근 20년간 3배나 증가했다고 한다. 그 외에 나이를 먹어갈수록 당뇨병이나 고혈압 등의 생활습관병에 걸릴 가능성도 높아졌다.

여성호르몬이 가장 안정된 연령대는 20대이다. 나이를 먹어갈수록 여성호르몬의 분비는 감소하고 여성호르몬 밸런스도 불안정해진다. 난자는 나이를 먹어감에 따라 줄어든다. 그래서 20대보다 30대, 30대보다 40대가 임신을 하기 어렵다. 임신, 출산, 양육에는 체력도 필요한데 출산연령이 높아지면 그만큼 몸에도 큰 부담이 가기 마련이다.

퇴직해서 전업주부로 살아가는 인생도 있지만 경제적으로 자립하고 자

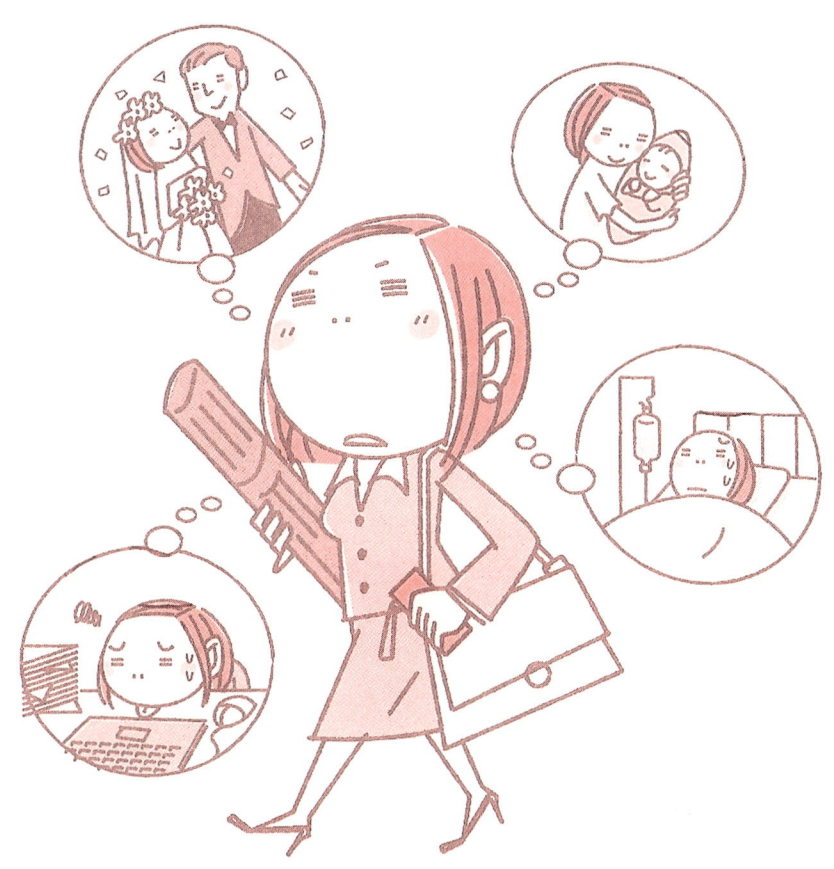

 신다움을 발휘하기 위해서는 조금이라도 오래 일하고 싶기 마련이다. 그를 위해서라도 자신의 몸을 소중하게 하는 것이 중요하다.
 출산을 희망한다면 가능하면 빨리, 최소한 30대 전반까지는 출산을 하는 것이 좋다.
 최근에는 만혼화가 늘어났다. 그것은 먼저 일하는 기반을 만들어 놓고 나서 결혼과 출산을 생각하는 사람이 많아졌기 때문이다. 나이를 먹으면 재취직이 어려워지기 때문에 젊을 때 토대를 만들어두자라고 하는 생각도 작용할 것이다. 그것도 중요하다. 그러나 여성의 몸을 고려하면 그다지 바람직한 현상은 아니다.
 자신의 몸을 고려하면서 일을 하는 것이 중요하다.

스트레스를 원활히 발산하면서 일하는 것이 중요하다

누구나 직장이나 가정에서 스트레스를 받고 있다. 스트레스가 없는 생활은 없다. 스트레스가 너무 크면 마음이 비명을 지를 뿐 아니라 위궤양이나 십이지장궤양에 걸리는 등 몸에 영향을 준다.

바로 얼마나 스트레스에 원활히 대항하고 생활하는가가 중요하다. 매일 술을 많이 마시거나 과식을 하는 것이 스트레스 해소가 될지도 모르지만 몸에는 좋지 않다.

언제라도 자신의 불만이나 속내를 말할 수 있는 친구나 동료가 있으면 좋다. 또 정말로 즐길 수 있는 취미를 가지고 있으면 바로 기분전환을 할 수 있어서 좋다. 가끔은 허물없는 동료와 즐겁게 술을 마시거나 맛있는 음식을 먹으러 가는 것도 좋다. 시간을 내서 영화를 보러 가거나, 좋아하는 음악을 듣거나, 드라이브를 가거나 잠깐의 쇼핑도 스트레스 발산의 한 방법이다. 자기 나름대로 스트레스 발산법을 발견해야 한다.

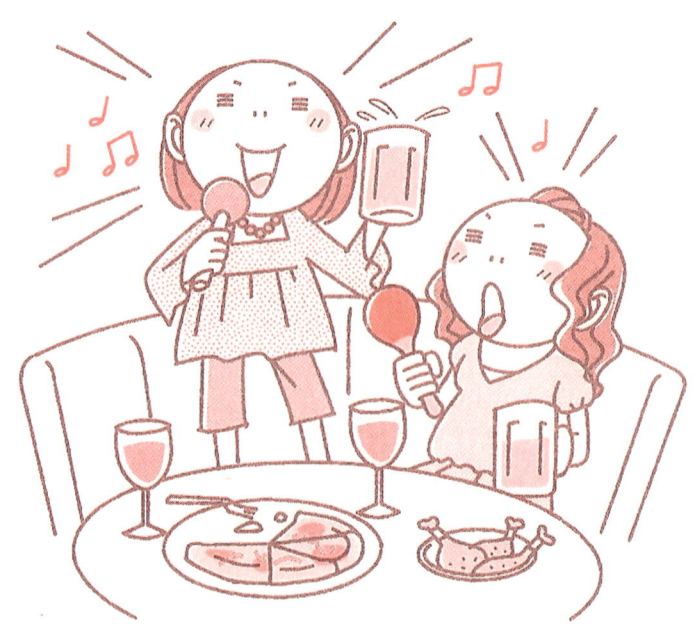

여성만이
가지고 있는

그 부분,
철저해부!

여성만이 가지고 있는 유방이나 내성기, 외성기.
어떤 명칭인가, 어디에 있는가 알고 있는 듯하지만
잘 모르는 경우가 많다.
여기서는 그 구조를 도해로 알아본다.
또 실제로 체험한 걱정되는 검진,
맘모그래피도 철저히 설명한다!

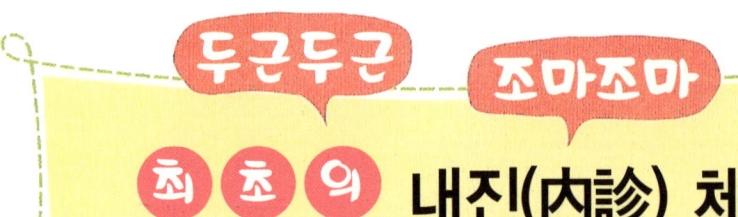

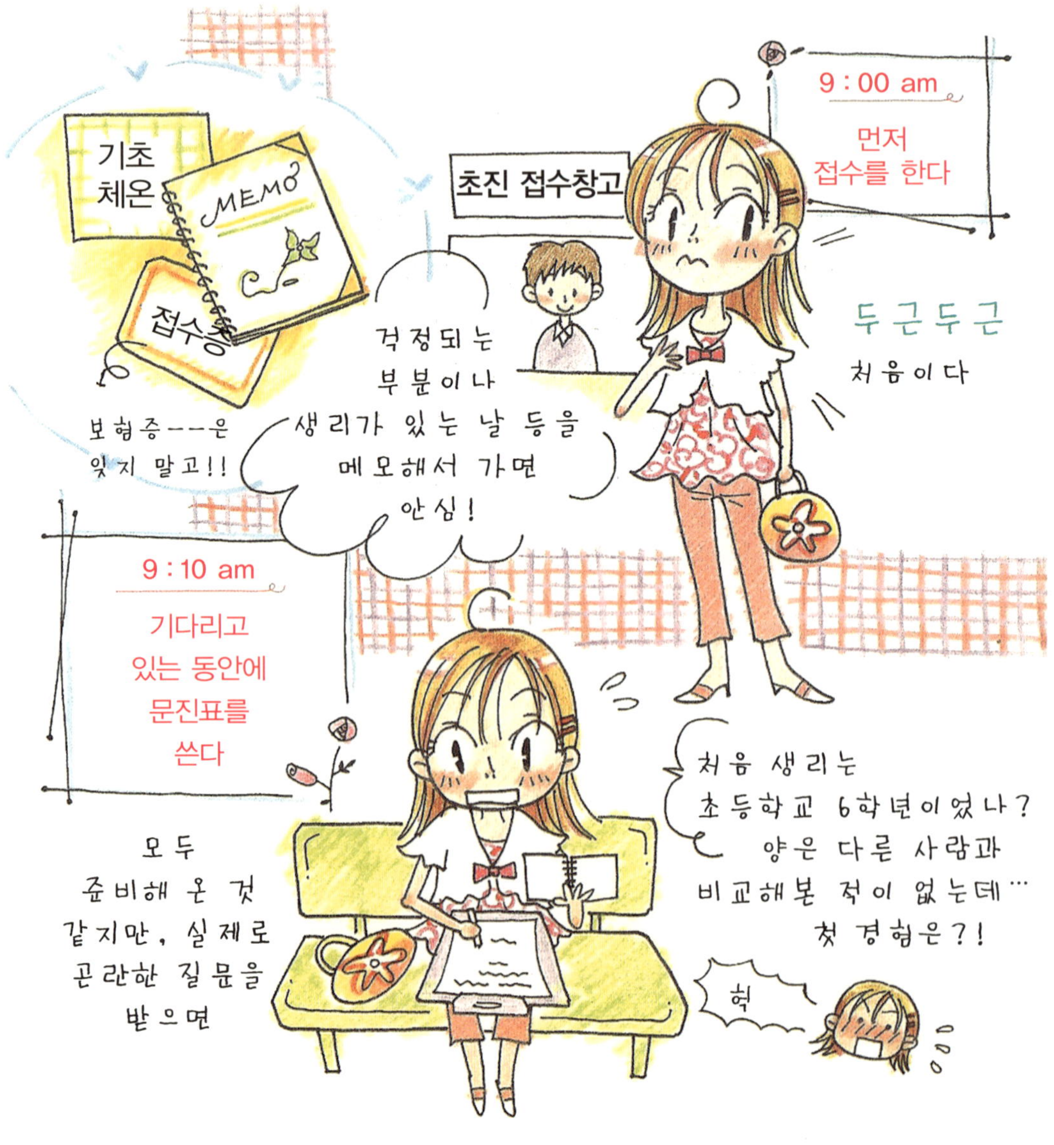

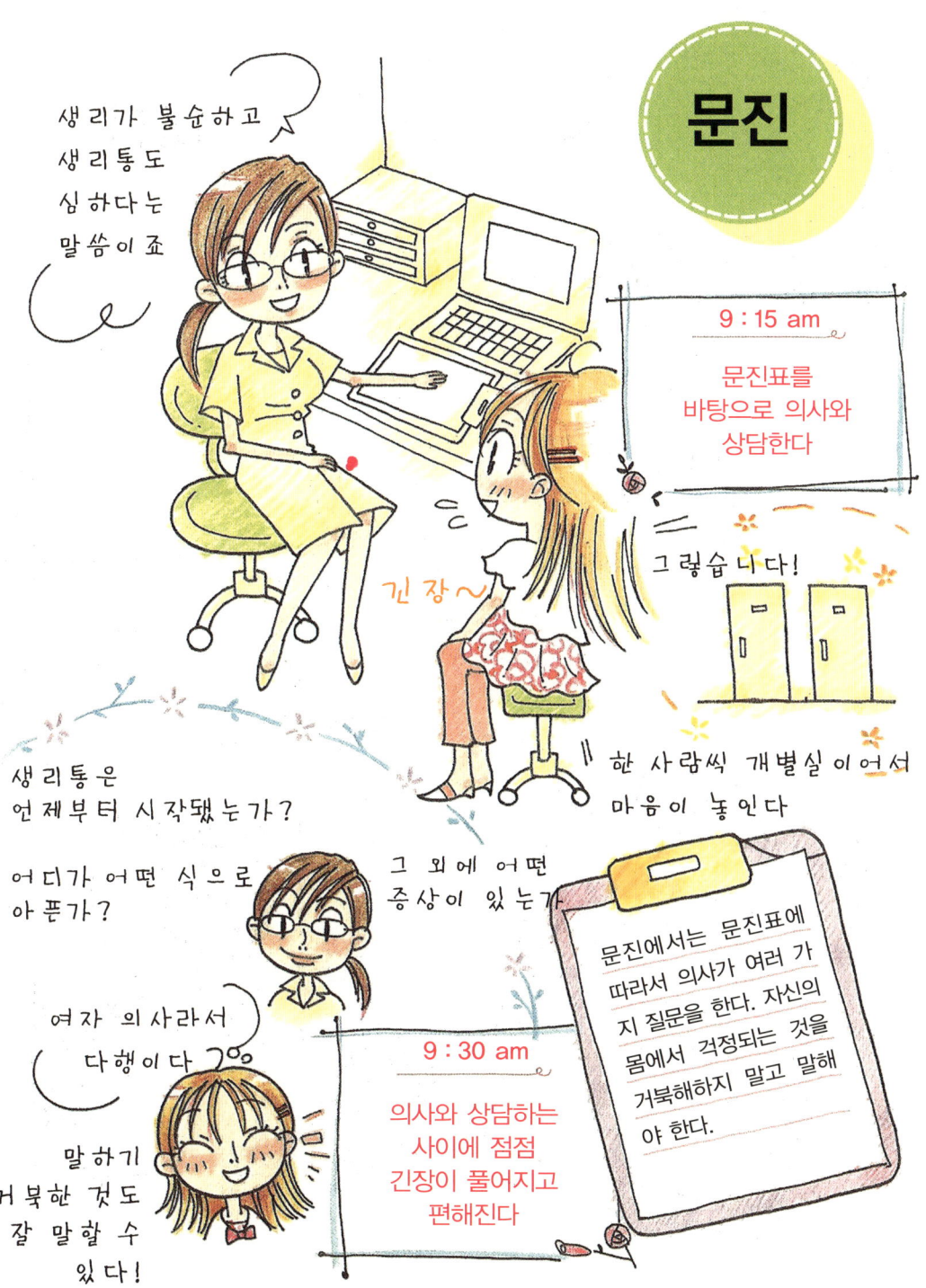

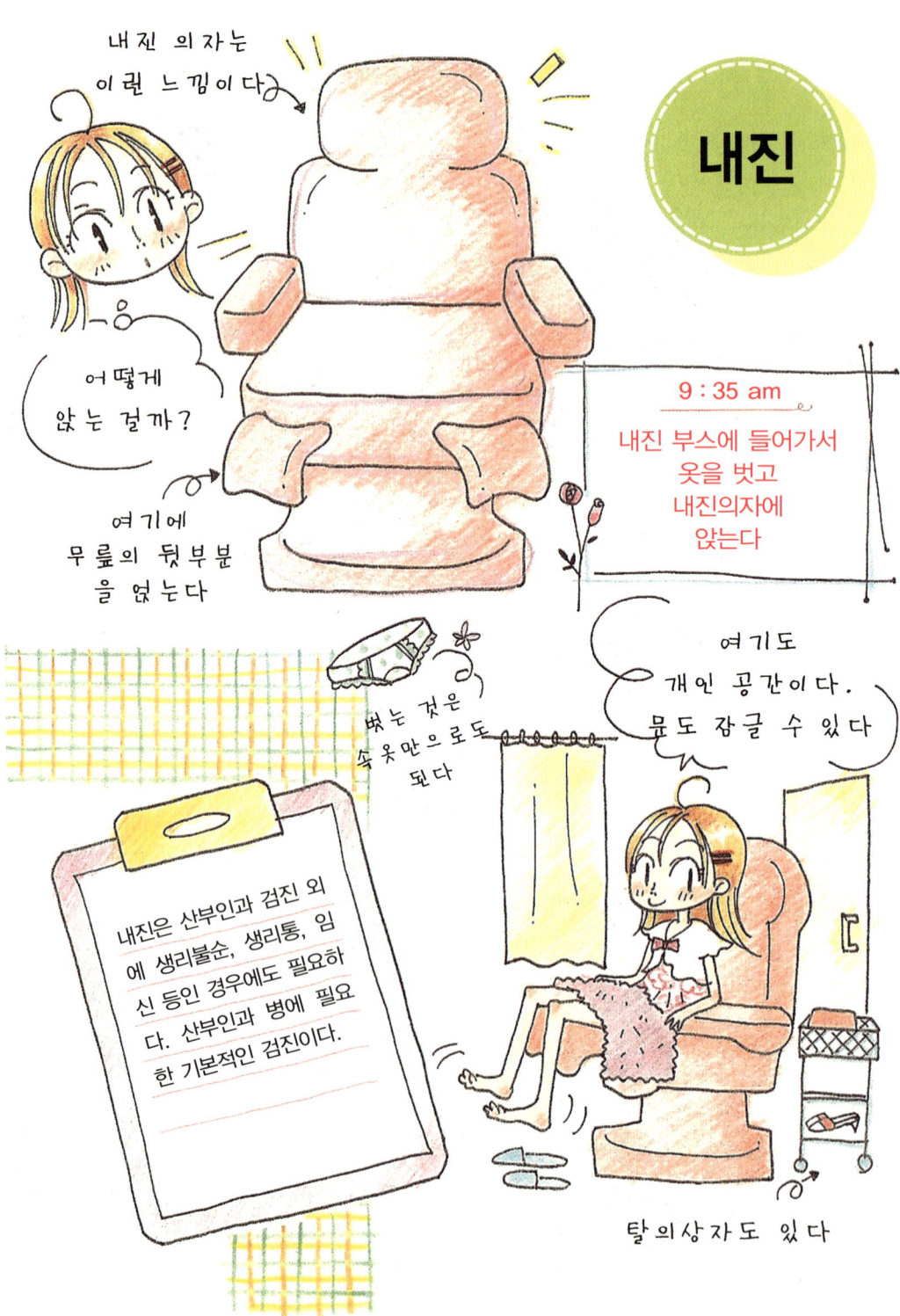

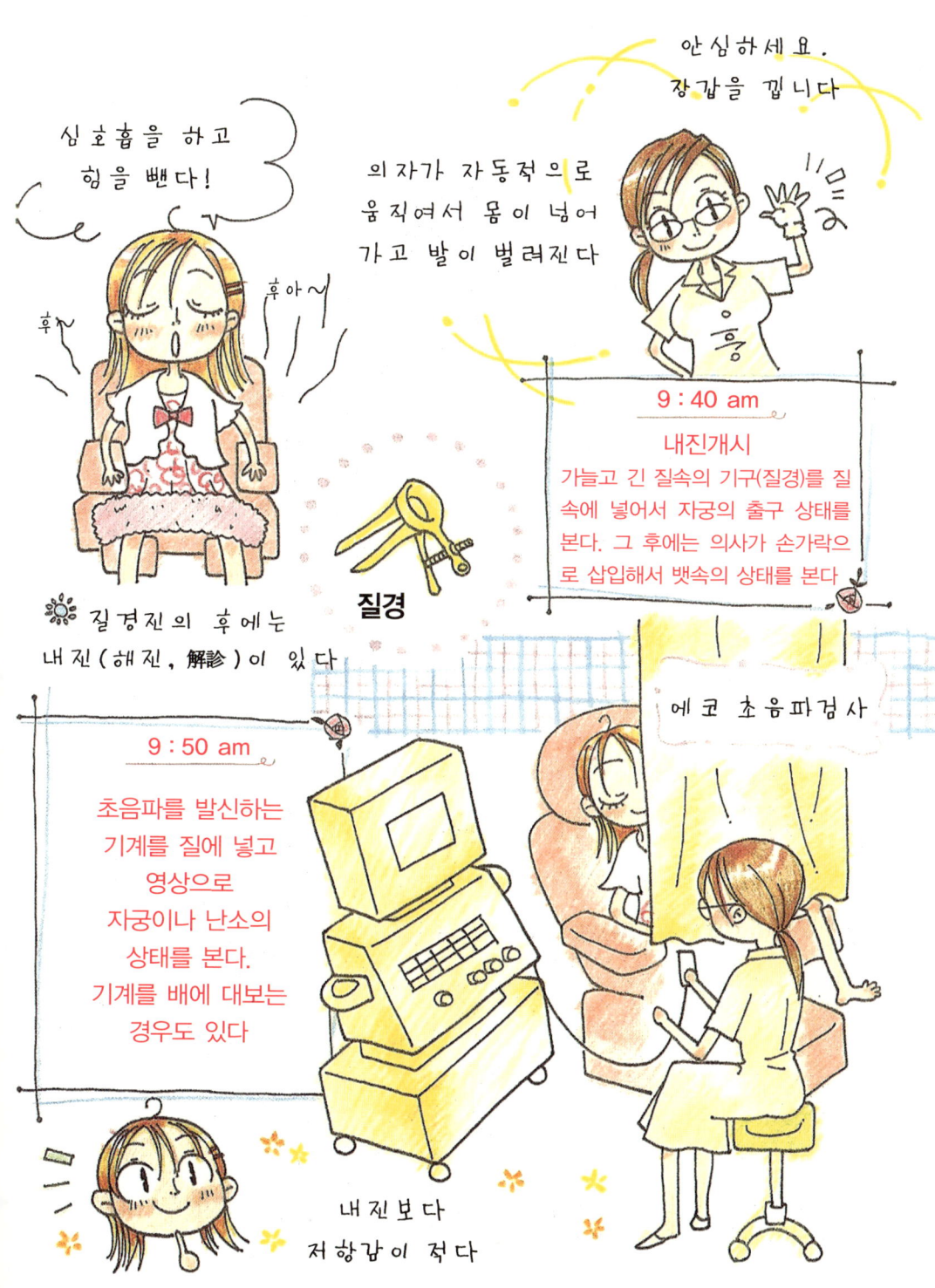

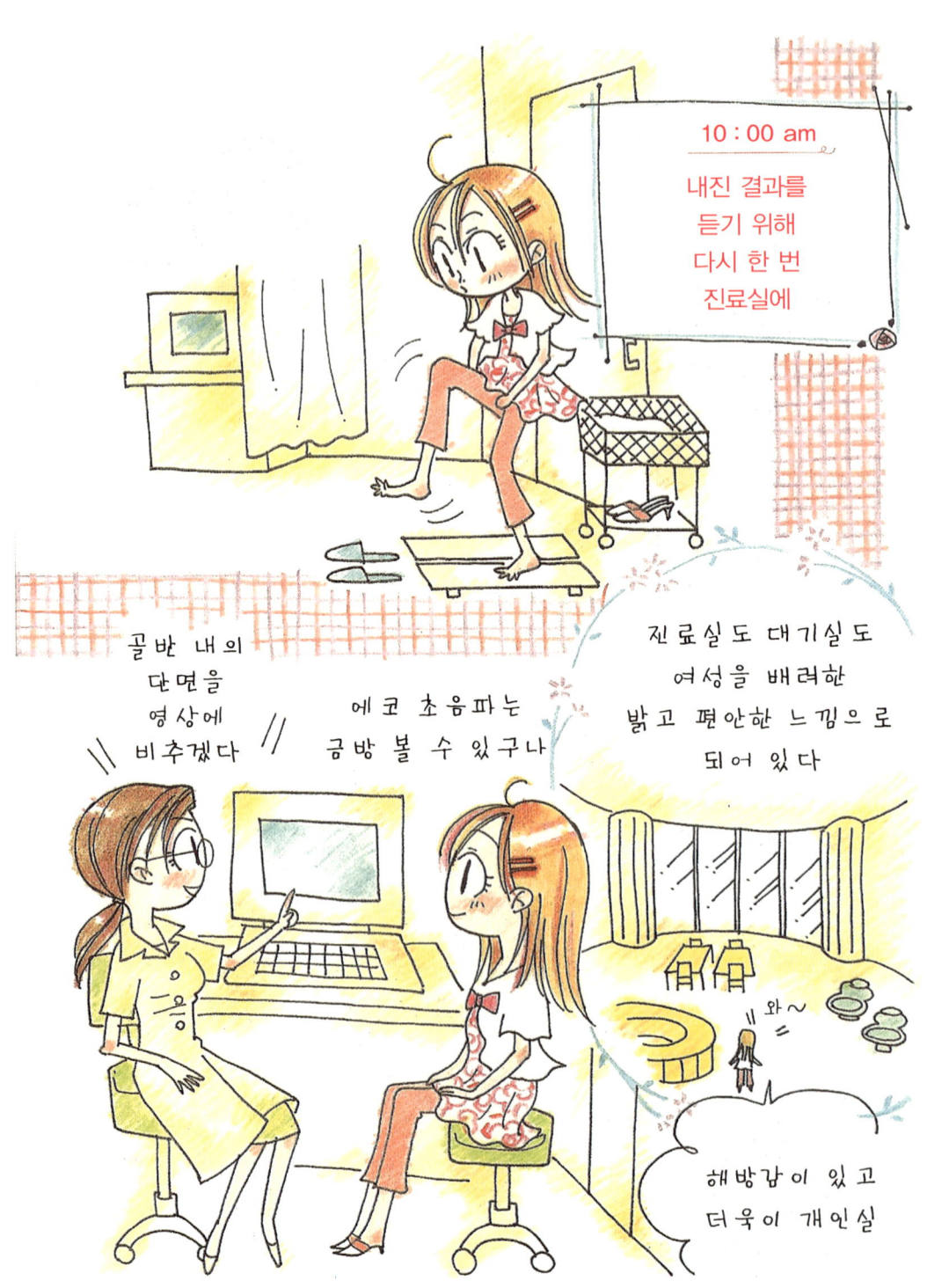

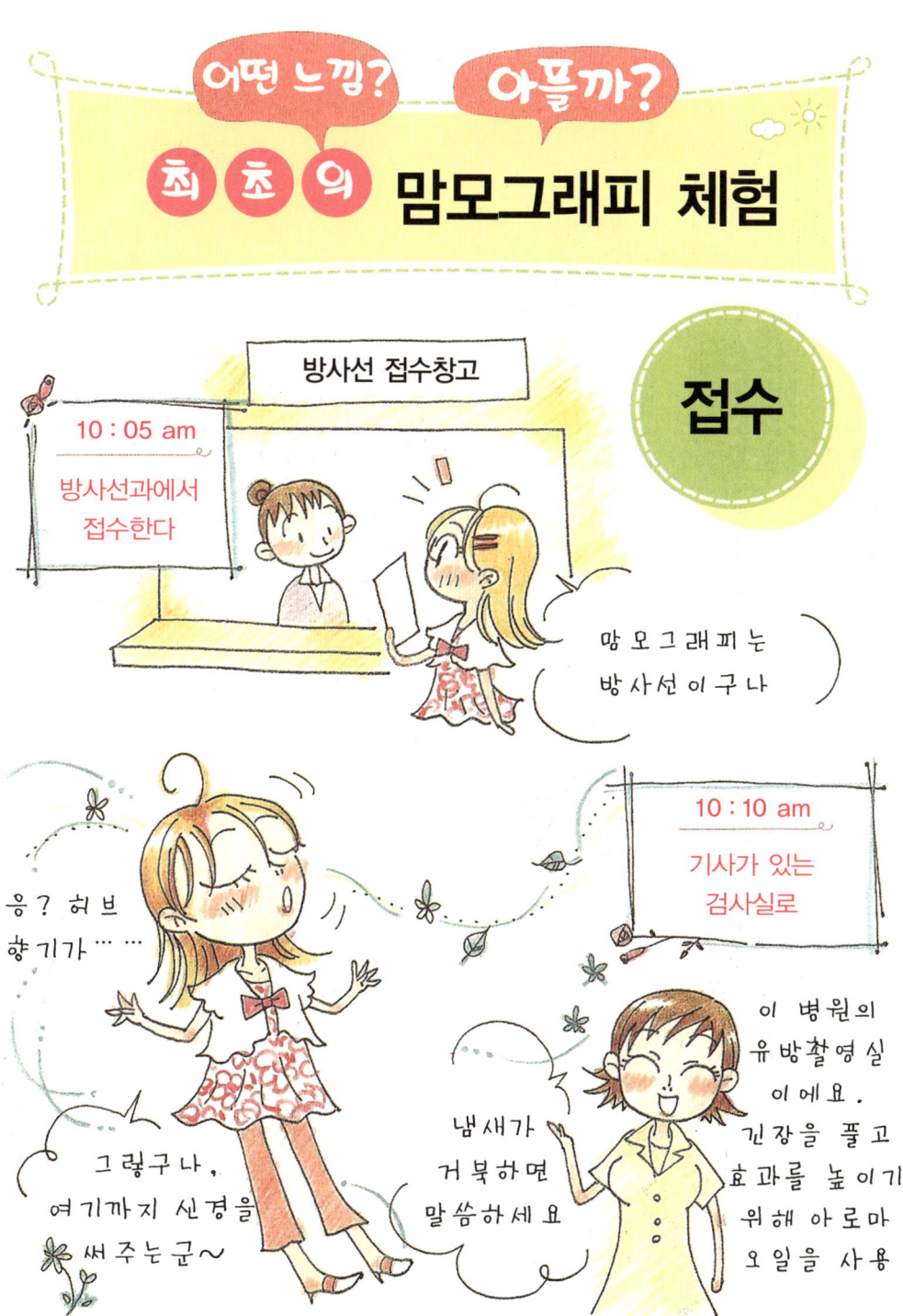

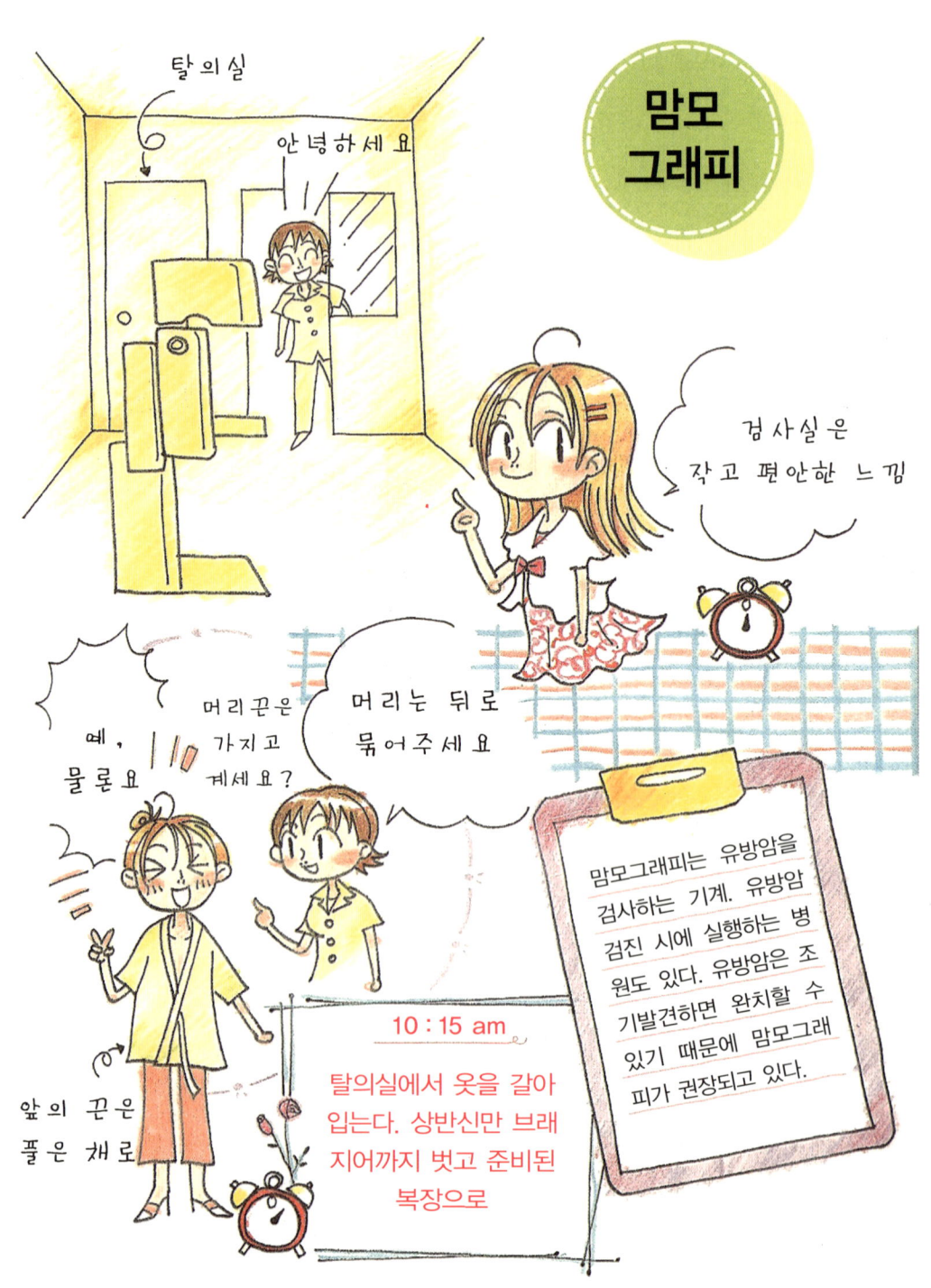

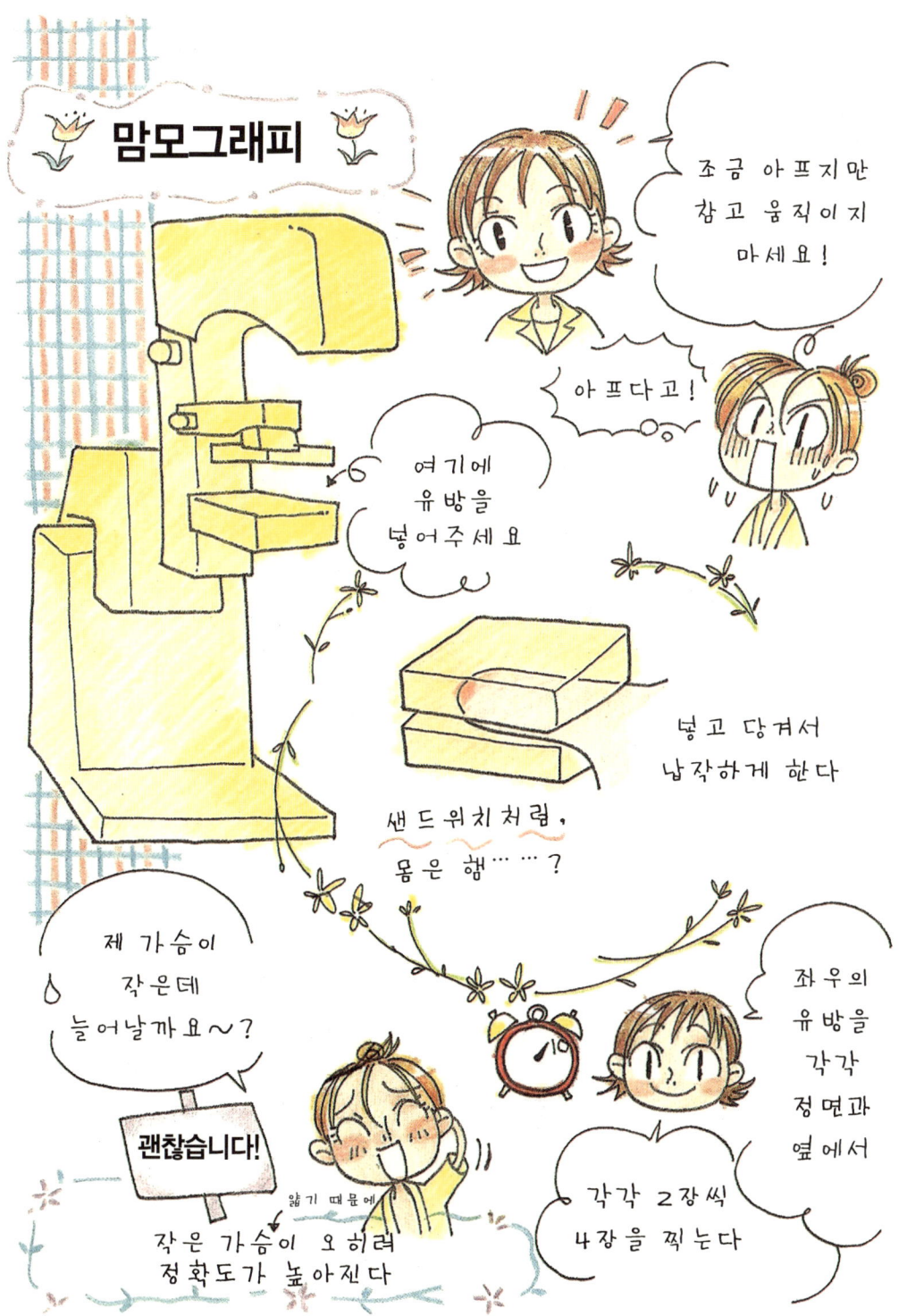

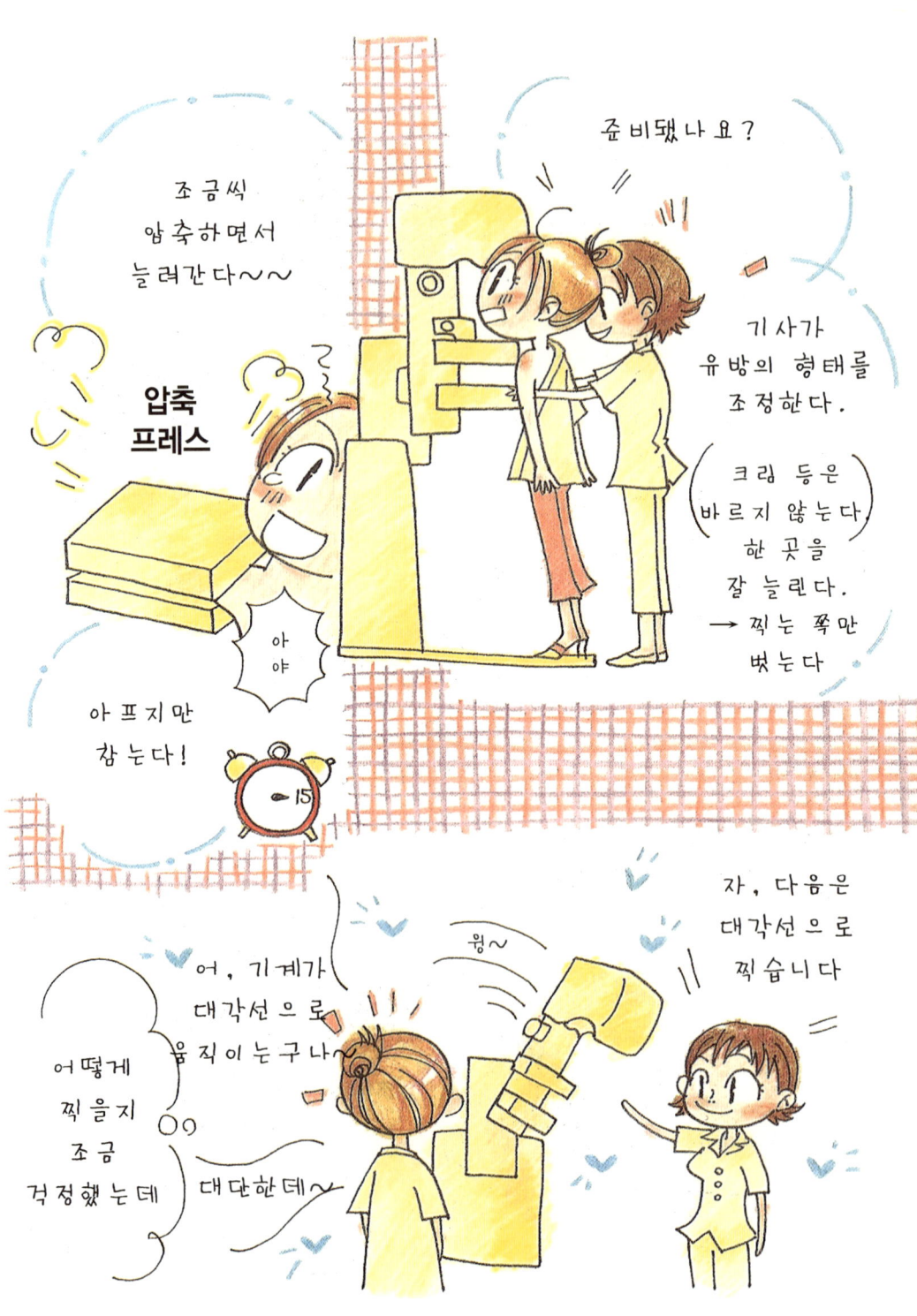

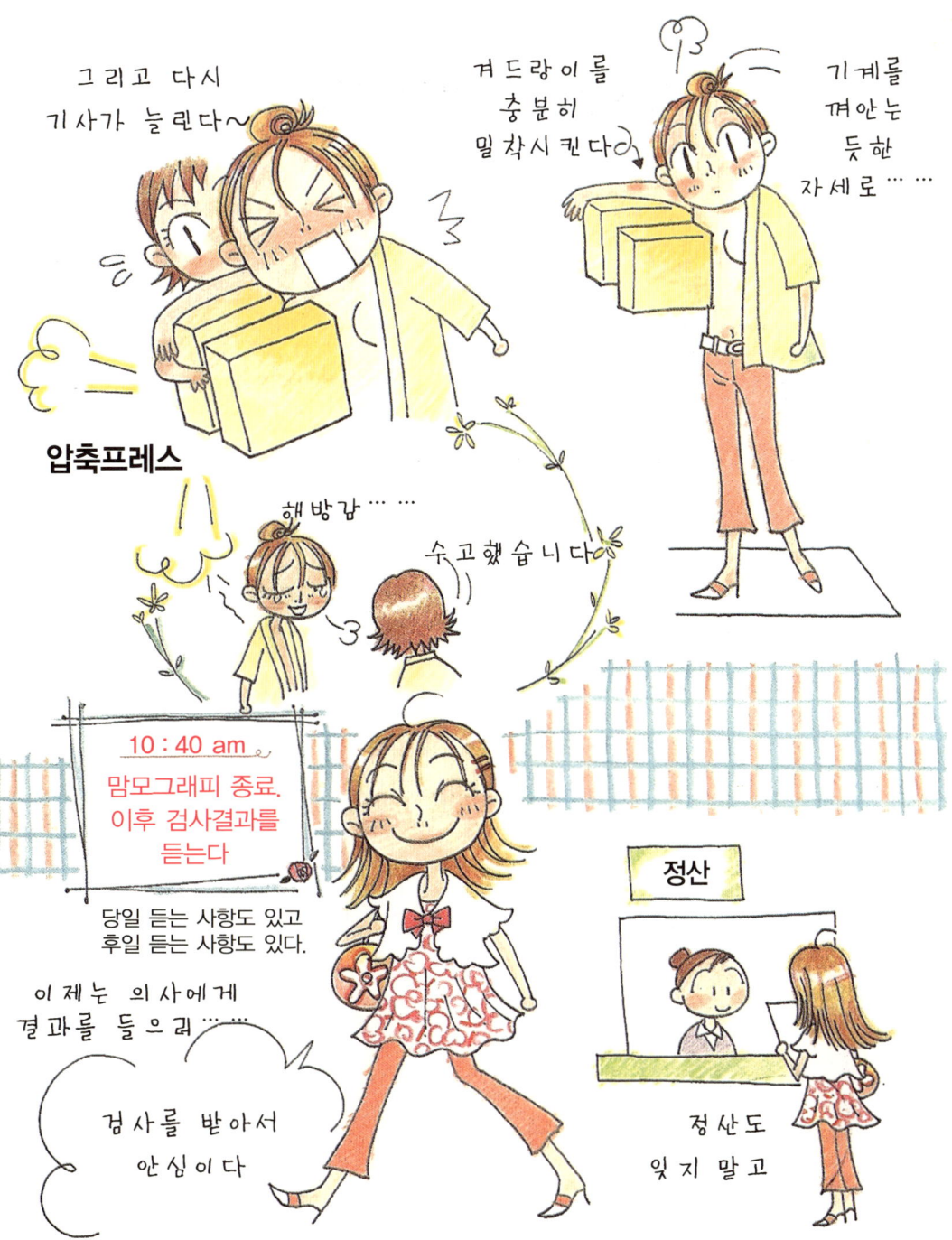

여성의 몸 1
유방의 구조와 변화

성숙기(18~45세 무렵)의 유방단면도

성숙기의 유방은 유선조직이 발달하고 지방조직이 축적돼서 동그란 밥공기 형태가 된다.

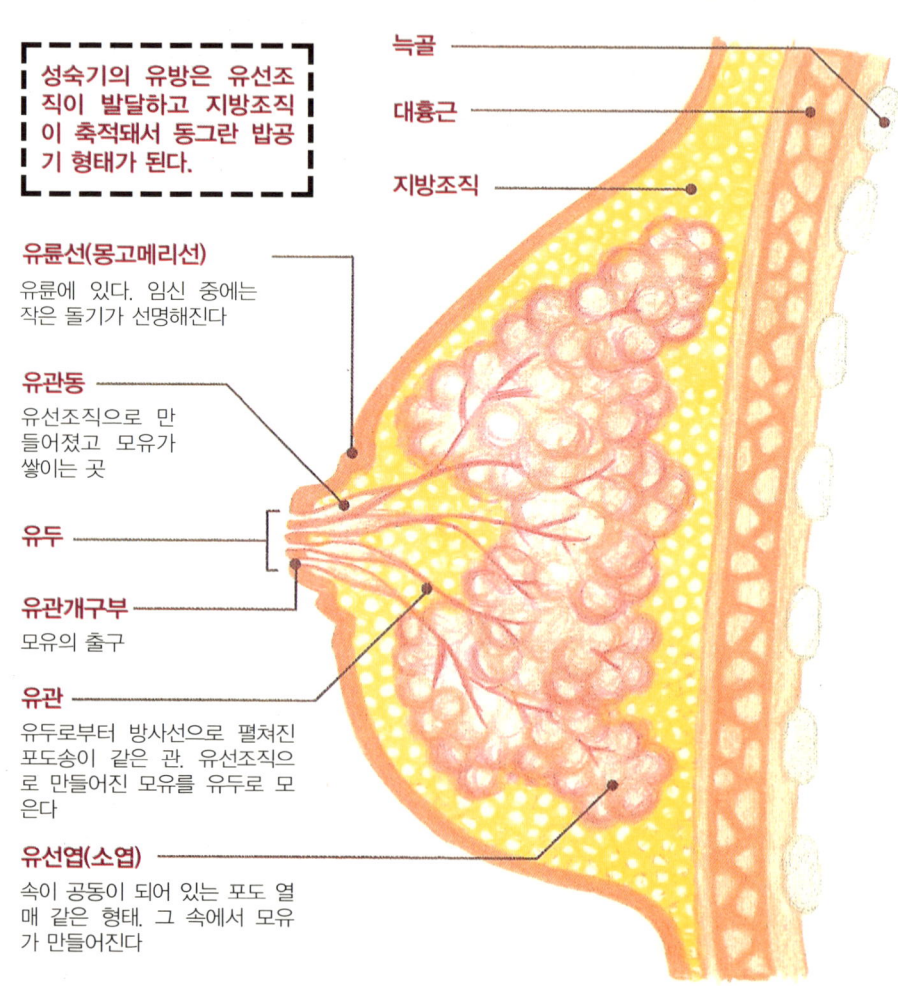

- 늑골
- 대흉근
- 지방조직

유륜선(몽고메리선)
유륜에 있다. 임신 중에는 작은 돌기가 선명해진다

유관동
유선조직으로 만들어졌고 모유가 쌓이는 곳

유두

유관개구부
모유의 출구

유관
유두로부터 방사선으로 펼쳐진 포도송이 같은 관. 유선조직으로 만들어진 모유를 유두로 모은다

유선엽(소엽)
속이 공동이 되어 있는 포도 열매 같은 형태. 그 속에서 모유가 만들어진다

유방은 연령과 몸의 상태에 따라 변화한다

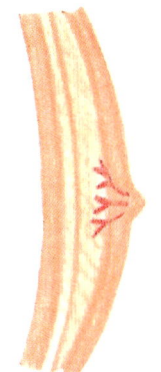

유아기
(0~8세 무렵)
유선조직이 발달하기 전의 단계. 유두는 있지만 봉긋함은 없고 유액은 나오지 않는다

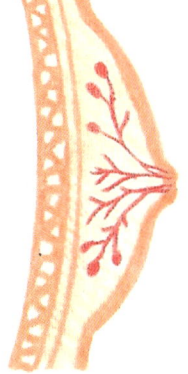

사춘기
(8~18세 무렵)
난포호르몬, 황체호르몬의 분비가 시작되고, 유관조직과 유선엽이 증식해서 유방에 봉긋함이 생긴다

성숙기
(18~45세 무렵)
p92 그림 참조

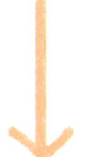

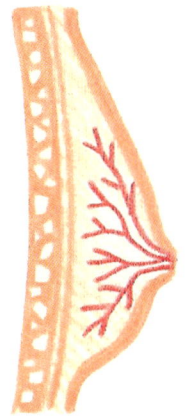

갱년기~노년기
(45세~)
호르몬의 감소에 의해 유선엽이 작아지고, 유방 전체가 작아진다

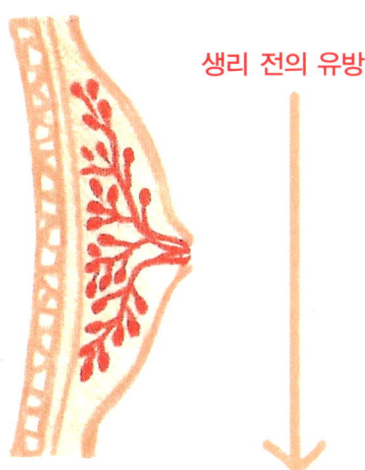

생리 전의 유방

황체호르몬의 분비가 활발해지고, 유선엽이 부풀어 올라 유선과 유선엽 전체가 충혈된다. 생리 전에 유방이 '팽팽해지는' 느낌은 이 때문이다

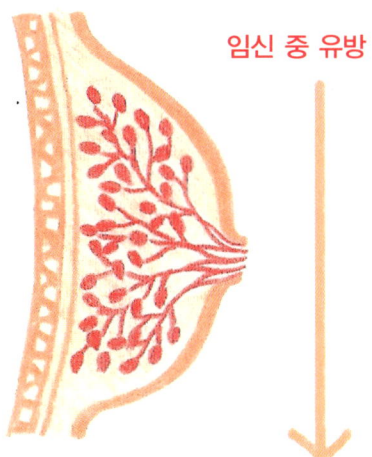

임신 중 유방

임신을 하면 난포호르몬과 황체호르몬이 태반에서 대량으로 분비되기 때문에 유관, 유선엽이 늘어나서 모유를 만들기 시작한다

93

여성의 몸 2
생식기의 구조

여성생식기 전체도

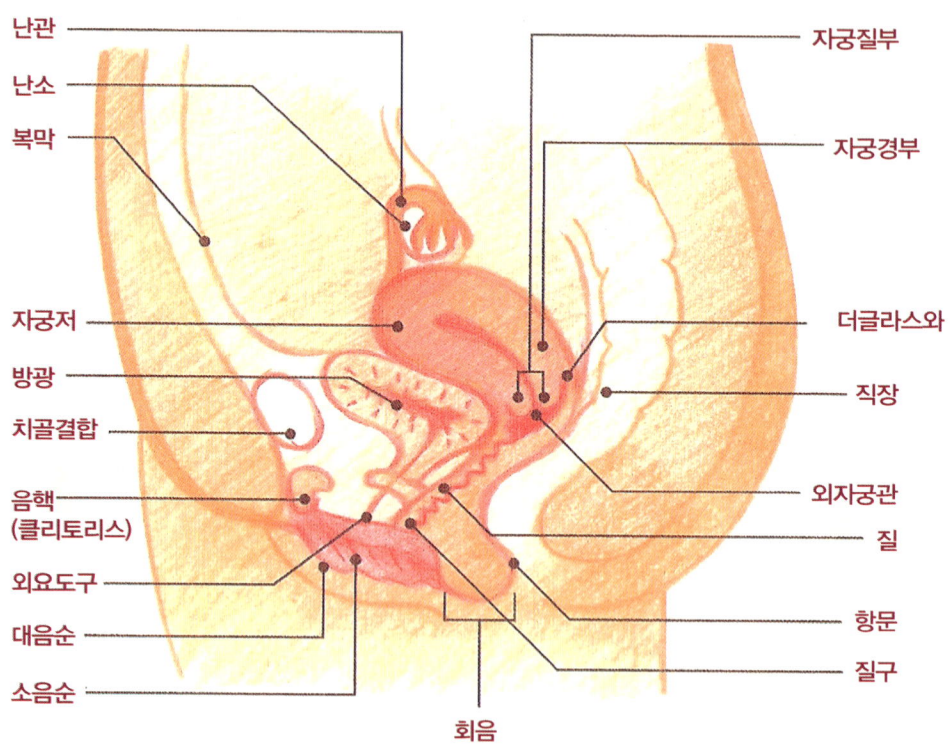

여성에게는 밖에서 볼 수 없는 생식기와 몸속에 있어서 골반에 의해 보호되는 내성기가 있다. 성선자극호르몬의 분비나 임신, 출산에 중요한 역할을 맡고 있는 여성 특유의 기관이다.

외성기······ 외성기는 자신이 볼 수가 있다

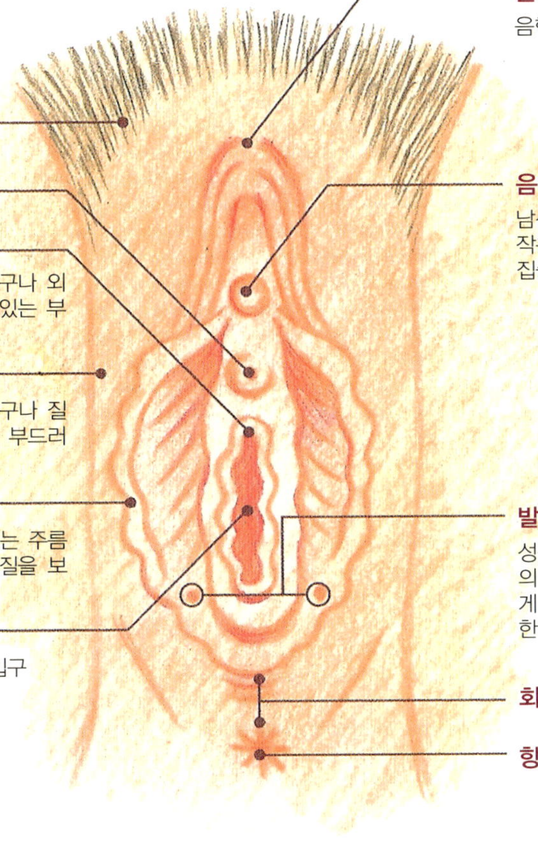

클리토리스 포피
음핵을 감싸고 있는 피부

치구

외요도구

질전정
소음순의 안쪽의 질구나 외요도구를 보호하고 있는 부드러운 피부

음핵(클리토리스)
남성의 페니스에 해당하는 작은 돌기. 혈관과 신경이 집중되어 있다

대음순
성기 바깥쪽에 요도구나 질구를 보호하고 있는 부드러운 피부

소음순
대음순의 안쪽에 있는 주름진 피부. 요도구나 질을 보호한다

발트린선
성적 흥분이 있을 때 남성의 페니스를 받아들이기 쉽게 하기 위해 액체를 분비한다

질구
점막으로 된 질의 입구

회음

항문

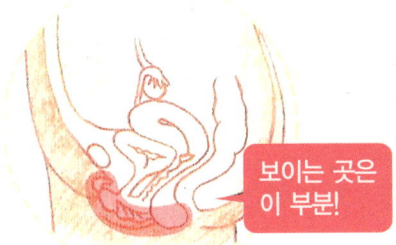

보이는 곳은 이 부분!

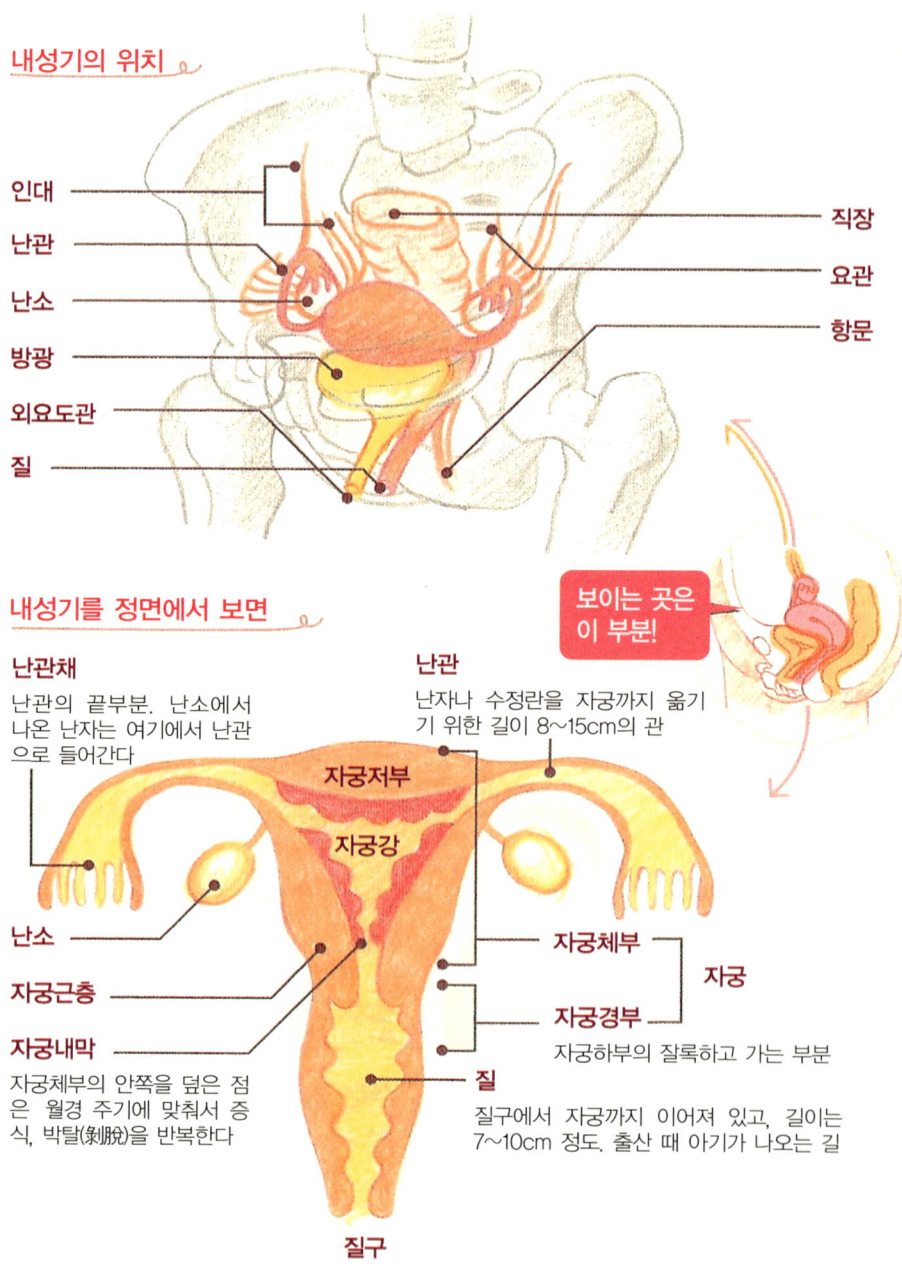

Part 2

자신의 몸에 대해 알고 있나?

여성의 몸은 남성과 비교하면 대단히 복잡하다.
왜냐하면 그것은 아기를 낳는 역할을 맡고 있기 때문이다.
여성의 몸에는 리듬이 있고,
나이와 더불어 계속 변화해 가야 한다.
몸과 마음 모두 멋진 여성이 되기 위해서
먼저 자신의 몸의 메커니즘을
아는 것에서부터 시작해야 한다.

우리의 몸은 점점 변화해 간다
여자의 일생

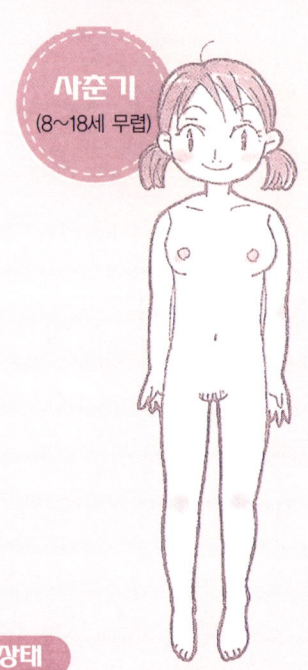

사춘기
(8~18세 무렵)

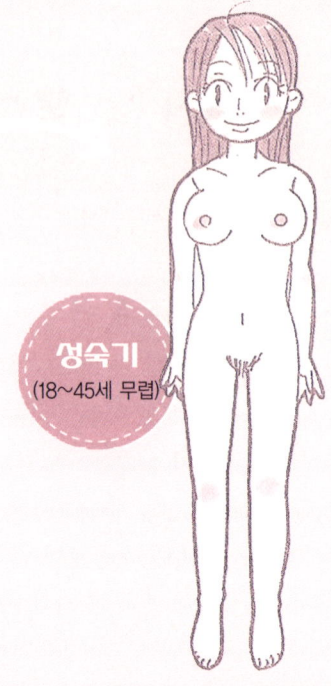

성숙기
(18~45세 무렵)

몸의 상태

신장이나 체중이 급격히 커지는 시기. 가슴이나 엉덩이에 조금씩 피하지방이 붙고, 부풀어 오르기 시작한다. 생리가 시작되고 겨드랑이 털과 음모가 난다. 나이를 먹으면서 난소도 활동하기 시작하고 유방도 조금씩 커진다.

배란이나 생리의 리듬, 호르몬의 밸런스가 안정되고 성인 여성다운 체격이 된다. 졸업, 취직, 결혼, 출산 등 많은 변화가 생기고, 그 피로나 스트레스로부터 마음이나 몸에 이상이 생기는 경우도 있다.

주의해야 할 병

생리불순(→p130)
빈혈(→p42)
거식증·과식증(→p200)
성감염증(→p169)
과환기증후군(→p197)
월경곤란증(→p128)
난소종양(→p144)

질염(→p142)
월경전증후군(→p126)
자궁근종(→p132)
자궁내막증(→p136)
자궁경암(→p159)
자궁체암(→p156)
유방암(→p166)
빈혈(→p42)

과민성장증후군(→p198)
공황장해(→p196)
자율신경실조증(→p189)
우울증(→p190)
갑상선질환(→p181)
성감염증(→p169)
고혈압이나 당뇨병 등의 생활습관병

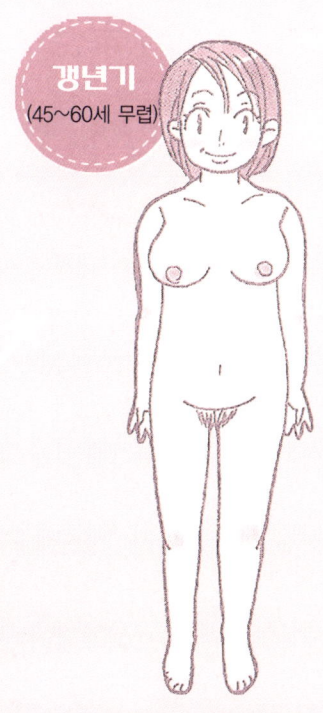

갱년기
(45~60세 무렵)

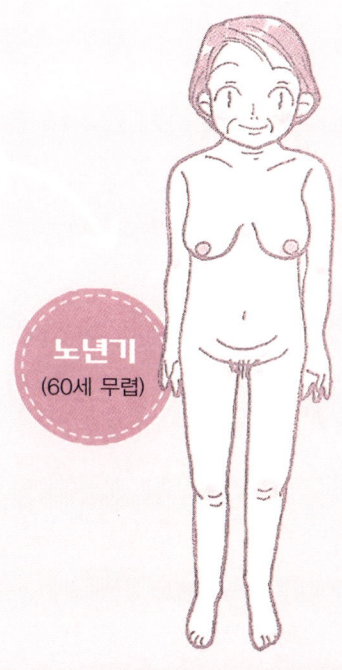

노년기
(60세 무렵)

난소의 기능이 저하되고 호르몬의 밸런스가 어긋나기 시작하는 시기이다. 그것과 더불어 생리가 없어진다. 갱년기장해가 되기도 한다. 아이를 돌보지 않는 대신 고독을 느끼거나 부모의 간병에 쫓기거나 노후를 생각해서 정신적으로 우울해지기도 한다.

난소에서 호르몬의 분비가 사라지는 동시에 피부의 탄력성이 떨어지거나 피하지방이 줄어들어 주름이 늘어난다. 근력도 저하되고 뼈도 약해져서 상처를 입기 쉽다. 유방도 탄력을 잃고 성기에도 윤기가 없어진다.

갱년기장해(→p256)
자궁경암(→p159)
자궁체암(→p156)
유방암(→p166)
류머티즘 관절염
난소암(→p163)
불면증(→p192)
자율신경실조증(→p189)
우울증(→p190)

골다공증(→p176)
질염(→p142)
자율신경실조증(→p189)
우울증(→p190)
인지증

자신의 몸을 정확히 아는 것이 여자로서의 첫발

외성기와 내성기의 구조

▮ 남성과 여성의 가장 큰 차이는 생식기이다

 남성과 여성의 몸에서 가장 다른 부분이 생식기이다. 평소에는 별로 의식하지 않는 부분이지만 구조나 역할을 알아두면 건강관리나 병의 예방에 도움이 된다.
 생식기는 크게 나눠서 몸의 내부에 있는 내성기와 외부에 있는 외성기가 있다. 내성기에는 자궁이나 난소 등이 있고 임신이나 여성호르몬의 분비 등 중요한 역할을 한다.

▮ 자궁은 아이를 키우는 소중한 방이다

 임신에서 출산까지 약 40주간, 아이를 키우고 지키고 침대와 같은 역할을 하는 것이 자궁이다. 질의 위, 골반의 한가운데 있고 좌우로부터 인대라는 로프 같은 것으로 지탱되고 있다.
 자궁의 크기는 평소에는 계란 정도이다. 자궁의 외부의 근육은 1~3센티 두께로 자유롭게 수축한다. 임신을 하면 자궁은 아이가 성장함에 따라 커져서 수박 크기 정도로 넓어진다. 출산 때에는 수축해서 아이를 밀어낸다.
 자궁의 안쪽을 감싸고 있는 자궁내막이라고 하는 얇은 점막은 여성호르몬의 에스트로겐과 프로게스테론의 영향으로 증식하고, 임신을 하지 않으면 주기적으로 일부가 벗겨진다. 이것이 생리이다.

▮ 난소는 엄지손가락 정도의 크기. 좌우에 하나씩 있다

 자궁의 윗부분에는 좌우에 난관이라고 하는 관이 있고, 그 끝의 인대에 매달려 있는 것이 난소이다. 크기는 엄지손가락 정도로 그중에는 태아가 되는 수백만 개의 원시난포가 가득 담겨 있다.
 원시난포는 매월 몇 개가 발육해서 보통은 그중 한 개가 난소를 빠져나온다. 이것이 배란이다.

▮ 질은 점막으로 쌓여 있고, 태아의 통로이다

자궁과 외음부(외성기)를 연결하는 7~8센티의 관이 질이다. 질은 안쪽은 주름이 있는 부드러운 점막으로 쌓여 있고 신축성이 있다.

평소에는 안쪽이 붙어서 닫혀 있지만 생리 때에의 경혈이나 생리물질이 밖으로 나오거나, 섹스 시에는 페니스를 받아들이고, 출산 때에는 아이의 통로가 된다.

▮ 외성기는 자신이 보고 건강상태를 체크하자

외성기는 몸의 외부에 있지만 보기 힘든 장소에 있고, 부끄러운 마음 때문에 흥미를 갖는 것에 저항감을 느끼는 사람도 있다. 그러나 병에 걸렸는지를 판단하기 위해서는 건강한 상태를 알아두는 것이 중요하다.

아무런 증상도 없을 때에는 거울로 직접 보아두는 것도 좋다.

외성기는 복잡하고 섬세한 기관이다. 요도구나 항문에 가깝고 더러워지기 쉽기 때문에 항상 청결을 유지하도록 유의해야 한다.

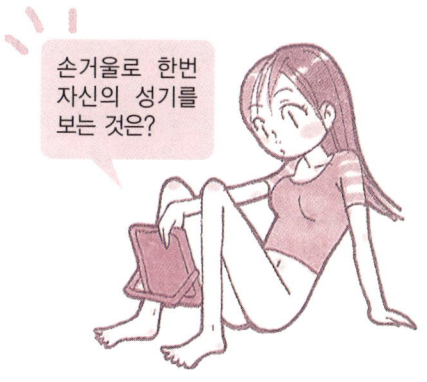

손거울로 한번 자신의 성기를 보는 것은?

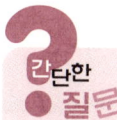

외성기의 크기는 누구나 똑같은가?

외성기에는 대음순이나 소음순, 클리토리스 등이 있다. 크기나 색은 사람의 얼굴이 모두 다른 것처럼 개인차가 있다. 책에 나온 것과 자신의 성기가 다소 달라도 그다지 걱정할 필요는 없다. 성장하면서 대음순이나 소음순의 색이 엷어지는 것은 당연한 것으로 좌우대칭이 아닌 경우도 있다. 마찬가지로 음모가 나는 것에도 개인차가 있다.

여성의 상징인 가슴은 지방만이 아니다

유방의 구조

▮ 봉긋함이 없는 상태에서 호르몬의 분비에 의해 봉긋해진다

어릴 때에는 유두가 있을 뿐 가슴이 부풀어 오르는 것은 사춘기 무렵부터이다. 이것은 난소의 활동이 활발해짐과 동시에 여성호르몬의 분비가 활발해지고, 유선 조직이 발달하기 때문에 여성의 몸의 발육으로서는 생리보다 빠르고 가장 먼저 눈에 띄는 변화이다.

가슴은 생리가 시작될 무렵에는 동그래지고 18~23살 무렵에는 성숙한다.

▮ 가슴 속에는 포도송이와 같은 유선이 많다

유방은 90% 정도의 지방과 지방으로 보호받는 10%의 유선조직으로 이루어져 있다.

유선은 유아가 마시는 모유를 위한 기관으로 땀을 만드는 한선(汗腺)이 변한 것이다. 모유를 만드는 부분은 소엽이라고 해서 포도 열매와 같은 것이다. 각각의 소엽은 유관이라고 하는 줄기와 같은 관에 연결되고 유관은 합쳐져서 두꺼운 관이 되어 모유의 출구인 유두에 도달한다.

유두에는 유관의 출구가 수십 개 있고 모유가 이곳으로부터 나온다.

▮ 생리 전이 되면 유방이 팽팽해지고 아프다

성인 여성의 몸은 여성호르몬의 분비 영향을 받아서 일정한 주기로 변화를 반복한다. 그 사이클은 생리 주기로 나타나고 그 외에도 몸의 변화를 볼 수 있다.

여성호르몬의 분비는 생리 주기 중에 변화한다. 두 가지 종류가 있는 여성호르몬 중에 생리 전에는 프로게스테론(황체호르몬)이 활발히 분비된다. 그 영향으로 유관과 소엽이 부풀어 오르기 때문에 유방이 팽팽해지거나 통증을 느끼는 것이다.

▍임신하면 모유 준비를 시작한다

임신을 하면 가슴 속에서는 소엽과 유관이 늘어나고 점점 유선조직이 발육한다. 보기에는 유두가 커지거나 유두와 유륜의 색이 진해진다.

태반에서 많이 분비되는 여성호르몬 작용에 의해 모유의 준비가 진행되고, 동시에 출산 전에 모유가 나오지 않도록 하는 역할도 한다.

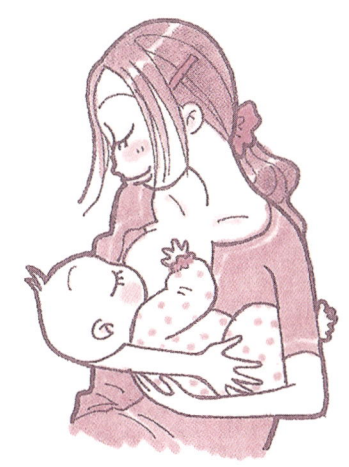

출산을 하면 프로락틴이라는 호르몬이 분비돼서 모유가 만들어진다. 또 유아가 가슴을 빠는 자극으로 분비되는 옥시토신이라는 호르몬 작용으로 모유가 유두에서 나오게 된다.

▍나이가 먹으면서 작아진다

여성호르몬의 분비는 나이와 함께 점점 적어지고 생리는 평균 50살 정도에 끝난다. 그 전후 10년 정도의 갱년기 무렵부터 몸에 여러 가지 변화가 나타난다.

가슴의 팽팽함이 없어지는 것도 이 무렵부터로 60살을 지나고 노년기가 되면 유선이 작아지고 가슴은 평평해진다.

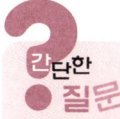 **유방의 대소는 어떻게 결정되는가?**

유방의 크기는 유선조직과 지방의 양에 의해 결정된다. 유선조직의 양에는 개인차가 있어서 밖에서 보면 알 수 없기 때문에 유방이 커도 유선이 많다고 할 수는 없다. 또 피부와 유선조직은 쿠퍼 인대로 연결돼서 천연브래지어와 같은 역할을 하고 있다. 유방이 처지는 것은 수유 등으로 쿠퍼 인대가 늘어나서 느슨해지는 것이 원인이다.

'생리'가 몸의 리듬을 만들고 있다
여성의 몸의 리듬은 '일정한' 것이 정상

▍'생리'는 여성에게만 있다. 임신을 위해 필요한 것이다

매월 찾아오는 생리는 여성이 임신과 출산하기 위해 필요한 현상이다. 일정한 주기로 생리가 오는 것은 아이를 낳기 위한 필요조건이자 여성 건강의 바로미터이기도 하다.

난소에서 한 달에 한 번, 난자가 배출된다. 이것이 배란이다. 난자가 정자와 만나서 수정하는 것이 임신의 시작이다. 자궁에서는 수정한 난자를 받아들이기 위해 내부의 내막이 두껍고 포근한 침대처럼 변한다.

임신을 하지 않았을 때 침대는 필요 없어지고 체외로 방출된다. 이것이 생리이다.

▍생리는 초경부터 폐경까지 약 40년간 지속된다

처음의 생리를 '초경'이라고 하고 연령은 9~16살 사이, 평균 12살 정도라고 한다. 초경은 개인차가 크기 때문에 다소간의 차이는 있어도 걱정할 필요는 없다. 발육의 정도에 따라서도 달라지기 때문에 연령보다는 신장이 145센티를 넘은 시기가 기준이 된다.

생리가 없어지는 폐경 시기는 일반적으로 40대 후반에서 50대 중반이지만 여기에도 개인차가 있다.

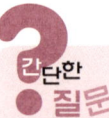

간단한 질문 생리 냄새는 정말로 나는가?

생리의 출혈은 몸의 외부로 나오는 것이고 나온 직후에 냄새는 거의 없다. 하지만 그 후 공기와 접촉하면서 세균이 번식하고 시간이 흐름에 따라 조금 냄새가 나는 경우가 있다. 그것은 생리대 등의 생리용품을 자주 교체하는 것으로 해결할 수 있다. 생리 중에도 하루 한 번은 샤워를 해서 청결을 유지하도록 해야 한다.

생리 주기에는 여성호르몬의 분비량도 변한다

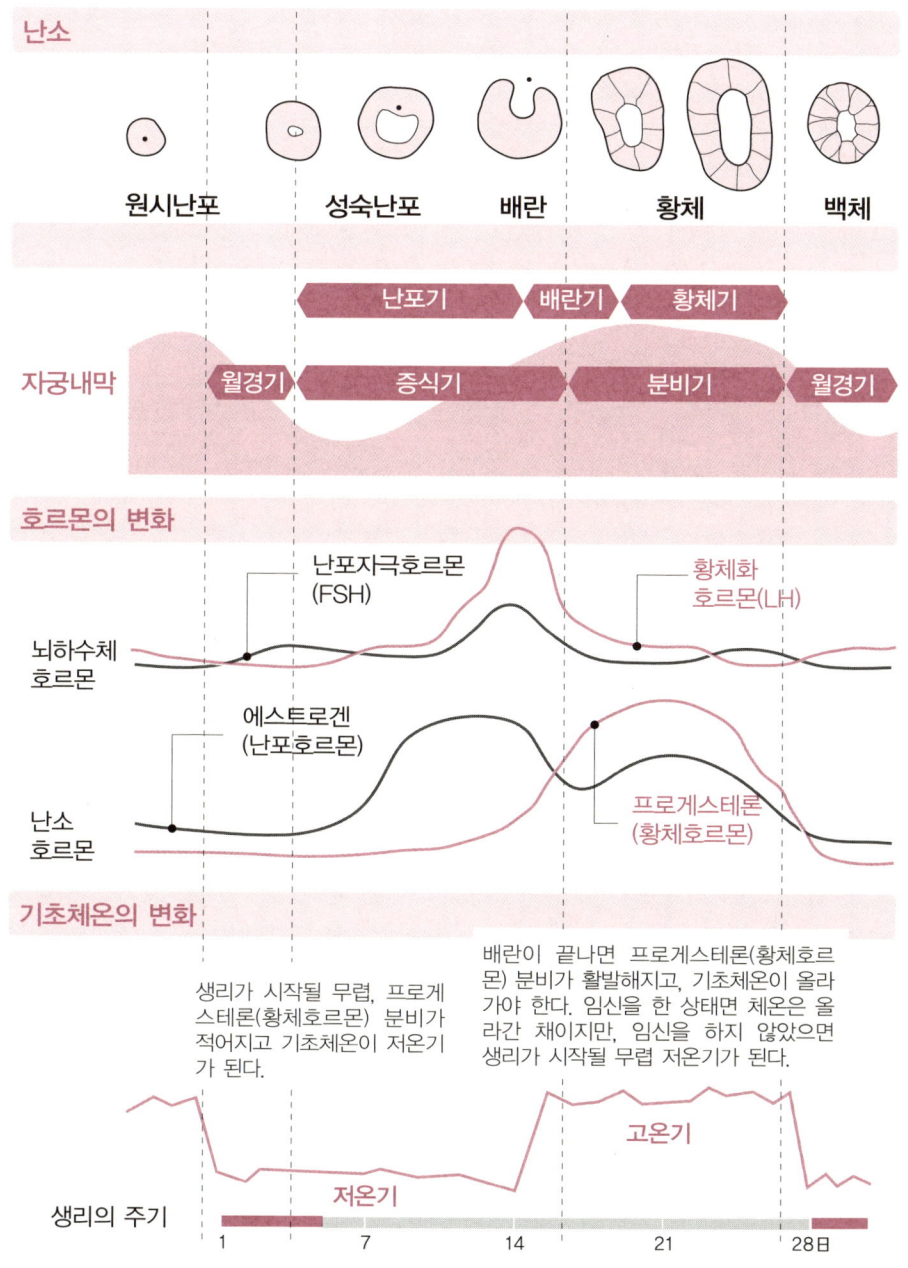

생리는 이렇게 일어난다

난포기(저온기)

1

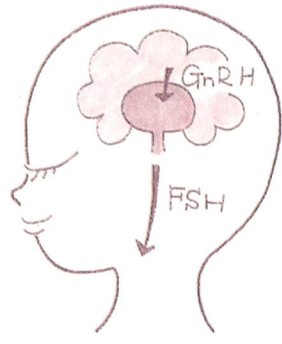

뇌의 시상하부에서 성선자극호르몬방출, 호르몬(GnRH)이 나와서, 뇌하수체는 성선자극호르몬의 난포자극호르몬(FHS)과 황체화호르몬(LH)을 분비한다.

2

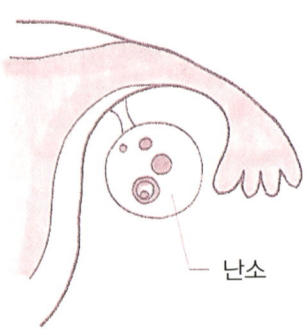

난포자극호르몬이 난소에 작용하고 난소 내의 몇 개의 난포가 발달해서 성숙난포가 된다.

배란기

6

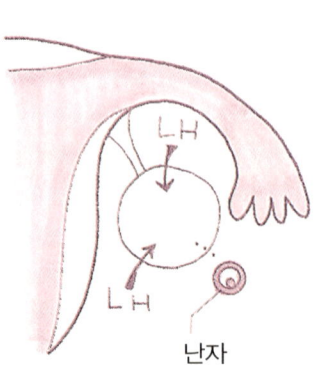

황체화호르몬(LH)이 작용해서 배란을 촉진하고 난소에 있는 성숙난포 속에서 난자가 나온다. 이것이 배란이다.

황체기(고온기)

7

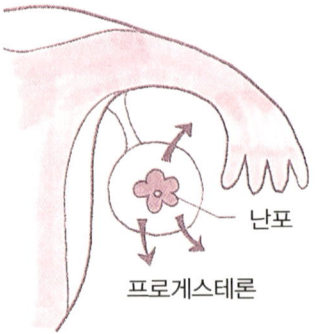

난자가 뛰어나온 후의 난포는 난소 내에서 황체 조직으로 바뀌고, 프로게스테론(황체호르몬)을 분비한다.

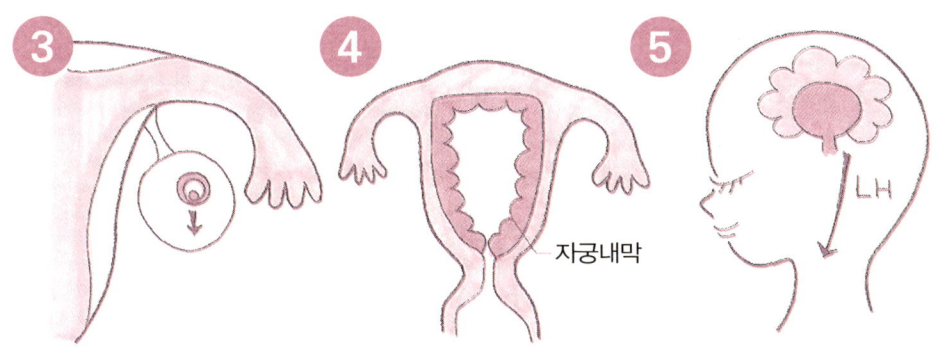

난소 내의 성숙난포가 에스트로겐(난포호르몬)을 분비한다.

에스트로겐이 활동해서 자궁내막이 두꺼워진다.

일정량의 에스트로겐이 나오면 난포자극호르몬 분비가 줄어들고, 황체화호르몬(LH)이 분비된다.

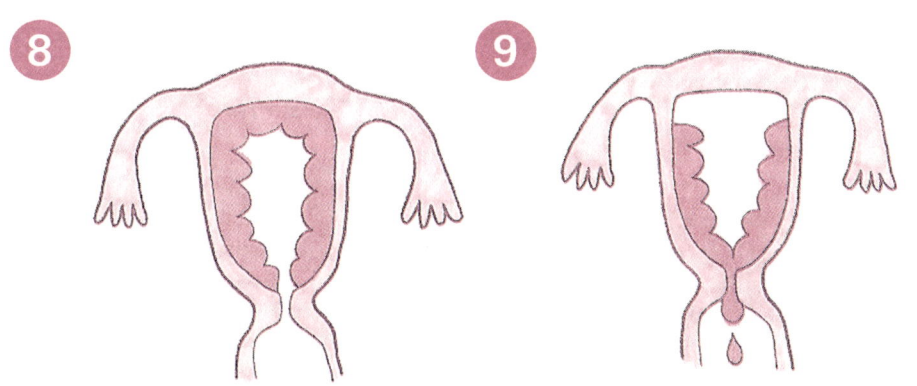

프로게스테론이 작용해서 자궁내막은 따뜻한 침대 상태가 되고, 수정란의 착상준비를 시작한다.

배란 시에 정자와 난자가 만나서 수정을 해서 수정란이 되고, 두꺼워진 자궁내막에 착상하면 임신이 된다. 임신을 하지 않은 경우는 필요 없어진 자궁내막이 벗겨져서 혈액과 함께 체외로 방출된다. 이것이 생리다.

▌여성호르몬이 몸의 리듬을 만들고 있다

호르몬은 다양한 장기로 만들어진 화학물질로 혈액을 타고 전신을 돌며 몸의 밸런스를 유지시켜 준다.

그중 임신에서 가장 중요한 것이 난소로부터 분비되는 에스트로겐(난포호르몬)과 프로게스테론(황체호르몬)으로, 이 둘을 합쳐서 여성호르몬이라고 한다.

에스트로겐은 자궁의 내막이나 근육을 두껍게 하거나 정자가 자궁 속에 들어오기 쉽게 해서 임신 준비를 한다. 몸에 곡선미를 갖게 해서 여성스러움을 유지하고 피부를 매끄럽게 하는 작용도 한다.

프로게스테론은 자궁내막을 변화시켜서 수정된 난자가 착상하기 쉽게 하거나, 임신을 했을 때 분비를 계속해서 태아가 성장하기 쉬운 환경을 만든다.

▌생리는 일정한 주기로 찾아온다

두 가지 여성호르몬은 항상 똑같이 분비되는 것이 아니다. 105쪽처럼 연계해서 작용함으로써 임신이나 출산이 가능하도록 몸을 정비하고 그 작용으로 일정한 주기로 생리가 찾아오는 것이다.

호르몬의 분비 변화는 몸 상태에서도 나타난다. 배란 후에 체온이 올라가고, 생리 시에 내려가는 것이나 생리 전에 여드름이 생기기 쉬워지거나 성욕이 증가하는 것은 프로게스테론의 작용 때문이다.

생리 후에는 에스트로겐의 분비가 증가하기 때문에 피부가 깨끗해지거나 체력이 붙거나 정신적으로도 안정된다. 에스트로겐에는 칼슘을 뼈에 비축하는 작용도 있고 분비가 줄어드는 폐경 후에 골다공증에 걸리는 경우가 많은 것은 이 때문이다.

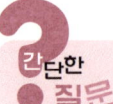 **생리의 양은 어느 정도인가?**

생리 기간은 보통 4~7일로 출혈량에는 개인차가 있지만, 한 번의 생리로 50~140ml 정도면 정상이다. 기준은 가장 많은 날로, 두 시간에 한 번 정도 생리대를 교체하는 정도이다. 한 시간도 가지 않는 상태가 며칠이나 계속되거나, 7일이 지나도 출혈이 있을 때, 또 양이 너무 적거나 일수가 짧을 때는 산부인과에서 상담을 해야 한다.

O 생리 중에 '해도 좋은 것'과
X '하지 말아야 할 것'

Q 섹스를 해도 좋을까?
A 생리 중에는 질 속의 혈액에 여러 가지 병원체나 잡균이 증식하기 쉽다. 감염병에 걸릴 가능성이 크고 질이 충혈돼서 상처를 입기 쉽기 때문에 섹스는 하지 않도록 한다.

Q 마사지나 에스테는?
A 생리 중에는 면역력이 떨어지기 때문에 지나친 스킨케어는 오히려 피부에 상처를 준다. 평소의 손질과 혈액의 순환을 좋게 하는 정도의 부드러운 마사지가 좋다. 본격적인 에스테는 생리 후에 하는 편이 효과가 높다.

Q 욕조에 들어가도 좋을까?
A 불결해지기 쉬운 시기이기 때문에 샤워나 목욕을 해서 몸을 청결하게 하는 것은 좋다. 출혈이 많을 때는 템포를 사용하는 것도 좋다. 혈행불량을 해소하기 위해서라도 미지근한 물에 몸을 담그는 것은 효과적이다.

Q 수영을 해도 좋을까?
A 템포를 사용했다고 해도 출혈이 많은 날에는 옆으로 샐 염려가 있다. 위생적인 측면에서도 수영장에 들어가는 것은 피하는 편이 좋다. 적은 날이라면 템포를 사용하면 수영은 가능하지만, 운동을 한다면 혈액순환을 좋게 하는 가벼운 스트레칭이나 요가 등이 좋다.

Q 매운 음식을 먹어도 좋을까?
A 특히 생리 중이라고 해서 매운 음식이 나쁘지는 않다. 적당한 양이라면 혈액순환을 촉진하고 식욕 증진에도 도움이 된다. 단 어떤 시기라도 과식이나 강한 자극은 위에 무리를 주기 때문에 피하도록 해야 한다.

Q 술이나 담배는?
A 술은 적정량을 지키면 문제가 없다. 담배는 생리 중이 아니라도 건강을 저해하는 것이니 금연이 이상적이다. 담배를 피우는 사람은 생리 중에 초조함 때문에 더 피울 수 있으니 주의해야 한다.

몸의 밸런스를 한눈에 알 수 있다 — 기초체온으로 알 수 있는 것

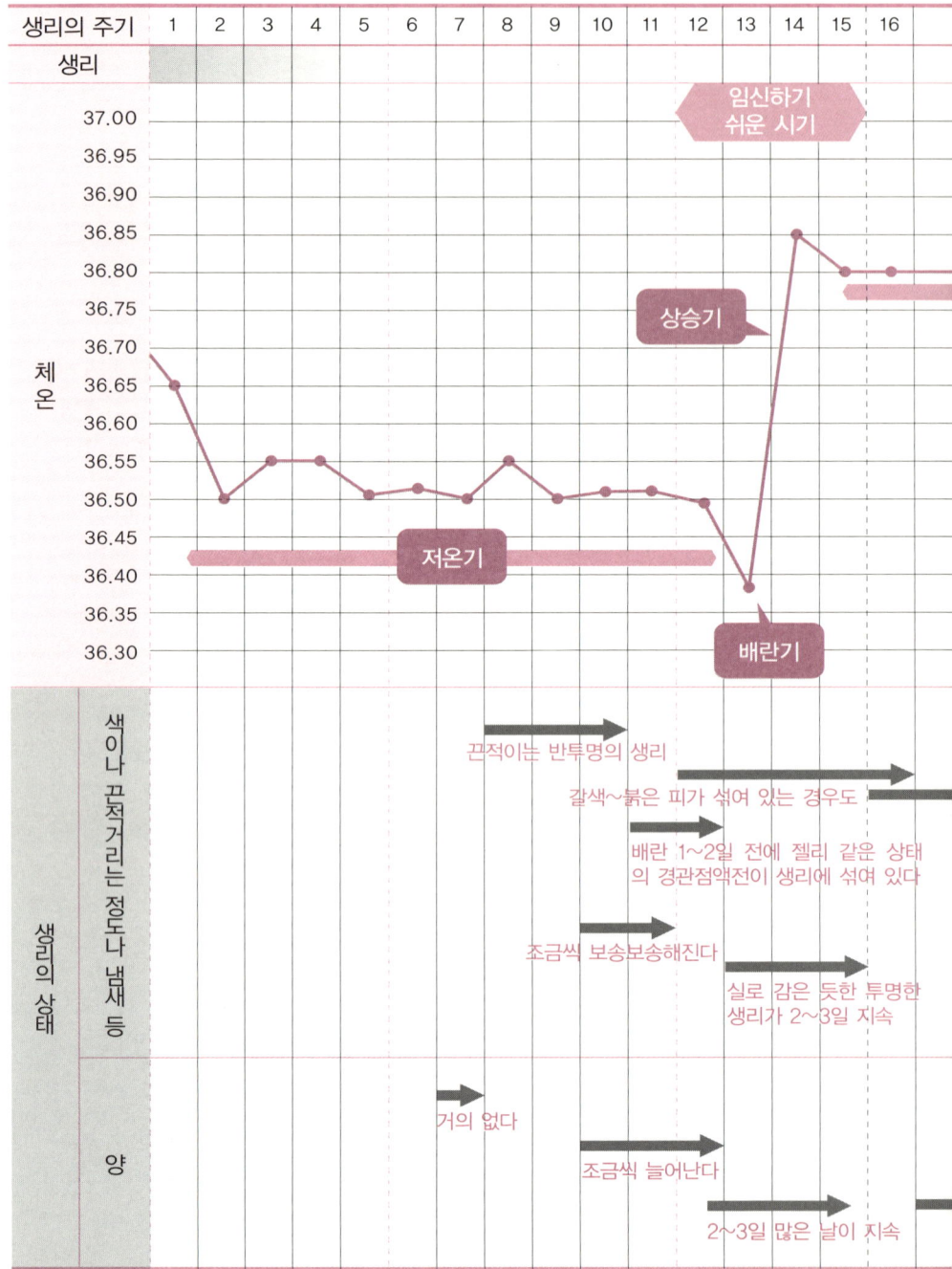

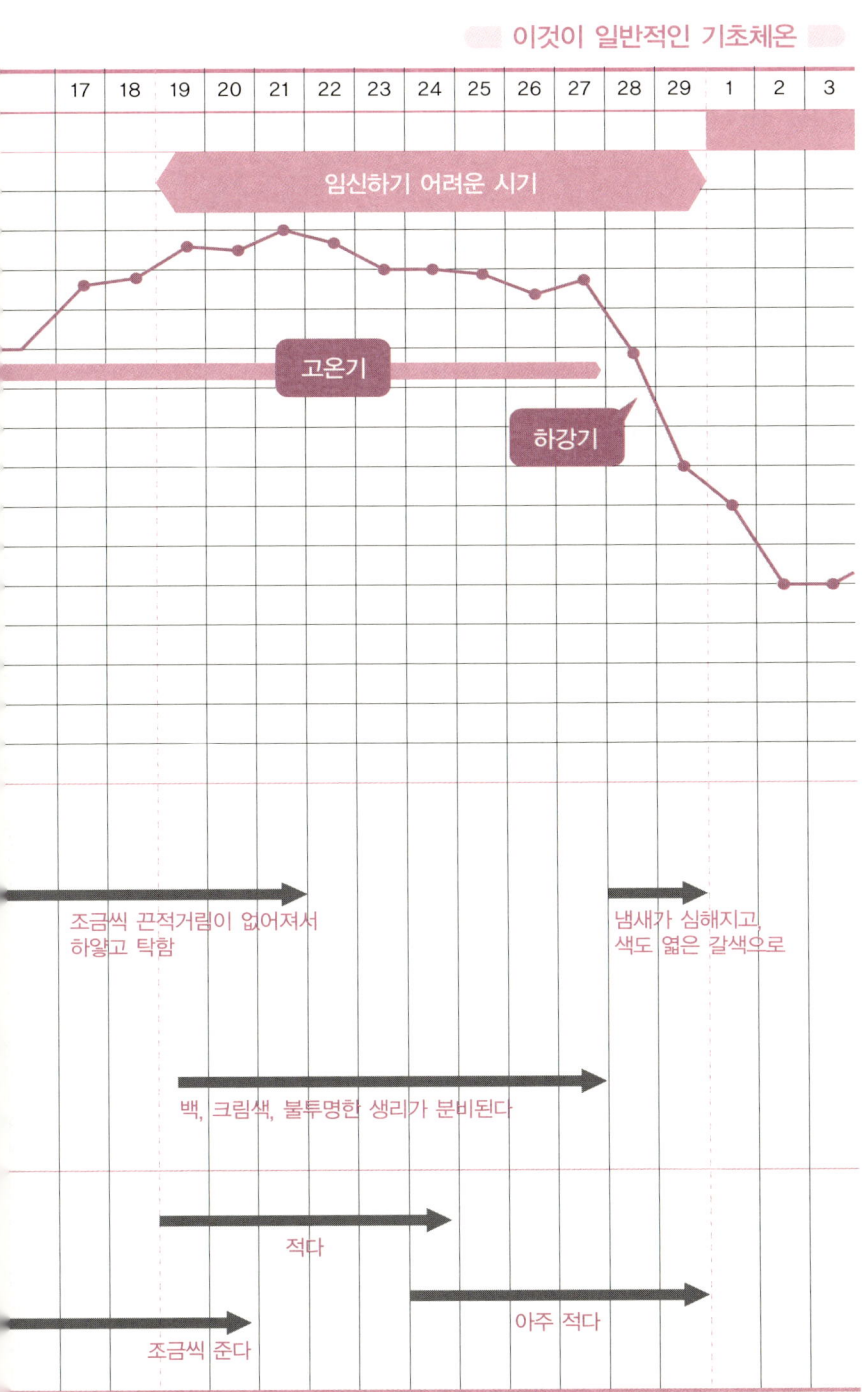

▌기초체온은 무엇인가?

체온은 하루 중에도 변화가 있고, 보통 아침은 낮고 저녁에서 밤에 걸쳐서 높아진다.

기초체온이란 잠을 자고 있을 때처럼 내장의 활동이 가장 조용한 상태가 4시간 이상 지속됐을 때의 체온을 말한다.

여성에게는 호르몬의 영향으로 주기적으로 체온이 높은 시기와 낮은 시기가 있다. 먼저 생리가 시작되고 약 2주간은 체온이 낮은 저온기이다. 배란 후, 프로게스테론 분비와 함께 체온이 올라가기 시작해서 다음 생리 때에는 다시 체온이 낮아지고 저온기가 된다.

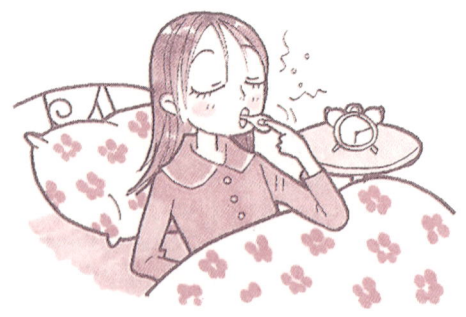

기초 체온은 아침에 측정

아침, 갓 일어났을 때 이불 속에 누운 채, 체온기를 사용해서 입 안의 체온을 잰다. 가능하면 매일 같은 시간에 잰다

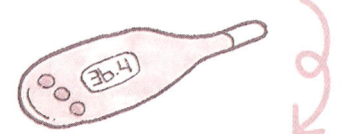

체온을 재면 기초체온표(시중에서 팔고 있음)에 기입한다. 데이터가 기록되는 기초체온계를 이용하면 자동 저장된다

▌기초체온은 몸의 리듬을 가르쳐 준다

매일 기초체온을 재면 자신의 몸의 리듬을 알 수 있다. 배란일부터 임신하기 쉬운 시기, 어려운 시기가 확실하지는 않지만 기준으로 알게 되거나, 임신을 했는지를 예측할 수 있고, 리듬이 흐트러진 것에서 병의 조기발견도 가능해진다.

▌생리일, 섹스 등도 기입한다

고온기와 저온기의 온도차는 0.3~0.5도의 아주 작은 차로, 측정에는 미묘한 변화가 표시되는 체온계를 사용한다. 잠을 자고 있는 상태에 가장 가까운, 해가 뜨기 직전, 잠자리에서 일어나지 않은 상태에서, 혀 밑에 넣고 잰다.

체온은 표 등에 기록해야 한다. 생리일이나 섹스, 생리의 이상 등도 메모하면 도움이 된다. 또 복통이나 두통, 초조함 등의 변화도 적어둔다.

이런 기초체온이 되면 병원에

정상 패턴

생리가 시작되고 나서 2주간은 저온기, 배란 후 2주간은 고온기이다. 여성호르몬의 밸런스도 좋고, 임신하기 쉬운 시기와 어려운 시기의 기준을 세울 수 있다.

저온기밖에 없다

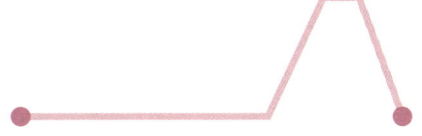

배란이 없으면 황체호르몬도 분비되지 않고 기초체온은 계속 낮은 채로 있다. 무배란 월경이 의심된다. 배란이 없으면 임신을 할 수 없기 때문에 불임의 원인이 되기도 한다.

고온기가 3주 이상 계속된다

고온기가 3주 이상 계속되고 생리가 오지 않는 경우, 임신의 가능성이 크다. 또 고온기가 3주간 계속된 후에 출혈을 했을 때에는 유산의 가능성도 있다. 어느 쪽이든 바로 병원에 가야 한다.

고온기가 짧다

황체기가 짧다는 것이다. 즉 황체호르몬 분비에 지장이 있기 때문에 황체기능부전 가능성도 있다. 이 경우 불임의 원인이 되기도 한다.

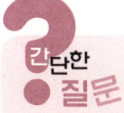

기초체온은 매일 같은 시간에 재야 하는가?

기초체온을 재는 시간은 같은 시각이라기보다, 눈을 뜨고 바로 활동을 하지 않을 때가 중요하다. 일이나 생활습관 때문에 기상 시간이 불규칙적이라도 타이밍을 지켜서 계속 기록하면 몸의 리듬을 알 수 있다. 또 잴 수 없는 날이 있어도 며칠 간격으로 기록해 두면 참고할 수가 있다.

> 많을 때와 적을 때가 있다. 이것이 문제발견에 힘을 발휘!

생리물질은 무엇인가?

▮ 질의 촉촉함을 유지해서 미균을 차단한다

생리물질은 질에서 나오는 모든 것을 총칭한 것으로, 질의 점막을 촉촉한 상태로 유지하고 노폐물을 체외로 내보내는 역할을 한다.

생리물질에는 자궁이나 질의 점막, 신진대사로 벗겨진 물질 등이 포함되어 있다. 또 질은 외부에서 병원균의 침입을 방지하기 위해 산성을 띠고 있는데, 이 자율작용에 생리물질이 도움을 준다.

▮ 배란기의 생리물질로 호르몬의 밸런스를 알 수 있다

건강한 여성이라면 생리물질의 호르몬 영향을 받아서 주기적으로 변화한다. 배란기에는 정자가 자궁에 들어오기 쉽도록 질과 양이 바뀌어서 수정을 돕고 있다.

배란기의 생리물질은 투명하고 실을 감아 놓은 듯한 상태가 된다. 그 후 프로게스테론이 분비되면 생리물질은 하얗게 흐려지고 양도 줄어든다. 이 변화가 주기적으로 일어나면 두 개의 여성호르몬이 밸런스 좋게 작용하고 있다는 기준이 되는 것이다.

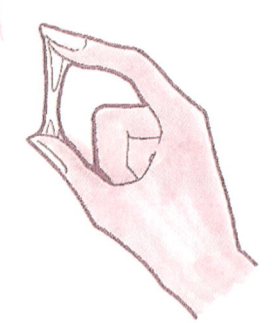

배란기의 생리물질을 만져보자. 엄지와 검지로 묻혀 보면 10센티 정도 늘어날 것이다. 이것이 정상적인 생리물질이다

▮ 양과 색, 냄새에서 문제를 발견할 수 있다

생리물질은 성 감염증이나 성기의 염증 등을 암시하는 변화를 보일 수가 있다. 주의해야 할 것은 두부찌꺼기처럼 황록색을 띠거나 출혈 때문에 다갈색으로 된 것 등이다. 이상한 냄새가 나거나 생리대를 하루에 몇 번이나 바꿔야 할 정도로 양이 많을 때, 병원에서 검진을 받는 것이 좋다.

생리물질과 여성호르몬은 몸의 주기에 맞춰서 변화한다

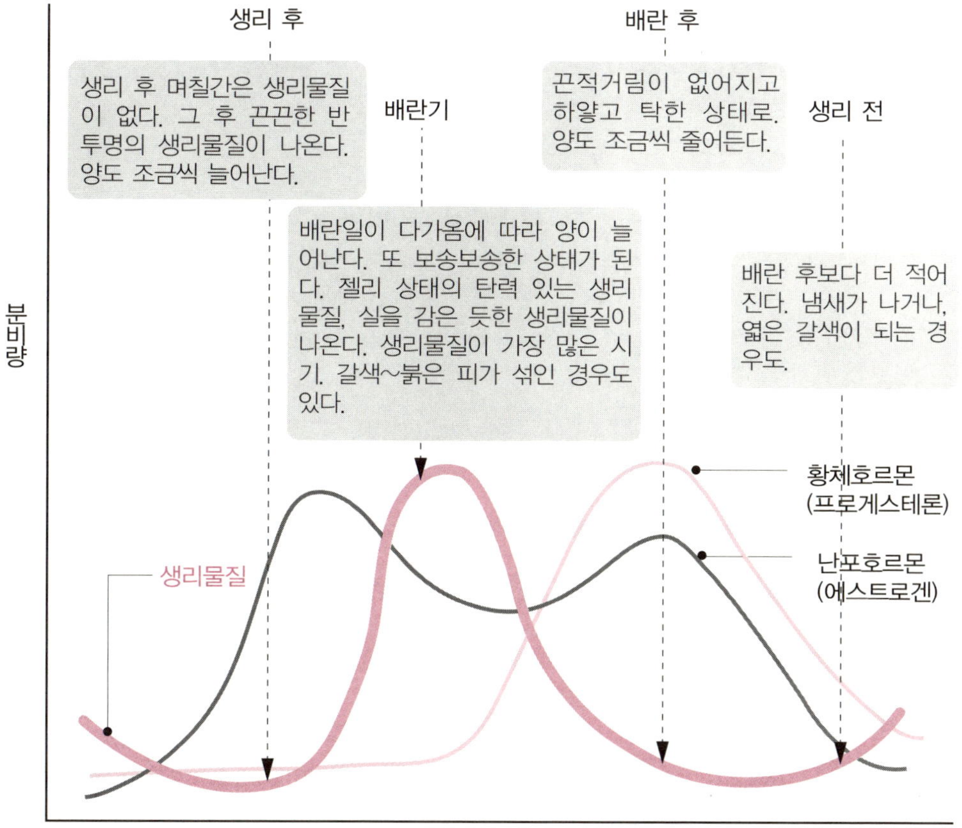

생리 후: 생리 후 며칠간은 생리물질이 없다. 그 후 끈끈한 반투명의 생리물질이 나온다. 양도 조금씩 늘어난다.

배란기: 배란일이 다가옴에 따라 양이 늘어난다. 또 보송보송한 상태가 된다. 젤리 상태의 탄력 있는 생리물질, 실을 감은 듯한 생리물질이 나온다. 생리물질이 가장 많은 시기. 갈색~붉은 피가 섞인 경우도 있다.

배란 후: 끈적거림이 없어지고 하얗고 탁한 상태로. 양도 조금씩 줄어든다.

생리 전: 배란 후보다 더 적어진다. 냄새가 나거나, 엷은 갈색이 되는 경우도.

분비량

생리물질
황체호르몬 (프로게스테론)
난포호르몬 (에스트로겐)

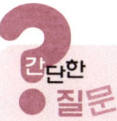

생리물질은 언제까지 나오는가?

생리물질은 여성호르몬과 깊은 관계가 있기 때문에 호르몬 분비가 활발한 20~30대에 가장 양이 많고 40대부터 서서히 감소한다. 폐경 후에는 호르몬 분비가 멈추기 때문에 생리물질의 양도 극도로 적어진다. 질의 자정작용이 약해지고 물기나 탄력도 적어지고 섹스 등의 자극으로 염증을 일으키거나 통증을 느끼는 경우도 있다.

사전에 준비해 두면 진찰도 원활하게

산부인과에서는 어떤 것을 물어볼까?

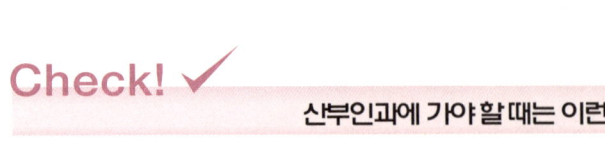

산부인과에 가야 할 때는 이런 때

- 생리의 상태가 이상하다
- 생리물질이 걱정된다
- 생리통이 심하다
- 아이가 생기지 않는다
- 외음부나 질이 가렵다
- 생리 전 하복부통, 유방이 땅기는 것과 같은 불쾌한 증상이 있다
- 임신했을지도?
- 생리 시일이 아님에도 출혈이 있다

그 외에
- 갱년기장해
- 암 검진을 받고 싶다
- 성 감염증 의심
- 브라이덜 체크를 받고 싶다 등

▌산부인과는 거북한 곳이 아니다

산부인과에는 임신이나 출산 때 가는 곳이라는 이미지와 검진으로 인한 부끄러움 때문에 주저하는 사람이 많다. 실제로 산부인과는 여성의 병이나 호르몬에

관한사항, 피임, 갱년기 등 여성의 몸을 종합적으로 검사하고 치료하는 곳이다.

결혼해서 아이가 생기면 가는 곳이라고 단정하지 말고 건강관리를 위해서 걱정되는 점이 있으면 산부인과를 찾아가야 한다.

▌ 증상이나 생리 상태를 설명할 수 있도록 해둔다

산부인과의 검진은 나타난 증상 외에 언제부터 이상이 있었는지, 평소의 생리 상태 등이 중요하다.

어떤 점이 걱정되는지, 아이를 가지고 싶다는 등의 상담 등을 가능하면 구체적으로 설명할 수 있도록 한다.

또 이제까지 임신이나 중절 경험이 있으면 그 횟수나 시기 등도 물어볼 수가 있다. 사전에 정리해서 메모해 두거나, 생리나 기초체온 기록이 있으면 가지고 가서 보여주는 것이 좋다.

Check! ✓
산부인과에 갈 때 준비할 것 & 물어보는 것

준비 할 것
☐ (기록한 것이 있다면)기초체온표   ☐ 보험증

이런 것을 물어 본다
초경과 마지막 생리는 언제?
생리 주기는 어느 정도? 기간은?
이제까지 임신한 적이 있나?
섹스를 한 적이 있나?
어떤 증상이 있나?
최근, 생리양이 늘거나 줄거나 하지 않았나?

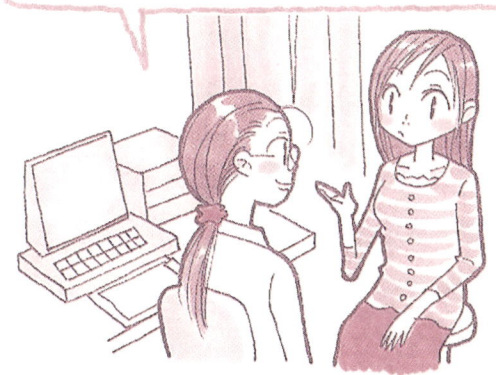

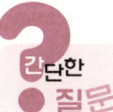

유방이 걱정될 때도 산부인과에 가면 되는가?

유방에 응어리가 있어서 '유방암일까?' 하고 생각될 때, 여성병이니 산부인과에 가야 한다고 생각하는 것이 당연하지만, 유방암 치료는 외과에서 하는 것이 일반적이다. 그러나 최근에는 검진은 산부인과도 상관없다. 병이 의심되면 유방암 전문의가 있는 외과병원이나 유선외과 등을 소개받을 수도 있다.

여성 외래도 최근 증가하고 있다. 목적에 맞게 선택하자

자신에게 맞는 병원을 선택하자

▍목적이나 입소문으로 선택하자

부인병을 검진할 수 있는 병원에는 큰 대학병원이나 종합병원에서 작은 클리닉이나 개인병원까지 다양하다.

먼저 다음 페이지에 있는 사항을 기준으로 목적에 맞는 병원을 선택한다. 또 자연분만이나 모유육아, 한방치료를 받고 싶다면 그것에 맞는 병원을 찾아야 한다. 특히 불임치료는 전문의를 찾는 것이 좋다.

부인과 검진이나 병원 상담 등에는 주치의로 할 수 있는 개인병원을 추천한다. 평판 등을 기준으로 하거나 다니기 쉬운 곳을 선택하는 것도 중요하다.

▍의사와의 상담이 중요하다. 말하기 거북한 것은 피한다

유명한 병원이나 의사라도 결국은 자신과의 궁합이 중요하다. 부인과 질병에는 부끄러운 것이나 말하기 거북한 것이 많다. 얘기를 잘 들어주는지, 알기 쉽도록 설명해 주는지, 또 신뢰할 수 있는가 등을 잘 알아보아야 한다.

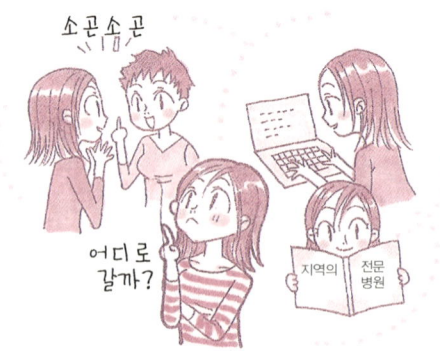

▍여성 외래 의사의 경우 종합 검진을 본다

최근의 종합병원과 개인병원에는 산부인과뿐 아니라 여성의 몸과 마음을 종합적으로 파악해서 상담을 하거나, 진찰이나 치료를 하는 '여성 외래 의사'가 늘고 있다.

내과 등의 의사가 먼저 상담을 하고 환자에게 맞는 치료를 하는 형식으로 병뿐 아니라 여러 가지 고민에도 상담하는 곳이 많아졌다.

Check! ✓ 자신의 목적에 맞는 병원을 선택하는 포인트

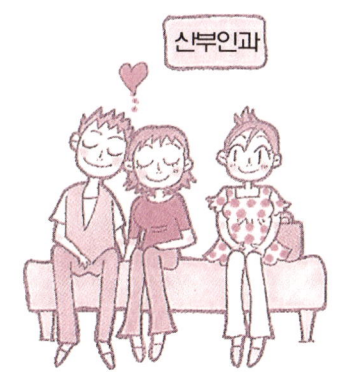

■ 임신이나 출산일 때
→ 출산을 전문으로 하는 산부인과에 간다

자연분만이 기본인 병원 / 계획분만이 가능한 병원.
개인병원이 좋다 / 종합병원이 좋다.

■ 부인과 계통의 병에 관한 상담, 피임에 관한 상담
→ 평판이 좋은 병원에서

■ 아이가 생기지 않을 때
→ 가능하면 불임전문 외래가 있는 병원에서

■ '한방을 받고 싶다.', '갱년기?'의 경우
→ 각각의 전문 외래가 있는 병원에서

■ 유방에 의심스런 증상이 있을 때
→ 가능하면 유선외과에서

■ 우울증, 공황장해, 과환기증후군 등 마음의 병일 때
→ 정신과에서

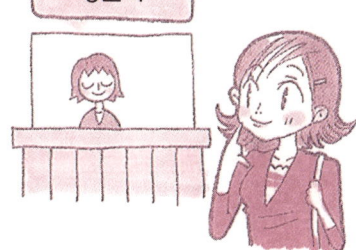

■ 그 외에 어느 과에 가면 좋을지 모를 때
→ 내과나 여성 외래에서

? 간단한 질문 처음에는 종합병원에 가는 것이 좋은가?

부인병에 처음 걸렸을 때에는, 상담할 수 있는 의사가 있고, 다니기 쉬운 곳에 있는 클리닉이나 개인병원에 가는 것이 좋다. 종합병원에 비해서 기다리는 시간이 짧고 충분히 얘기를 나눌 수 있기 때문이다. 또한 오랫동안 다닐 수 있고 건강관리를 맡길 수 있기 때문이다.

어떤 검사를 하는지를 사전에 알아두면 안심

산부인과에서는 어떤 검사를 하나?

▌ 문진 후에는 내진과 개별검사를 한다

진찰실에서는 현재의 증상, 생리에 관한 사항, 임신, 출산이나 유산, 중절 경험, 병력 등에 관해 질문한다. 대답하기 어려운 질문도 있지만 진찰을 위해서 필요한 사항이니 숨기지 말고 대답해야 한다.

진찰은 내진이 기본이다. 속옷을 벗고 진찰대에 올라가면 의사는 커튼의 뒤쪽에서 진찰을 한다.

처음의 시진에서 외음부나 질의 상태를 본다. 촉진에서는 질에 손가락을 넣고, 또 배를 누름으로써 자궁이나 난소의 크기, 딱딱함, 주위의 장기와의 관계 등을 조사한다. 질 속의 시진이나 세포 등의 채취에는 질경이라는 기구를 사용한다.

▌ 필요에 응해서 초음파검사나 혈액검사 등을 한다

좀 더 상세하게 조사할 때는 각각의 케이스에 맞는 검사를 한다. 초음파검사에서는 자궁이나 난소의 형태, 크기, 응어리 등이 있으면 그 장소나 크기 등을 알 수 있다. 엑스선과는 달라서 몸에 영향이 적기 때문에 임신 중에도 사용할 수 있다.

그 외에 혈액이나 소변, 생리물질 등으로 조사하는 방법이 있고 증상에 의해 달라진다.

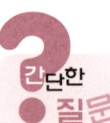

내진이 무서운데 어떻게 하면 좋은가?

내진은 내과에서 말하면 청진기를 대보는 것과 같은 것으로 산부인과 진찰에는 빼놓을 수 없다. 통증도 없고 시간도 많이 걸리지 않는다. 심호흡을 하고 배의 힘을 빼야 한다. 그래도 부끄러움이나 저항감이 있을 때에는 여성 의사가 있는 병원을 택하거나 상태에 따라서는 의사나 간호사와 상담해서 내진을 하지 않는 방법도 고려할 수 있다.

이런 식으로 검사가 진행된다

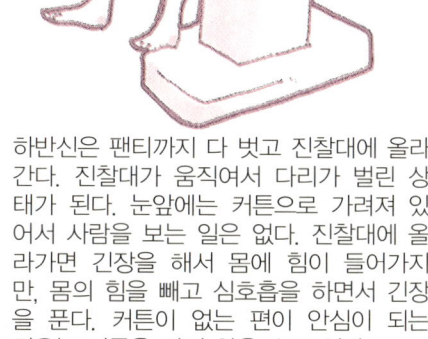

진찰대에 올라간다

하반신은 팬티까지 다 벗고 진찰대에 올라간다. 진찰대가 움직여서 다리가 벌린 상태가 된다. 눈앞에는 커튼으로 가려져 있어서 사람을 보는 일은 없다. 진찰대에 올라가면 긴장을 해서 몸에 힘이 들어가지만, 몸의 힘을 빼고 심호흡을 하면서 긴장을 푼다. 커튼이 없는 편이 안심이 되는 경우는 커튼을 하지 않을 수도 있다.

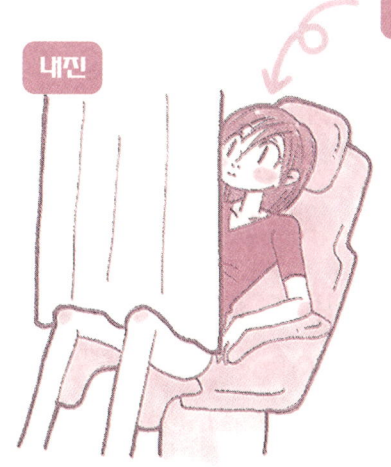

내진

처음에 질경을 넣고, 질 속이나 자궁 입구의 상태 등을 관찰한다. 첫 진찰이라면 자궁의 입구 세포를 채취해서 자궁암 검사를 한다. 다음으로 의사가 질 내에 손가락을 넣고 다른 쪽 손으로 하복부를 누르면서 자궁이나 난소의 상태를 체크한다.

초음파검사

질에 초음파를 발신하는 기계를 넣어서 골반 내의 단면을 화면에 비춘다. 자궁이나 난소의 위치, 크기, 자궁근종이나 난소낭종의 유무를 검사한다.

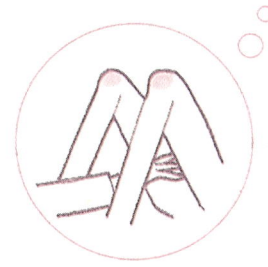

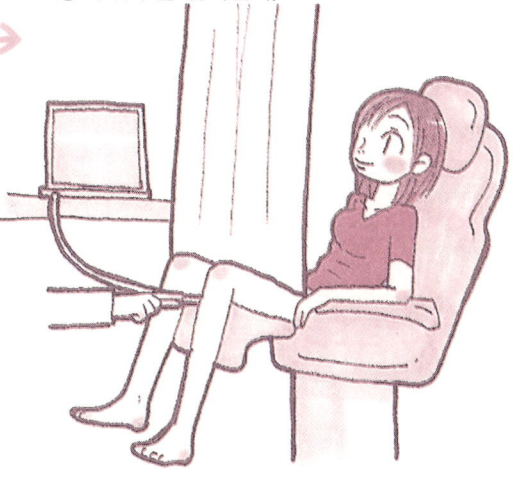

그 외에 혈액검사, 소변검사, MRI 등을 필요에 의해 실행한다.

유방을 보거나 만지면서 확인한다

유방 검사에는 어떤 것이 있나?

▌ 문진 후에는 시진, 촉진

유방에 통증이나 응어리가 느껴지면 검사를 받아야 한다. 진찰의 시작은 문진이다. 언제부터 증상이 생겼는지, 생리 중인지 등을 묻는다. 다음으로 상반신을 벗고 먼저 시진, 이어서 촉진으로 유방을 구석구석 만져서 이상을 체크한다.

또 필요에 따라서 유방 전용 엑스선 검사, 맘모그래피나 초음파검사를 하고 유방의 상태를 본다. 여기까지의 검사에서 응어리가 양성인지 악성인지 대략적인 판단이 가능하다.

▌ 월 1회 자기진단으로 유방암을 조기발견한다

유방의 응어리는 양성인 경우가 많고 만일 유방암이라도 조기발견하면 치료할 수가 있다. 유방암은 손으로 유방을 만져서 자신이 조기발견할 수 있는 유일한 암이다. 응어리나 통증, 분비물을 한 달에 한 번은 체크해야 한다. 이상을 알 수 있는 것은 생리가 끝나고 2~3일경이다.

병원에서는 이런 검사를 한다

촉진

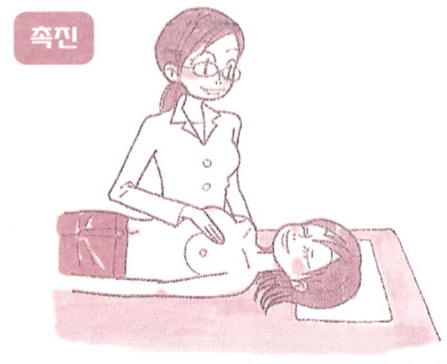

상반신을 벗고 침대에 눕는다. 붓거나 땡기거나, 짓무른 곳은 없는지 검진 후, 팔을 올린 상태와 내린 상태로 체크한다.

맘모그래피

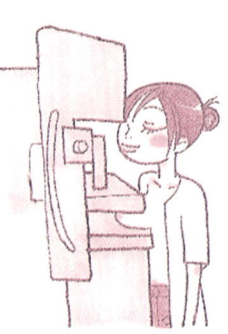

엑스선을 이용해서 검사하는 뢴트겐. 상반신을 벗고 유방을 한쪽씩 끼운 후 촬영한다. 끼는 방법에 따라 통증이 올 수도 있다.

Check! ✓

자기진단으로 유방을 보호하자

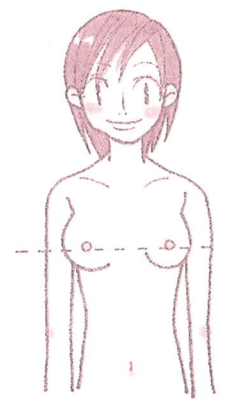

1 거울 앞에 선다. 좌우 유두의 높이가 같은지, 유방의 크기나 형태, 곡선은 지금까지와 같은지 체크한다.

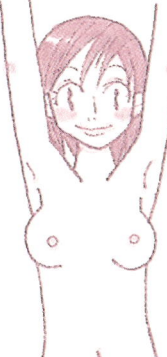

2 양팔을 올리고 유방에 경련이 일어나지 않는지, 움푹 들어가 있지 않은지, 어느 한 부분의 피부색이 변하지 않았는지 체크한다.

3 욕실에서 유방에 보디소프를 바르고 손가락을 모아서 좌우로 만져서 응어리가 없는지를 확인한다. 쇄골이나 겨드랑이 밑까지 구석구석 만진다. 좌우의 유방을 체크한다.

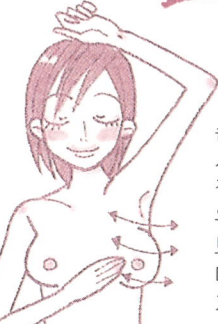

4 손을 올리고 바깥쪽에서 안쪽, 안쪽에서 바깥쪽으로 원을 그리듯 유방 등을 체크한다. 보디소프를 사용하면 매끄러워져서 검사하기 쉽다.

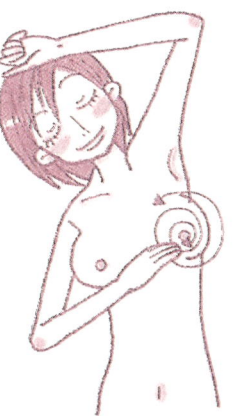

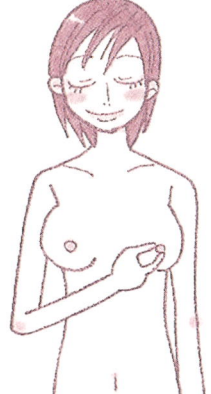

5 유두를 잡고 분비물이 없는지 확인한다. 유두의 색에 변화가 없는지도 함께 확인한다.

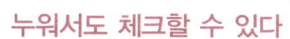

누워서도 체크할 수 있다
어깨 밑에 베개나 쿠션을 두고 유방을 좌우로 만져서 응어리가 없는지를 체크한다.

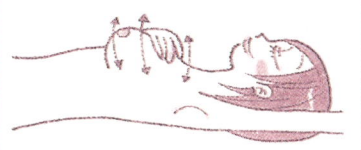

일 년에 한 번은 부인과검진을 받는다!!

병을 미연에 막기 위해서는 일 년에 한 번은 검진을 한다.
어떤 병이라도 중요한 것은 빨리 발견해서 적절한 치료를 하는 것이다. 평소부터 자신의 몸 상태에 신경을 써도 병에 걸리는 경우는 있다.

특히 부인과 질병은 다른 병보다도 자각증상이 나타나기 어려운 특징이 있다. 이상을 깨달았을 때에는 이미 병이 진행된 경우도 적지 않다. 그 때문에 자궁이나 난소를 적출하거나 아이를 낳을 수 없게 되거나 최악의 경우는 생명에 지장을 초래하는 경우도 있다.

그렇게 되지 않기 위해서는 이상을 느끼지 않아도 일 년에 한 번은 부인과 검진이 필요하다. 가능하면 25세 정도부터 30세를 넘은 사람은 반드시 받아야 한다. 가족에 자궁암이나 유방암에 걸린 사람이 있는 경우는 유전 위험이 높은 가능성이 있기 때문에 빨리 검진을 받는 것이 좋다.

검진에는 자궁경암, 자궁체암, 유방암 등이 있다. 일반적인 검진에서는 자궁경암과 유방암을 검사한다.

회사에서도 받을 수 있다
정기검진은 일반병원이나 단골병원에서 받거나, 외래에서도 받을 수도 있다. 회사 등의 근무처에서 실시하는 건강검진에서 부인과 검진을 하는 곳도 있다.

우리나라에서는 국민건강관리공단에서 유방암과 자궁암 검진은 40세 이상, 2년에 한 번씩 받도록 되어 있다.

그 연령이 되면 집으로 연락이 오거나, 회사에 건강검진대상자 통보서가 발송된다. 이것을 계기로 검진을 계속 받는 것이 중요하다.

Part 3

여성 특유의 병, 여성에게 많은 병

여성에게는 많은 병이 있다.
특히 자궁, 난소 등의 생식기 병, 유방암 등
유방의 질병에 걸리는 여성이 최근에는 증가하고 있다.
어떤 병이 있는지, 걸리면 어떻게 해야 하는지,
여기에서는 46개의 병에 대해 소개한다.

PMS
(월경전증후군)

자궁·난소의 병

주된 증상

- 초조해진다
- 화를 잘 낸다
- 우울증에 걸린다
- 머리가 아프다
- 손발, 얼굴이 붓는다
- 가슴이 팽팽해진다

PMS란?

생리 전 불쾌한 증상이 일상생활에 지장을 초래한다

매월 생리 전이 되면 심신에 불쾌한 증상이 나타나는 사람이 적지 않다. 가벼운 증상이라면 문제가 없겠지만, 평소의 생활이 지장을 초래할 정도가 되면, 이것을 PMS(Premenstrual syndroms)라고 한다.

증상은 유방이 땅기거나 아파지고, 얼굴이나 손발이 붓고, 두통, 어깨 결림, 부스럼 등과 같이 몸에 생기는 것과 초조해하거나 집중력이 없어지고 우울증 등이 나타난다.

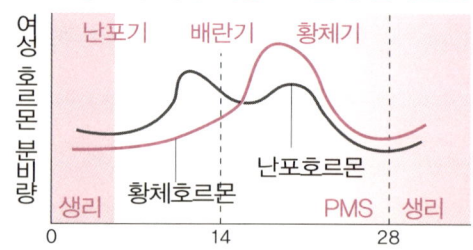

생리 주기와 여성호르몬의 관계

생리의 주기(28일 형의 예)

배란일이 가까워지면 난포호르몬이 늘어나고 배란일이 지나면 황체호르몬 분비가 증가한다. 임신을 하지 않으면 호르몬 양이 한 번에 감소한다. 그 변화에 몸이 잘 대응하지 못하면 이상이 생기는 것이다.

원인

호르몬 작용에 의함. 정확히 밝혀지지는 않았다

PMS는 생리주기와 함께 변화하는 여성호르몬 분비 상태에 몸이 대응하지 못하기 때문에 생긴다고 알려져 있다.

황체호르몬 분비량은 대략 생리 2주 전에 갑자기 많아지고, 생리 직전에 줄어든다. 그 시기에 증상이 생기는 경우가 많고, 황체호르몬에는 체온을 올리거나 수분을 축적하는 성질이 있기 때문에 관계가 있다고 알려져 있지만, 확실한 것은 밝혀지지 않았다.

Check! ✓
이런 증상도, PMS에 포함된다

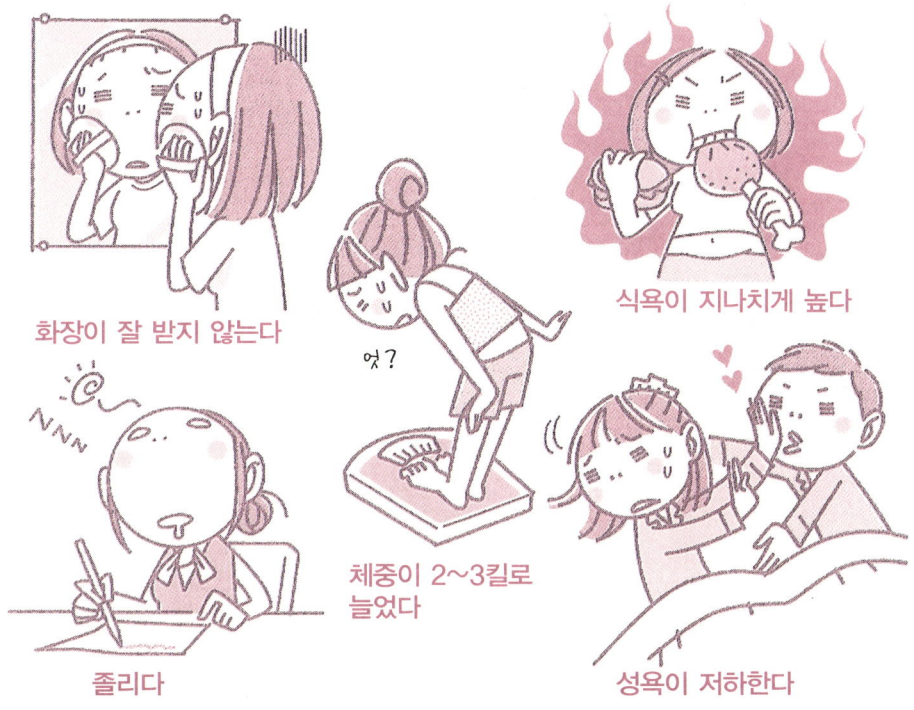

화장이 잘 받지 않는다

식욕이 지나치게 높다

졸리다

체중이 2~3킬로 늘었다

성욕이 저하한다

대응

생활습관을 개선하거나 증상에 따라 약을 복용한다

PMS는 신경질적인 사람일수록 증상이 생기기 쉽고 피로가 쌓이거나, 스트레스가 크면 증상이 심해지는 경우도 있다. 또 위와 같은 증상이 나오기도 한다.

특히 초조함이나 불안감과 같은 심리적인 증상에는 욕조나 아로마세라피 등으로 긴장을 푸는 시간을 늘리거나, 휴양과 수면을 충분히 취해서 심신을 쉬는 것이 효과적이다.

적절한 운동은 몸의 상태를 정비하고 스트레스 해소에도 도움이 된다. 스트레칭이나 워킹, 가벼운 운동 등을 습관화하는 것이 좋다.

좀처럼 개선되지 않을 때나 괴로울 때에는 의사에게 검진을 받는 것이 좋다. 그럴 경우 환약이나 항울제, 이뇨제 등의 약을 사용하는 경우도 있다.

월경곤란증

주된 증상
- 배가 아프다
- 허리가 아프다
- 머리가 아프다
- 헛구역질이 난다

월경곤란증이란
생리와 동시에 아프거나 평소처럼 생활할 수 없다

생리 때에는 생리통이라고 하는 배나 허리의 통증 외에 두통, 구역질, 설사, 변비, 어지럼 등 불쾌한 증상이 나타나는 경우가 있다. 열이 나거나 나른해지는 사람도 있다.

이와 같은 증상이 심하고 평소처럼 생활할 수 없는 것을 월경곤란증이라고 한다. 통증이나 이상의 강도는 사람에 따라서 느끼는 방법이 다르지만, 잠에 곯아떨어지거나, 가사나 일을 할 수 없는 등의 증상이 있다면 병원에서 상담해봐야 한다.

원인
자궁내막증이나 난소낭종, 스트레스 등으로 일어나기도 한다

월경곤란증에는 두 가지 유형이 있다. 하나는 자궁내막증이나 난소낭종 등의 병이 원인인 경우이다. 증상이 점점 심해지거나 지금까지와는 다른 통증이 몇 월 지속될 때는 병일 가능성이 있다. 또 하나는 확실한 병이 없고 원인이 확실하지 않은 '기능성'인 경우이다.

양쪽 다 스트레스나 냉증, 서서 하는 일이나 꽉 조이는 속옷 등 생활 습관에 의해 증상이 심해진다.

검사
내진이나 혈액검사 등으로 원인을 조사한다

병원에서는 먼저 생리 주기나 통증 등의 상태에 대해서 상세하게 물어본다. 또 내진이나 초음파검사, 필요에 따라서는 혈액검사 등으로 원인을 조사한다. 병을 발견하면 치료를 시작한다.

치료
증상에 맞는 약으로 고통을 완화한다

통증에는 진통제를 사용한다. 또 냉한 체질 등을 개선하기 위해 한방약이 효과

Check!

이런 것도 월경곤란증 증상

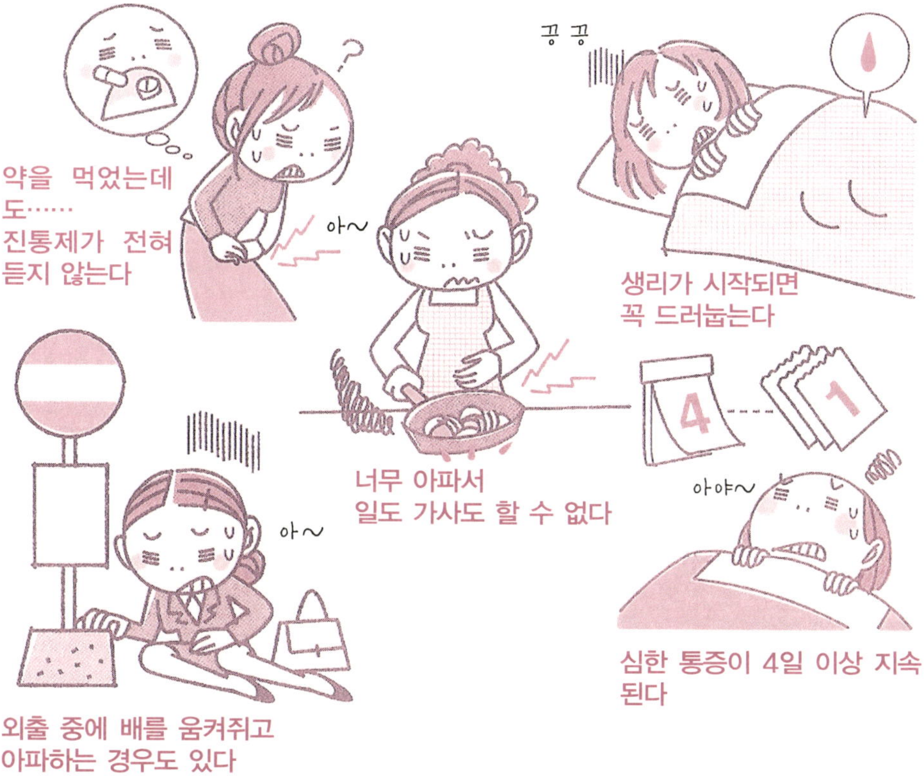

약을 먹었는데도……
진통제가 전혀 듣지 않는다
끙 끙
생리가 시작되면 꼭 드러눕는다
아~
너무 아파서 일도 가사도 할 수 없다
4
1
아야~
아~
외출 중에 배를 움켜쥐고 아파하는 경우도 있다
심한 통증이 4일 이상 지속된다

적인 경우도 있다.

스트레스 등 정신적인 문제가 영향을 끼치고 있는 경우는 생활습관을 개선하는 것만으로 낫는 경우도 있다.

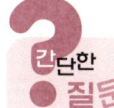

간단한 질문 **생리 중에 검진을 해도 좋은가?**

생리는 여성의 몸의 자연적인 사이클의 하나이기 때문에 생리 중이라도 진찰을 받아도 영향은 없다. 일부러 생리 날을 골라서 검진을 받을 필요도 없지만 예약일이 중복되면 취소할 필요는 없다. 거부감이 있으면 이유를 말하고 날짜를 변경해도 상관없다. 전화 등으로 물어보는 것도 좋다.

생리불순

> **주된 증상**
> • 생리 주기가 뒤죽박죽
> • 생리 주기가 길고 짧다
> • 생리가 오지 않는다, 빨리 온다

생리불순이란?

생리 사이클이 불규칙해진다

생리 주기는 대체로 25~28일이 정상이지만, 사람에 따라서 차이가 있고 체질이나 환경이 바뀌면 변하는 경우도 있다. 생리불순이란 주기가 일정하지 않거나, 주기가 24일보다 짧은 경우나 46일을 넘기거나 하는 경우이다.

대부분의 원인은 스트레스나 긴장 등에서 오는 호르몬 사이클의 혼란이다. 진학이나 취직 등으로 환경이 바뀌거나 과격한 다이어트의 영향인 경우도 있다. 단 난소 등의 병이 원인인 경우도 있으니 걱정되는 증상이 길게 지속되면 병원에서 검진을 해봐야 한다.

증상

생리 주기가 길거나 짧다. 생리가 오지 않는다

주기가 길고 짧은 것 이외에도 생리에 이상이 있다든지, 이제까지는 한 달에 한 번이었던 것이 3개월이나 생리가 오지 않는 것은 스트레스나 다이어트 외에 다른 문제가 있는지 생각해 보아야 한다.

그 외에 18세가 지났는데도 초경이 오지 않는 경우나 43세 전에 폐경, 58세가 지나도 생리가 있는 경우도 월경이상이다. 초경이 오지 않는 경우는 난소의 발육부전 등이 원인일 때가 있다.

치료

원인에 맞는 치료를 한다

생리 주기의 이상에는 배란이 없는 경우와 있는 경우가 있다. 주기가 맞지 않아

이런 원인으로 생리 사이클이 바뀐다

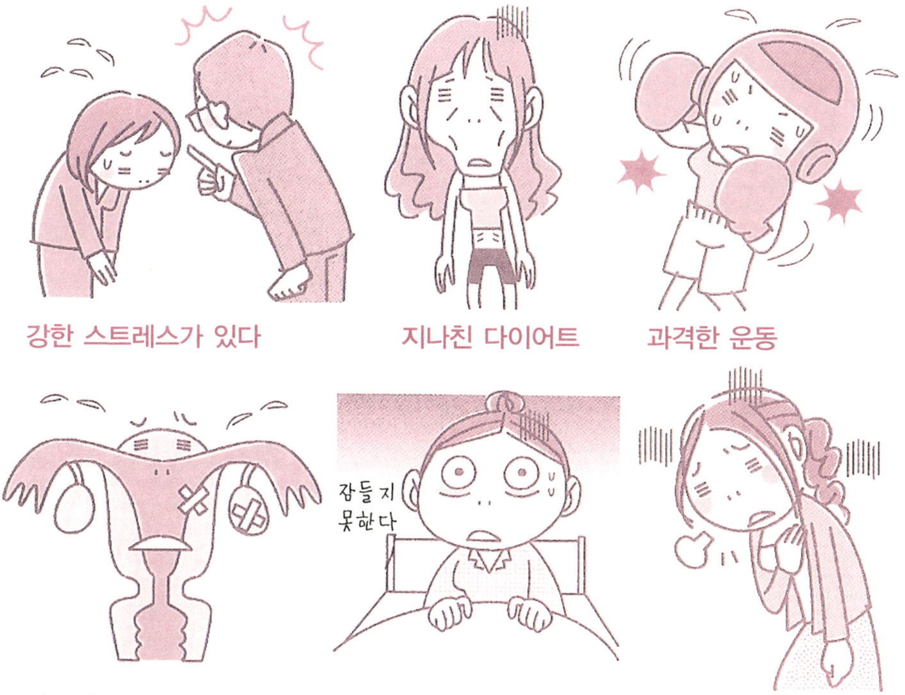

| 강한 스트레스가 있다 | 지나친 다이어트 | 과격한 운동 |
| 난소나 자궁에 병이 있다 | 수면부족이 계속된다 | 내과 병이 있다 |

도 배란이 있고, 빈혈 등이 없어도 어느 정도 정기적으로 생리가 있으면 문제가 없다.

기초체온을 기록하고 배란이 없는 경우에는 생리 주기가 정기적이라도 불임의 원인이 되기도 하기 때문에 호르몬 요법이나 한방약으로 치료를 한다. 그 외의 생리불순이라도 어떤 병이 잠재하고 있을 가능성이 있다.

어떤 경우에든 기초체온을 기록하고 조기에 부인과 검진을 하는 편이 좋다.

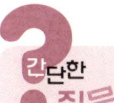
간단한 질문 생리가 불순하면 임신을 하지 못하는가?

생리 주기가 길거나 짧거나, 언제 오는지 몰라도 배란이 있으면 임신이 가능하다. 자신이 체크하려면 기초체온을 기록하고 고온기가 있는 것이 기준이 된다.
고온기가 없는 경우나 주기와 고온기가 짧은 경우는 임신을 하기 어렵고 상태에 따라서는 치료가 필요하기도 하다.

자궁근종

주된 증상
- 생리 시 출혈량이 많다
- 섹스 시에 아프다
- 빈혈이 있다
- 변비가 심하다
- 하복부가 나온 느낌이 든다
- 화장실에 자주 간다(빈뇨)

자궁근종이란?

자궁에 생긴 양성의 혹, 생기는 장소는 다양하다

자궁벽의 근육의 일부가 변화해서 혹 같은 종양이 생기는 것이 자궁근종이다. 자궁근종의 경우는 양성으로 자궁암과 같이 생명에 위험을 초래하는 병은 아니다. 또 자궁근종이 암으로 발전하는 일은 거의 없다. 근종은 자궁의 다양한 장소에 생기고 증상이 다르다. 근종이 생기는 사람은 아주 많고, 작은 것까지 포함하

근종은 여기에 생긴다. 이런 증상이 나타난다

유경장막하근종
장막하근종에 줄기가 생겨 버섯 모양이 된 것이다. 줄기가 뒤틀려서 경염전을 일으키면 구역질을 일으키거나 하복부에 극심한 통증이 생긴다.

장막

난소

자궁근층

자궁 입구

유경점막하근종의 근종분만
점막하근종에 줄기가 생겨서 자궁 입구 쪽으로 내려가서 질 내에 튀어나온 근종이다. 출혈이 심한 빈혈이 되기 쉽다. 근종이 질 내에 나올 때 하복부에 진통과 같은 극심한 통증이 생긴다.

점막하근종
자궁의 점막(내막)의 바로 아랫부분에 생기고, 자궁 내부를 향해서 커지는 종양. 그다지 크지 않아도 생리 시에 출혈이 많아지거나, 불임의 원인이 되기 쉽다.

장막하근종
자궁의 바깥쪽을 감싸고 있는 장막의 바로 아래에 생기는 종양. 바깥쪽으로 튀어나오듯이 혹이 생기지만, 꽤 커지기까지 증상이 나타나지 않기 때문에 알아차리기 어렵다.

근층내근종
자궁의 근층 안에 커지는 종양. 자궁근종의 약 70%가 이것이다. 작을 때에는 증상이 나타나지 않는 경우가 많지만 커지면 점막하근종과 같은 증상이 되며, 생리 시에 출혈이 많아지거나 불임의 원인이 된다.

경부근종
자궁경부의 가까운 곳에 생기는 종양. 여기에 종양이 생기는 확률은 적다. 출산 시에 방해가 되기 때문에 제왕절개 수술을 한다.

면 30대 이상에서 3~4명에 한 명꼴로 발견된다. 40대를 중심으로 30~50대에서 발견되는 경우도 많지만, 젊은 여성에게 발견되는 경우도 있다.

원인

원인은 밝혀지지 않았다

자궁근종이 생기는 원인은 알려지지 않았다. 근종의 성장에 여성호르몬의 하나인 난포호르몬이 관계가 있지만, 난포호르몬의 분비가 활발한 연령대에는 서서히 커지고 분비가 많아지는 임신 중에는 급격히 커진다.

증상

전혀 증상이 없는 사람도 있다

근종이 작을 때에는 자각증상이 거의 없다. 근종이 커짐에 따라 처음으로 자각증상이 보인다.

대표적인 것이 생리 출혈이 많아지는 것으로 한 번에 쏟아질 정도로 많이 나오거나, 일수가 길어지거나 간과 같은 피의 덩어리가 나오기도 한다. 생리가 아닐 때에 피가 나는 경우도 있고, 출혈이 많기 때문에 빈혈에 걸리는 경우도 있다. 심해지면 어지럼증이나 숨이 차거나 권태감이 생긴다.

커진 근종은 주위의 장기를 압박한다. 방광이 압박받으면 화장실을 자주 가거나 반대로 소변이 잘 나오지 않게 된다. 직장이 압박받으면 변비에 걸리거나 골반 속의 신경이 압박받으면 허리가 아파진다.

근종이 생기는 장소에 따라서 불임이나 유산의 원인이 되기도 한다.

검사

초음파검사로 크기나 위치를 본다

자궁근종은 초진에서 진단할 수 있다. 먼저 문진에서 자각증상이나 이제까지의 병 등을 묻고 내진에서 자궁이나 배란의 모습을 본다. 이 단계에서 자궁 전체의 크기를 대체로 알 수 있다.

또 근종의 수나 크기, 위치를 자세하게 확인하기 위해 초음파검사도 한다.

치료

증상이나 생활 스타일에 맞는 치료법을 선택한다

자궁근종은 생명에 연관되지 않기 때문에 근종이 작고 증상도 가벼우면 정기적으로 통원해서 경과를 본다.

괴로운 증상이 있을 때에는 약이나 수술로 치료를 한다. 약에는 호르몬 분비를 억제하는 약으로 근종을 작게 하는 것과 각 증상을 개선하는 것이 있다. 생리가 많은 경우 등은 한방약, 빈혈에는 철분제를 처방한다. 폐경이 되면 호르몬이 나오지 않기 때문에 서서히 작아져서 치료할 필요 없다.

약으로 효과가 없거나 근종이 큰 경우에는 수술을 한다. 수술에서는 자궁을 남기고 근종만을 제거하는 방법과 자궁을 모두 들어내는 전적수술이 있다. 앞으로 아이를 낳고 싶은 사람이나 젊은 사람은 자궁을 남긴다.

Check! ✓ 치료법은 주로 '약'과 '수술'

		특징
약물요법	**호르몬 요법** 위폐경요법이라고도 하고 약으로 생리를 일정 기간 닫고, 폐경과 같은 상태로 해서 근종을 작게 한다	피하주사 또는 점비약으로 난포호르몬의 활동을 억제한다. 부작용으로 상기되거나 초조해지거나, 두통 등 갱년기장해의 증상이 나타나기도 한다. 사용기간은 6개월까지로 제한되어 있다. 수술을 쉽게 하기 위해 수술 전에 몇 개월 실행하는 경우도 있다. 치료를 그만두면 다시 근종은 커진다
	대증요법 과다월경이나 빈혈 등의 증상을 가볍게 하기 위해 각각의 증상에 맞춰서 약을 사용한다	조혈제(빈혈을 개선한다), 진통제(생리통을 완화한다), 저용량 필(호르몬을 컨트롤하고, 출혈량을 적게 한다), 한방약(증상을 완화) 등을 증상에 따라 사용한다
수술요법	**자궁전적출술** 자궁을 전부 제거한다. 재발의 염려는 없다	배에 메스를 대서 자궁을 적출한다. 질에서 자궁을 들어내는 질식이라는 방법도 가능하지만, 근종이 작고 유착이 없고, 출산 경험이 있는 등 조건이 있다. 복강경을 병용해서 질식으로 행하는 경우도 있다
	근종핵출술 근종이 있는 부분만을 제거한다. 재발의 가능성이 있다	복강경 또는 개복수술로 근종을 들어낸다. 하나씩 하기 때문에 복수인 경우 시간이 걸린다. 작은 점막하근종은 자궁경하수술로 하는 경우도 있다
그 외의 치료법	**자궁동맥색전술(UAE)** 근종에의 피의 흐름을 줄여서 근종을 축소시킨다	허벅지의 동맥에서 카테터를 넣어 자궁동맥을 막고 근종에의 피의 흐름을 줄여서 근종을 작게 한다. 보험적용 외
	집속초음파요법(FUS) 근종을 자르지 않고 소각한다	초음파진동 에너지를 근종에 집중시켜서 파괴한다. 배를 가르지 않고 치료할 수 있지만, 몸에 어떤 영향을 끼치는지 아직 밝혀지지 않아서 임신 희망자에게는 하지 않는다. 보험적용 외

자궁선근증

주된 증상
- 생리통이 심하다
- 생리 출혈량이 많다
- 빈혈
- 생리 주기가 길다
- 하복부가 붓는다
- 섹스 시에 아프다

자궁선근증이란?
자궁내막이 자궁벽에 발생, 증식한다

자궁의 안쪽을 감싸고 있는 내막이 자궁 근육 속에서 증식하는 병이다. 자궁내막증의 일종이다.

자궁벽이 두꺼워지고 자궁이 커지기 때문에 자궁근종으로 오인하는 경우도 있다. 또 자궁근종이나 다른 자궁내막증과 합병해서 일어나는 경우도 많다.

원인
아직 밝혀지지 않았다

자궁선근증의 발생이나 증식에는 난포호르몬이 영향을 끼치고 있지만 원인은 알려지지 않았다.

생명에 관여되는 병은 아니고 증상이 강하지 않으면 문제는 없다. 단 불임증의 원인이 되는 경우도 있다.

증상
생리 시 통증이 심하고 출혈량이 많다

병이 진행되면 생리의 출혈량이 늘어서 빈혈에 걸리거나 생리 기간이 길어지고, 생리통이 심해지는 증상이 나타난다. 또 섹스 시에 통증을 느끼는 경우도 있다.

치료
증상이 가벼우면 경과를 관찰하고, 강하면 약으로 완하시킨다

증식한 내막도 폐경이 되면 자연히 작아진다. 증상이 가벼우면 진통제 등으로 증상을 다스리며 경과를 관찰한다. 증상이 심하면 자궁근종이나 자궁내막증과 마찬가지로 호르몬에 작용하는 약으로 치료한다.(→ p137) 증상에 따라 수술을 하는 경우도 있다. 임신을 희망하는 경우는 두꺼운 혹처럼 된 내막을 깎아낸다. 임신을 하고 싶지 않다면 자궁을 모두 적출한다.

자궁내막증

주된 증상
- 생리통이 심하다
- 항문 안쪽이 아프다
- 배변통이 있다
- 섹스 시에 아프다

자궁내막증이란?

자궁의 내막이 다른 장소에서 증식한다

자궁의 내막은 여성호르몬의 작용으로 매월 증식해서 벗겨지고, 생리의 출혈로 몸 밖으로 나온다. 이 내막조직이 다른 장소에 생기는 병이 자궁내막증이다.

생기기 쉬운 장소는 오른쪽의 그림과 같은 곳으로 점처럼 발생한다. 증식한 자궁내막과 달리 출구가 없기 때문에 뱃속에 쌓여서 초콜릿처럼 되거나, 주위의 장기에 달라붙어서 여러 가지 증상을 일으킨다. 병의 원인은 아직 밝혀지지 않았다.

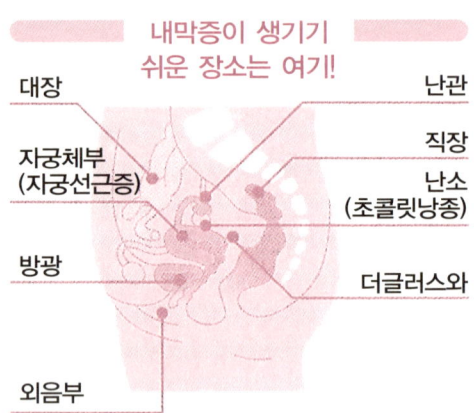

내막증이 생기기 쉬운 장소는 여기!
- 대장
- 자궁체부 (자궁선근증)
- 방광
- 외음부
- 난관
- 직장
- 난소 (초콜릿낭종)
- 더글러스와

증상

생리통이 점점 심해진다. 그 외에 하복부통도 온다

흔히 보이는 증상은 심한 생리통이다. 통증은 서서히 심해지고 허리도 아파지거나 구역질이나 설사 등도 일어난다.

유착이 진행되면 생리가 아닌 시기에도 하복부나 허리가 땅기는 것처럼 아프거나, 섹스 시에도 통증을 느끼는 경우가 있다. 불임증의 원인이 되는 경우도 있다. 불임증의 20~40%는 자궁내막증이 영향을 끼치고 있다고 알려져 있다.

검사

내진, 초음파검사와 혈액검사, MRI로 한다

자궁내막증은 진단이 어려운 병이다. 진찰에 중요한 것은 내진으로 필요하면 직장진(항문부터 진찰)도 한다. 난소의 종기 같은 크기를 보기 때문에 초음파검사를 한다. 또 상세한 검사로 MRI나 혈액검사로 종양마커(종양 세포에 의해 특이하게 생성되어서 암의 진단이나 병세의 경과 관찰에 지표가 되는 물질.)를 조사하기도 한다. 내진이나 초음파검사로도 병이 확실히 밝혀지지 않는 경우도 많고, 마지막으로 복강경 등으로 뱃속을 직접 보는 이외의 방법은 없다.

치료

주로 약과 수술 두 가지다

치료방식은 증상의 정도와 생활 스타일을 고려해서 결정한다. 증상이 가벼우면 진통제 등을 먹으면서 경과를 지켜본다. 호르몬요법으로 병소(病巢)를 작게 하는 방법도 있다. 수술도 임신을 희망하는지 고려해서 선택한다.

Check! ✓

치료법은 주로 '약' 과 '수술' 두 가지

		특징
약물요법	**호르몬 요법** 약으로 생리를 일정 기간 멈추게 하고 폐경과 같은 상태로 해서 생체의 변화를 작게 한다	피하주사 또는 점비약으로 난포호르몬의 작용을 억제해서 폐경과 같은 상태로 한다. 부작용으로 상기되거나 초조해지거나, 두통 등 갱년기장해의 증상이 나타나기도 한다. 사용 기간은 6개월까지로 제한되어 있다. 수술 전에 몇 개월간 하는 경우도 있다
	대증요법 생리통 등의 증상을 가볍게 하기 위해 각각의 증상에 맞춰서 약을 사용한다	진통제(생리통을 완화), 저용량 필(호르몬을 제어하고, 생리통을 가볍게 한다), 한방약(증상을 완화) 등을 증상에 맞춰서 사용한다. 항 알레르기제를 사용하기도 한다
수술요법	**보존수술** 병소만을 제거한다	난소나 자궁은 남기고 병소만 제거한다. 개복수술 또는 복강경 수술로 한다. 임신, 출산을 원하는 사람, 병소가 그다지 크지 않은 사람에게. 재발할 가능성도 있다
	준근치수술 낭종이 있는 쪽의 난소와 자궁을 제거한다	병소가 있는 난소와 자궁을 제거한다. 복강경 수술은 개복수술로 한다. 임신, 출산을 원하는 사람, 증상이 심한 사람, 호르몬요법으로 효과가 없는 사람에게. 재발할 가능성도 있다
	근치수술 자궁과 난소를 전부 제거한다	배에 메스를 대서 자궁, 난소, 난관을 적출한다. 임신, 출산을 원하지 않는 사람, 완치를 원하는 사람, 심한 생리통이나 과다월경에 고통 받는 사람에게

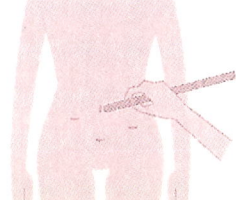

복강경 수술이란
복부에 2센티 정도의 구멍을 내고 복강경을 넣는다. 따로 2~5곳에 작은 구멍을 내고 조작용 기구를 넣어서 모니터를 보면서 수술을 한다.

자궁내막염

주된 증상
- 생리물질이 늘었다
- 열이 난다
- 하복부가 아프다
- 허리가 아프다

자궁내막염이란?

자궁경관에 생긴 염증이 자궁 전체의 내막까지 이른 상태다

자궁내막이 클라미디아나 대장균, 임균, 포도구균 등의 병원균에 감염돼서 염증을 일으킨 병이다.

심한 하복부통이 주된 증상으로 누런 고름이나 피가 섞인 생리물질이 나온다. 발열이나 요통이 생기기도 한다. 염증이 심해지면 구역질이나 설사, 배변통 등도 생긴다.

나은 후에도 자궁내막염에 걸린 것이 원인으로 자궁외임신이나 불임증에 걸리기도 한다.

자궁내막염은 여기에 생긴다

자궁내막염

원인

피임기구나 템포의 불완전한 처리, 불결한 섹스 등이다

균에 의해 감염의 방식은 다르지만 클라미디아나 임균은 섹스로 감염된다. 템포나 콘돔을 넣은 채 섹스를 하는 것도 세균을 증식시키는 원인이 된다.

출산이나 유산, 중절 후에는 자궁경관이 넓어지기 때문에 특히 걸리기 쉬운 상태이다. 자궁경관염(→ p140)에서 진행되는 경우도 있다.

치료

원인이 맞는 약을 사용한다. 목욕이나 섹스는 엄금한다

생리물질을 현미경으로 조사하거나 배양하거나 해서 원인균을 조사해서 거기에 맞는 항생물질을 복용한다. 중증일 때에는 입원을 해야 한다.

완치될 때까지 집에서 안정을 취하고 목욕이나 섹스는 금물이다. 샤워로 몸의 청결을 유지한다.

자궁하수

주된 증상
- 외음부의 불쾌감
- 배뇨가 힘들다
- 배변이 힘들다

자궁하수란?
자궁이 본래 있어야 할 위치에서 벗어나는 상태다

보통 자궁은 질의 안쪽에 있지만 질의 입구 쪽으로 내려가 있는 것을 자궁하수라고 한다. 자궁하수는 증상이 진행되면 자궁과 함께 방광이나 직장이 질의 입구 쪽으로 내려와서 배뇨장해나 배변장해가 되거나 자궁탈이라고 하는 자궁의 일부나 전체가 질구에서 나오는 경우도 있다.

원인
출산이나 나이가 원인의 하나다

자궁의 위치 이상의 원인은 자궁을 지탱하는 인대나 골반의 근육이 느슨해지기 때문이다. 임신, 출산을 계기로 폐경기 후 5~10년 정도의 사람에게 나타난다.

치료
원인에 맞는 치료를 한다

증상이 심하지 않으면 치료할 필요 없지만, 골반저근을 강하게 하는 체조로 증상이 진행되지 않게 한다. 자궁탈은 페사리라고 하는 기구로 지탱할 수도 있지만, 심할 때에는 수술을 해야 한다.

골반에 부담을 주지 않기 위해 너무 살찐 사람은 체중을 줄여야 한다. 무거운 것을 들지 않고, 긴 시간 걷지 않는 것도 유념해야 한다.

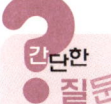

간단한 질문 — 자궁후굴도 병인가?

자궁은 원래 고정된 장기가 아니라 앞에 있는 방광, 뒤에 있는 직장의 부풀기 정도에 의해 위치가 변한다. 자궁이 골반 속의 뒤쪽으로 기울어져 있는 상태를 자궁후굴이라 하는데 이것만으로 병은 아니다. 만일 그 원인에 자궁내막증 등의 병에 의한 유착이 있으면 불임의 가능성이 있다.

자궁경관 폴립 · 자궁경관염

주된 증상

폴립
- 생리 시 이외에 피가 나온다
- 다갈색의 생리물질이 나온다
- 생리가 많다

경관염
- 냄새가 심한 생리물질이 나온다
- 황색이나 황록색의 생리물질이 나온다

자궁경관폴립이란?

자궁의 입구에 생기는 버섯 모양의 종양이다

점막이 증식해서 생기는 부드러운 종기를 폴립이라고 한다. 그것이 자궁 전체에서 질에 이어지는 터널 같은 부분의 자궁경관(자궁경부의 안쪽)에 생긴다. 폴립은 자궁 입구에서 질 쪽으로 늘어진다.

크기는 일반적으로 쌀알부터 엄지손가락, 수는 한 개에서 복수로 생기는 경우도 있다. 섹스 시에 피가 나거나, 생리 이외의 시기에 갈색의 생리가 나오거나 한다. 원인은 밝혀지지 않았다.

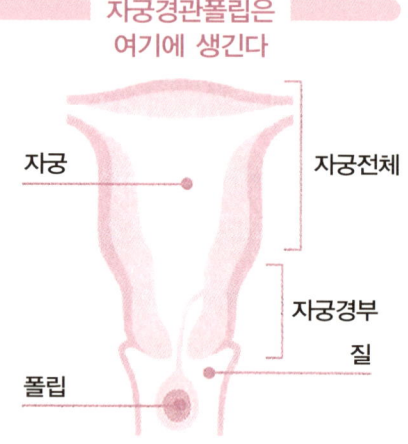

자궁경관폴립은 여기에 생긴다

자궁 — 자궁전체
자궁경부
질
폴립

자궁경관염이란?

자궁의 입구가 염증을 일으킨 상태다

자궁경관이 세균 등의 감염으로 염증을 일으키고 하복부가 아프거나 악취가 나는 노란색의 고름 같은 생리물질이 나온다. 그대로 방치해서 염증이 자궁 전체에 퍼지면 자궁내막염이 된다. 또 난관을 통해서 골반 속까지 이르면 골반복막염이 된다. 원인균은 대장균이나 클라미디아 등이다. 출산이나 중절로 입은 상처가 염증을 일으키기도 한다.

치료

폴립이라면 절제, 경관염이면 약으로 치료한다

자궁경관폴립은 대부분 양성이다. 그대로 두어도 문제는 없지만 치료는 폴립을 뿌리부터 제거하는 수술이다. 통상 1분 정도로 끝나고 입원도 필요 없다. 경관염은 항생물질을 복용하고 치료 중에는 섹스를 삼가야 한다.

자궁질부미란

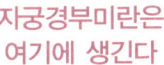

- 생리 시 이외에 피가 나온다
- 붉은 생리물질이 나온다
- 생리가 많다

자궁질부미란이란?
자궁의 입구가 문드러진 상태다

미란이라는 것은 점막이 문드러진 상태. 질의 안쪽의 막다른 곳, 자궁 입구 주위가 문드러진 상태이다.

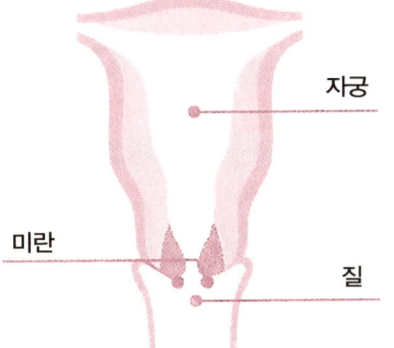

자궁경부미란은 여기에 생긴다

증상
생리물질이 늘어나지만 대부분은 무증상이다

미란은 난포호르몬의 작용으로 자궁경관 점막이 질 쪽에도 나타나서 생긴다.

하얀색이나 황색의 생리물질이 늘어나거나 섹스 후나 생리 이외에 조금 피가 나거나 하지만 대부분은 증상이 없다.

20~40대 여성의 80~90% 정도 나타난다. 호르몬의 분비가 줄어드는 갱년기나 폐경기에는 적어진다.

치료
자궁경암과 비슷하기 때문에 반드시 암 검사를 한다

미란은 특별한 증상이 없으면 병으로 치료할 필요는 없다. 생리물질이나 부정출혈이 많을 때에는 전기 메스나 레이저로 환부를 태우는 치료를 하는 경우가 있다.

자궁질부는 자궁경암(→ p159)이 발생하기 쉬운 장소이다. 초기 암과 미란과는 증상이 비슷하기 때문에 치료할 때에는 먼저 자궁암 검진을 받고, 암이 아니라는 것을 확인한 후에 시작하는 것이 중요하다.

질염
(비특이성질염·칸디다질염·수축성질염)

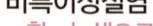

주된 증상
비특이성질염
- 황·녹색으로 악취가 심하다
- 생리물질이 늘어난다

칸디다질염
- 질이나 외음부가 가렵다

수축성질염
- 갈색의 생리물질이 나온다

질염이란?
건강 불량으로 질에 병원체가 증가한다

질 속에는 되델라인간균이라는 균이 질 내를 산성으로 유지하고 외부로부터 균이 들어와도 증식하지 못하도록 한다. 이것을 자정작용이라고 하고, 이 작용이 약해져서 병원체가 증가하고 점막에 염증을 일으키는 것이 질염이다.

질염에는 비특이성질염, 칸디다질염, 수축성질염 등의 종류가 있다.

비특이성질염의 원인
대장균이나 포도구균 등 흔한 균에 의해 생긴다

병이나 영양부족 등으로 질의 자정작용이 약해졌을 때, 설사나 섹스 등을 계기로 대장균이 침입해서 증식한다.

생리가 늘어나고 냄새가 심한 경우도 있다. 생리는 균의 종류에 의해 황색이나 녹색 등으로 변한다.

칸디다질염의 원인
칸디다가 원인. 저항력이 없으면 발병하기 쉽다

곰팡이의 일종인 칸디다알비칸스라는 진균은 평소에 피부나 입, 내장, 그리고 질에도 있다.

건강할 때에는 수가 적기 때문에 문제는 없지만, 저항력이 떨어졌을 때나 호르몬에 이상이 발생하면 증식한다.

처음의 하얀 크림 같은 증상이 진행되면 카테지 치즈 같은 생리물질이 늘어나고 질 내나 외음부가 심하게 가렵다. 외음염에 걸려 짓무르는 경우도 있다.

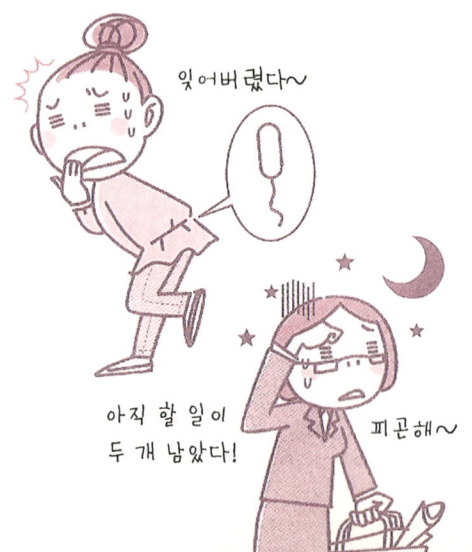

수축성질염의 원인
갱년기 이후에 많이 나타난다
에스트로겐(배란호르몬) 분비가 줄어드는 갱년기 이후에는 질의 점막도 수축해서 자정작용이 약해진다. 동시에 질의 물기나 신축성도 약해져서 상처입기 쉽고, 염증이 일어나기 쉬운 상태가 된다. 생리 시 피가 섞여 나오는 경우도 있지만 가려움은 없다.

비특이성질염의 치료
균에 맞는 약을 사용해서 질 내를 깨끗이 씻는다
질 내에 피임구 등의 이물이 있는 경우는 먼저 그것을 제거하고 질 내를 세정한다.
생리물질에서 원인균을 조사해 균이 맞는 항생물질을 사용해서 마시는 약이나 좌약(질에 넣는 약. 체온으로 녹여서 약의 효과를 발휘한다)으로 치료한다. 일반적으로 1~2주 정도에 낫는다.

칸디다질염의 치료
약을 사용하면 일주일 정도에 낫는다. 재발하지 않도록 주의한다
질을 세정하고 나서 항진균제 좌약을 사용한다. 외음부의 염증은 따뜻한 물로 씻고 연고를 바른다. 증상은 3~5일 안에 사라지지만 재발하기 쉽기 때문에 몸 상태에 신경을 쓰는 것이 중요하다.

수축성질염의 치료
복용약이나 좌약으로 치료한다
분비가 줄어드는 에스트로겐 복용약이나 좌약을 사용한다.
섹스를 할 때에는 젤을 사용하면 촉촉함을 유지해서 질의 점막이 상처 입는 것을 예방할 수 있다. 또 성교 통증 예방에도 도움이 된다.

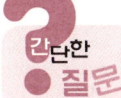

질염은 섹스로부터도 감염되는가?

최근에 늘어나고 있는 것이 섹스로 감염되는 질염이다. 이 경우의 원인균은 토리코모나스 원충이나 임균이다. 아주 드물게 화장실 변기나 욕조에서 감염되는 경우도 있지만 대부분은 섹스로 감염된다.
이런 질염은 핑퐁감염이라고 해서 파트너 사이에 전염되기 때문에 함께 치료할 필요가 있다.

난소종양

주된 증상
- 생리 기간 이외에 하복부통, 요통이 있다
- 배가 나온 것 같다
- 허리가 두꺼워졌다
- 빈뇨
- 변비가 심하다

난소종양이란?

난소가 부어오른 상태다

난소는 난자를 키우고 매달 배란이나 여성호르몬 분비 등 복잡한 작용을 하는 장기이다. 난소는 많은 종류의 세포로 이루어져서 배란을 할 때마다 상처를 입고 다시 회복되는 과정을 반복하기 때문에, 몸 중에서 종양이 생기기 쉬운 장소 중의 하나이다. 여성의 50~70%가 걸린다고 한다.

난소에 생기는 종양은 20개 정도가 있는데 부풀어 오른 속에 액체가 쌓여 있는 것을 난소낭종이라고 한다. 난소종양의 80%는 난소낭종이다.

난소낭종은 풍선에 물을 넣은 것 같은 상태이다. 낭종은 내용물에 따라 아래와 같이 분류된다.

난소종양은 양성, 경계악성(양성과 악성의 중간), 악성 세 종류로 나눌 수 있는데, 난소종양 중 난소낭종의 대부분은 양성이고 그 외의 충실성종양에서는 약 80%가 경계악성 또는 악성이다. 악성의 대표적인 것이 난소암이다.

흔한 난소낭종 유형은 세 가지

물과 같은 액체가 쌓이는 **장액성낭종**	난소낭종에서 가장 많은 유형. 전체의 30%를 차지하고, 10~30대에 많이 나타난다. 주먹 정도의 크기가 되면 배가 나온 것으로 자각한다
끈적끈적한 액체가 쌓이는 **점액성낭종**	난소낭종의 10~20%를 차지, 갱년기 여성에게 많이 나타난다. 사람의 머리 크기 정도 커지기도 한다
지방이 쌓여 있는 **피양낭종**	성숙기 여성에게 나타나고, 난소종양 전체의 10~15%를 차지한다. 낭종 중에는 끈끈한 지방 성분이나 균, 머리카락 등이 포함되어 있다. 원인은 불명

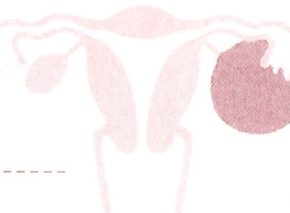

증상

작을 때에는 없다. 주먹 크기가 되면 변비나 복통이 생긴다

종양이 작을 때에는 자각증상은 거의 없지만, 주먹만한 크기로 자라면 자각증상이 생긴다. 배가 부풀어 오르거나 복통이나 요통, 주위의 장기를 압박해서 변비나 빈뇨가 나타난다. 생리 이외에도 하복부가 아프거나, 허리가 두꺼워진 듯한 느낌이 들기도 한다. 또 운동 등으로 종양이 뒤틀려 경염전이 생기면 구역질이나 극심한 통증이 생기고 걷지 못하는 경우도 있다.

Check! ✓

수술 방법은 크게 세 가지

병이 든 부분만을 제거(종양핵출술)

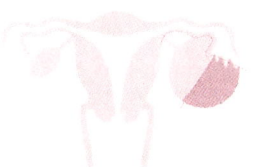

병소만 제거한다. 난소가 일부라도 남아 있으면 배란, 호르몬 분비는 가능하기 때문에 임신이나 출산을 희망하는 사람에게 좋다. 복강경 수술

병이 있는 난소만을 제거(난소적출술)

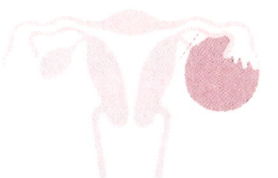

종양이 커졌을 때에는 종양이 있는 난소 전체를 제거한다. 복강경 수술이나 개복수술. 임신 출산은 가능

병이 있는 난소와 난관을 제거(부속기적출술)

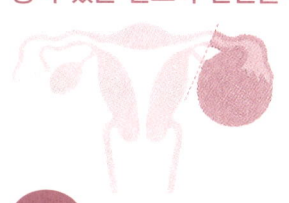

종양이 크거나 주위의 장기와 유착이 심한 경우나 악성일 가능성이 있는 경우는 병소가 있는 난소와 난관을 제거한다. 악성일 가능성이 높은 경우는 반대쪽의 난소도 검사용으로 일부를 잘라낸다. 개복수술이나 복강경수술

? 간단한 질문 — 난소를 제거하면 아이를 낳을 수 없는가?

난소는 좌우에 하나씩 있기 때문에 수술로 하나를 적출해도 또 다른 난소에서 여성호르몬이 정상적으로 분비되고 임신도 가능하다. 그러나 양쪽 난소를 모두 제거하면 호르몬 분비가 멈추기 때문에 임신을 할 수 없게 되고, 갱년기와 같은 증상이 나타난다. 아이를 갖고 싶은 사람은 의사에게 의견을 말하고 수술 방법을 정할 때 고려하는 것이 좋다.

검사

내진, 초음파, 혈액검사, 종양의 속을 체크한다

난소는 골반의 안쪽에 있기 때문에 병을 발견하기 어렵지만, 커지면 촉진으로도 알 수 있다. 초음파검사로 크기나 속의 상태를 조사하고 종양마커라는 혈액검사로 양성인지 악성인지를 추측한다. 또 MRI(자기공명현상)를 이용한 촬영 장치를 사용해서 종양의 속 상태를 조사하기도 한다.

치료

종양이 달걀 정도의 크기가 되면 수술한다

낭종이 작고 양성일 가능성이 높고 증상도 없으면 정기적으로 통원을 하면서 경과를 관찰한다.

그러나 양성일 가능성이 높아도 5센티를 넘었을 때는 경염전일 가능성이 있기 때문에 적출수술을 한다. 수술에는 145쪽과 같은 방법이 있다. 본인의 나이가 젊고 앞으로 임신, 출산을 희망한다면, 나쁜 곳만을 제거하는 종양핵출술, 또는 병이 있는 난소만을 제거하는 난소적출술을 선택한다.

병소가 너무 큰 경우는 종양이 있는 난소와 난관을 제거하는 부속기적출술을 한다. 건강한 난소는 남겨두기 때문에 임신과 출산은 가능하다.

종양핵출술은 복부에 구멍을 내고 복강경을 넣어서 모니터를 보면서 수술을 하는 복강경수술(→ p137), 난소적출술과 부속기적출술은 복강경수술로 하지만, 배에 메스를 넣어서 난소 등을 적출하는 개복수술로도 한다.

어느 방법으로 할 것인지는 본인의 나이나 임신 희망 여부, 병소의 크기 등에 따라 결정한다.

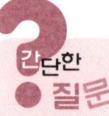

간단한 질문 난소를 하나 제거해도 생리는 한 달마다 오는가?

좌우에 하나씩 있는 난소는 하나를 제거해도 남겨진 난소가 두 개분의 작용을 하게 된다. 좌우에 두 개 있는 신장도 같은 기능이 있기 때문에 신장의 한쪽이 없어도 소변의 양은 변하지 않는다. 난소의 경우는 배란도 매달 있고, 생리도 온다. 임신도 할 수 있다.

다낭포성 난소증후군

주된 증상
- 생리 불순
- 생리가 오지 않는다
- 임신이 되지 않는다

다낭포성 난소증후군이란?

미숙한 난포가 많이 생겨서 배란이 일어나지 않는 상태다

초음파검사로 난소의 표면에 직경 5~10mm 정도의 진주와 같은 작은 주머니가 늘어선 것이 보이는 상태를 다낭포성 난소라고 한다. 조직이 증식하면 난소가 부어서 커지지만 거의 증상이 없고 배란과 생리도 정상이고 임신도 가능하다.

다낭포성 난소 중에 난소를 감싼 막이 두껍고 딱딱해져서 배란이 일어나기 어렵고, 그 때문에 생리가 불순하거나 멈춰도, 혈액검사에서도 이상을 알 수 있는 것을 다낭포성 난소증후군이라고 한다.

남성호르몬이 증가하는 경우도 있고 체모가 굵어지거나 여드름이 생기기 쉬워지는 경우도 있다.

치료

약으로 정기적으로 생리가 오게 한다

여성호르몬을 약으로 보충하는 호르몬보충요법을 실행해서 생리가 주기적으로 오도록 한다. 불임을 개선하고 싶은 경우에는 여기에 병행해서 배란유발제를 사용해서 배란을 일으킴으로써 임신을 하기 쉬운 상태를 만든다.

살이 찐 사람은 살을 빼는 것만으로 배란이 되돌아오는 경우도 있다. 경우에 따라서는 복강경수술을 해서 배란을 하기 쉽게 하기도 한다.

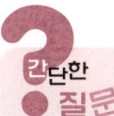

간단한 질문 — 배란이 없으면 임신을 할 수 없는가?

여성의 몸은 배란이나 생리, 여성호르몬의 분비 등에 의해서 주기적인 사이클을 반복하면서 상태를 유지한다. 그중에서도 배란은 중심이 되는 기능으로 난소에서 자란 난포에서 난자가 뛰어나와서 정자와 만나면 수정란이 돼서 임신이 가능한 상태를 만든다. 따라서 배란이 없으면 임신을 할 수 없다.

난관염·난소염

주된 증상
- 한쪽만 하복부통
- 구토
- 식은땀이 난다
- 생리물질이 늘어난다
- 고열이 난다

난관염·난소염이란?
난관·난소가 세균의 감염에 의해 염증을 일으킨 상태다

질을 통해 들어온 세균 등의 병원체가 자궁경관을 통해서 자궁 속까지 들어오고 난관까지 이르러 염증을 일으키는 것이 난관염이다. 난관의 난소까지 퍼지면 난소염이 된다. 이 두 개를 구별하는 것이 어렵기 때문에 합쳐서 자궁부속기염이라고도 한다. 염증이 더 퍼져서 골반 내의 복막에도 염증이 생기면 골반복막염이 된다.

원인
불결한 섹스 등이 원인이다

염증의 원인이 되는 병원체는 포도구균이나 대장균, 클라미디아 등이다. 감염은 점막이 상처입기 쉬울 때 섹스에 의한 경우가 많다.

검사와 치료
혈액검사 등으로 판단해서 약으로 치료한다

생리물질 등의 분비물이나 혈액에서 병원체를 검사해서 거기에 맞는 항생물질로 치료한다. 증상이 가볍고 조기에 치료를 할 수 있으면 일주일 정도로 낫지만 완치하기까지는 안정을 취하는 편이 좋다. 염증에 의한 고름이 난관이나 난소의 주위에 쌓여서 중증일 때에는 그것을 제거하는 수술을 하기도 한다. 나은 후에도 불임이 되거나 자궁외임신을 일으키기 쉬워지기도 한다.

? 간단한 질문: 염증이 있는데 섹스를 해도 되는가?

자궁내막이나 난관, 난소 등에 염증이 생겨서 치료를 받고 있을 때는 완치되기까지 섹스는 피해야만 한다. 치료할 필요가 없을 정도의 가벼운 경우도 섹스의 자극에 의해 염증이 심해지거나 다른 균에 감염될 위험성도 있다. 의사와 상담해서 지도를 받는 것이 좋다.

골반복막염

주된 증상
- 고열이 난다
- 하복부에 심한 통증이 있다
- 구역질, 구토가 있다

골반복막염이란?

난관염·난소염이 악화돼서 골반복막이 염증을 일으킨다

자궁내막, 난관이나 난소 등의 염증이 악화되면 골반 내의 복막까지 염증이 퍼진다. 그 상태가 골반복막염이다.

원인과 증상

병원체 감염에 의함. 불임의 원인이 되기도 한다

원인은 난관염이나 난소염과 마찬가지로 병원체에 의해 감염된다. 그 외에 충수염에서 염증이 퍼지는 경우도 있다.

증상은 다른 염증보다도 심하고 40도에 가까운 고열이나 하복부에 심한 통증이 있으며 구토를 하기도 한다. 고열이 장기간 지속되면 자궁이나 난소, 난관, 복막 등 염증이 생긴 부분이 유착해서 혹 같은 응어리가 생기거나 나은 후에도 배나 허리에 통증이 남기도 한다.

유착으로 난관이 좁아지면 정자나 난자가 지나가기 어려워져서 불임에 걸리거나 자궁외임신을 일으키기 쉬워진다.

치료

입원해서 안정을 취하고 약으로 치료한다

증상이 심할 때에는 바로 입원한다. 병원체를 확인하고 거기에 듣는 항생물질과 염증이나 통증을 진정시키기 위해 소염제나 진통제를 사용한다. 증상에 따라 다르지만 일주일 정도 입원을 해서 안정을 유지해야 한다.

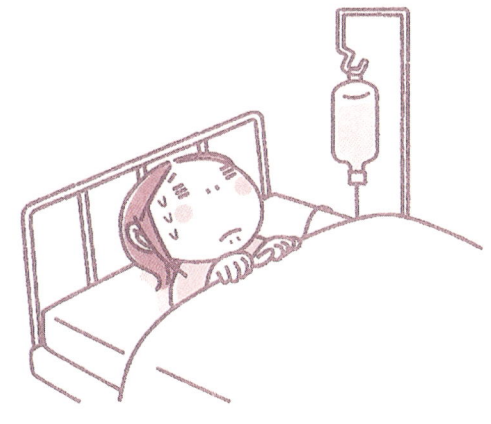

외음염 · 외음궤양

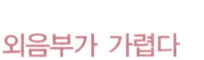

- 외음부가 가렵다
- 외음부가 아프다
- 외음부가 빨갛게 짓무른다

외음염 · 외음궤양이란?
외음부가 염증을 일으키거나 짓무른다

외음부에 가려움이나 통증이 있어서 염증을 일으킨 것이 외음염이다. 외음부는 불결해지기 쉬운 곳으로 속옷의 통기성이 나빠서 짓무르거나 생리대가 피부에 맞지 않거나, 조이는 댓님이나 거들의 자국, 소변이나 변을 깨끗이 닦지 않을 때나, 격렬한 섹스로 상처가 나거나 하는 등 여러 가지 원인으로 염증을 일으킨다.

외음궤양은 외음부의 피부나 점막이 짓무른 상태이다. 원인은 주로 세균이나 섹스로 감염되는 헤르페스 바이러스인데, 드물게 원인불명의 난치병인 베체트병의 증상으로도 보인다. 어떤 원인으로 생겨도 심한 통증이 동반한다.

치료
외음부를 청결하게 하고 약을 사용한다

외음염과 외음궤양은 원인이 된 병원체를 조사해서 거기에 맞는 항생물질이나 항바이러스약이나 부위에 따라서는 항진균제, 가려움에는 항히스타민제나 진통제도 필요에 따라서 사용한다.

가장 중요한 것은 외음부를 청결하게 유지하는 것이지만, 휴지로 심하게 닦거나 목욕을 할 때 비누로 심하게 문질러서 씻는 것은 오히려 피부나 점막을 상하게 하기 때문에 피해야 한다. 가능하면 부드럽고 뜨거운 물보다 미지근한 물로 흐르듯 씻는 것이 좋다. 생리 중에는 자주 생리대를 바꾸고 통기성이 좋은 속옷을 입는다.

헤르페스에 의한 외음염의 경우는 방치하면 뇌염에 걸리는 경우도 있으니 빨리 검진을 받을 필요가 있다.

습기가 차지 않는 것이 중요

조이는 거들, 댓님, 팬티스타킹 등 통기성이 좋지 않은 것은 가능하면 입지 않도록 한다.

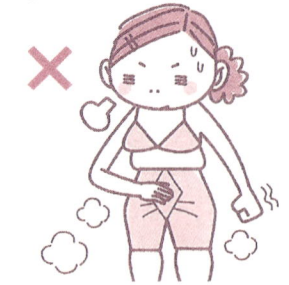

발트린선염·발트린선농양

주된 증상
- 질의 입구의 일부가 붉은 구형으로 부푼다
- 고열이 난다
- 통증이 있다
- 앉을 수가 없다

발트린선염·발트린선농양이란?

세균에 감염돼서 아프거나 응어리가 생긴다

발트린선이란 질 입구의 항문 쪽의 좌우에 있어서 섹스를 할 때 윤활제 역할을 하는 점액을 분비한다. 그 출구에 세균이 들어가 감염돼서 염증을 일으킨 상태가 발트린선염이다.

염증 때문에 발트린선의 출구가 막히면 분비액이 나오지 못하고 점액이 쌓여서 농포가 생기고 응어리진다. 또 농포 속에 세균이 번식한 경우에는 점액이 고름이 돼서 붉게 부어오른다. 이것이 발트린선농양이다.

증상으로는 염증이 생긴 부분이 붉은 구형으로 부풀어 뜨겁고 아파진다. 압박하면 통증이 늘어나고 부푼 것이 커지면 걷거나 앉을 때 고통스럽다. 열이 나는 경우도 있다.

치료

약을 복용한다. 고름이 있을 때는 빼내기도 한다

원인균에 맞춰서 항생물질을 복용한다. 고름이 쌓여 있으면 주사기로 빼내거나 절개하기도 한다. 소변이나 변, 섹스로 감염되기 쉽기 때문에 평소부터 청결하게 하는 것이 중요하다.

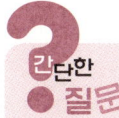

간단한 질문: 소변을 닦는 방법은 정해져 있는가?

용변을 본 후 닦는 방법은 앞에서 뒤로 닦는 것이 바르다. 뒤에서 앞으로 닦으면 변속의 대장균을 외음부로 옮기게 돼서 질염이나 외음염 등 세균감염으로 생기는 병의 원인이 될 수 있다. 닦을 때에는 힘을 너무 세게 하지 않아야 한다. 따스한 물로 씻을 수 있는 비데 등이 있어 이용하면 좋다. 화장실 티슈도 부드러운 것을 사용해야 한다.

유선증·유선염

가슴의 질병

주된 증상

유선증
- 유방에 응어리가 있다
- 유방이 아프다

유선염
- 유방이 빨갛게 붓는다
- 유방이 아프다

유선증이란?
유방에 응어리가 생겼다

생리 전이 되면 유방이 팽팽해져서 아프고 유선이 응어리처럼 딱딱하게 만져지는 경우가 있다. 이것이 유선증이다. 30~40대에 많고 호르몬 밸런스의 이상이 원인으로 여겨지고 있다. 응어리처럼 만져지지만 실제는 유선의 일부가 딱딱해진 것으로 응어리가 아니다. 유방암이 되지 않는다고 하지만 목욕을 끝낸 후에도 똑같다면 진찰을 받아보아야 한다.

유선염이란
유방이 빨갛게 붓고 아프다

유선염에는 울체성유선염과 화농성유선염이 있다. 양쪽 다 출산 후 수유시기에 걸리기 쉬운 병이다. 유방이 부어오르고 강한 통증이 있다.

울체성유선염은 젖꼭지가 유방 속으로 들어가는 것이 원인이다. 첫 출산 후 1~2주쯤(수유를 그만둘 때) 흔히 생긴다.

화농성유선염은 울체성유선염 다음으로 생기는 경우가 많으며 유아가 깨물거나 해서 유두에 상처가 나고 그곳으로부터 세균이 침입하는 것이 원인이다.

치료
유선증은 경과 관찰, 유선염은 증상에 맞춰서 치료한다

유선증은 폐경과 더불어 저절로 진정되는 경우가 많기 때문에 양성을 확인한 후에 정기검사를 하면서 경과를 지켜본다. 통증이 심하면 호르몬제로 완화한다.

울체성유선염 치료는 유방을 차갑게 한다. 쌓인 모유를 손이나 기구로 짜내거나 태아에게 모유를 먹이면 유관이 잘 통하게 된다.

화농성유선염은 초기라면 모유를 짜서 유방을 차갑게 한다. 화농이 되었을 때는 항생물질을 먹고 악화되면 절개하기도 한다. 어느 쪽도 유두를 청결하게 유지하는 것이 중요하다.

유선선 유선종

주된 증상
- 유방에 응어리가 있다

유선선 유선종이란?
사춘기부터 30대에 걸쳐 나타나는 유방의 양성 응어리다

유선과 유방의 선유조직이 증식해서 응어리가 생기는 병으로 원인은 호르몬의 과잉분비라고 하지만 확실한 것은 밝혀지지 않았다.

증상으로는 응어리만 생길 뿐 통증이나 분비물은 없다. 응어리는 콩 정도의 크기에서 달걀 정도까지 있으며, 주로 1~3센티 정도의 구형이나 달걀형이 많다. 개중에는 울퉁불퉁한 것과 갑자기 커지는 것도 있다.

유방을 만지면 응어리에 탄력성이 있어서 분명하게 형체를 알 수 있다. 뿌리를 내린 느낌이 없는 대신 피부 속에서 데굴데굴 움직일 수 있다. 보통은 한 번에 한 개밖에 생기지 않지만 드물게 여러 개가 생기거나 양쪽 유방에 생기기도 한다.

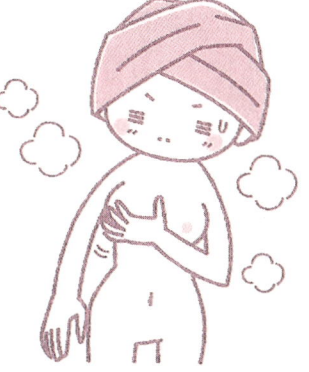

검사와 치료
촉진, 초음파, 맘모그래피로 진단한다

대부분의 경우, 촉진이나 맘모그래피, 초음파검사로 진단한다. 응어리가 양성이고 작다면 특별히 치료할 필요는 없고 정기적으로 검진을 받으면서 경과를 지켜본다.

응어리가 커졌을 때에는 수술로 제거한다. 국소마취 후에 10~20분 정도로 끝나며 입원할 필요도 없다. 절개하는 부분이 작고 유방의 형태가 변하는 일도 거의 없다.

응어리는 유방암 체크 방법으로 자신이 발견할 수 있다. 통증이 없어도 진찰을 받아야 한다.

유륜염·유두염

주된 증상

- 유륜이나 유두에 짓무름이나 습진이 생겨서 가렵다

유륜염·유두염이란?

유륜이나 유두가 염증을 일으키거나 가려워진다

유두나 유륜에는 피지선이 많아서 분비되는 피지가 유두나 유륜을 보호하고 있다.

피지의 분비가 주는 원인으로 염증이 생기거나 세균감염에 의해 화농이 생기는 경우가 있다. 그래서 습진이나 짓무름이 생기는 것이 유두염이나 유륜염이다. 가렵거나 짓무르면 피부과에 가야 한다. 아토피성 피부염 등의 알레르기가 있는 사람이 걸리기 쉬운 경향이 있다.

치료

유륜이나 유두를 청결하게 유지하고 약을 바른다

습진이나 짓무름이 생기기 때문에 가려움이 있지만, 긁거나 소독을 하거나 하면 증상이 악화되기 때문에 주의해야 한다.

먼저 환부를 청결하게 하고 세균의 감염이 있으면 항생물질이 들어 있는 연고를, 감염이 없으면 스테로이드제 등의 연고를 바른다.

화학섬유 브래지어보다 통기가 좋고 피부에 맞는 것을 하는 것도 중요하다.

간단한 질문: 유두가 조금 들어간 것 같은데 괜찮은가?

유두의 형태는 사람에 따라 다르지만 돌출이 짧은 '단유두'나 평평한 '편평유두', 유방에 함몰된 듯한 '함몰유두' 등이 있다. 모두 병은 아니며 임신 등으로 저절로 작아지기도 한다. 함몰유두는 유아가 모유를 먹기 힘들거나 불결해지기 쉽기 때문에 유선염 등의 위험도 있다. 불결해지지 않도록 신경 써서 씻는 것이 좋다.

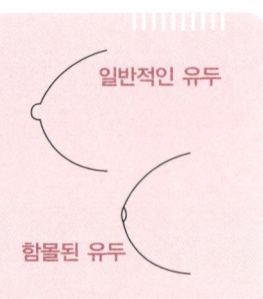

일반적인 유두

함몰된 유두

유관 내 유두종

주된 증상
- 유두에서 핏빛 또는 황색이 섞인 분비물이 나온다

유관 내 유두종이란?
유관 속에 종양이 생겨 유방암과 혼동되기도 한다

유두 밑의 가슴 속에 있는 두터운 유관 속에 젖꼭지와 같은 형태의 응어리가 생기는 병이다. 40~50대의 출산 경험이 없는 사람에게 많이 나타난다.

응어리의 크기는 1센티 이하가 대부분으로, 부드럽기 때문에 구분하기 어렵고 거기에서 분비물이 나오거나 피가 섞여 있어서 알게 되는 경우가 많다. 통증은 없고 양성이 많지만 암이 섞여 있거나 암과 착각할 가능성이 있다.

검사와 치료
분비물의 세포를 조사해서 필요하면 종양을 절제한다

검사에서는 분비물의 세포진으로 암세포가 없는가를 조사하거나, 응어리 부분을 떼어내서 조직검사로 암 여부를 확인한다. 엑스선 촬영을 하기도 한다.

양성이면 수술할 필요는 없다. 암이라도 전이되지 않는 유형의 비침윤 암이 대부분이다.

암을 발견했을 때나 응어리가 커졌거나 분비물이 많이 나올 때에는 수술로 병소를 제거한다. 수술을 해도 재발하기도 하기 때문에 그 후에도 정기적으로 검진을 받아야 한다.

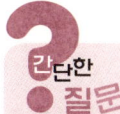

간단한 질문 ― 유방의 병은 여성에게만 있는가?

남성에게도 가슴에 병이 있다. 대표적인 것이 여성화유방증이다. 증상이 다양해서 여성처럼 가슴이 부푸는 것이나 유두나 유륜의 밑이 딱딱해지는 것 등이 있다. 사춘기나 노년기에 일시적으로 젖꼭지 주위에 통증이 생기거나, 커지거나 딱딱해지거나 하는 것은 몇 개월부터 일 년 정도 안에 저절로 사라지는 경우가 많고 치료할 필요성은 없다.

자궁체암

> **주된 증상**
> - 부정출혈
> - 생리물질이 다갈색으로 변한다
> - 생리양이 늘어난다

자궁체암이란?

자궁내막의 세포가 종양화한 것이다

자궁암에는 자궁경암(→ p159)과 자궁체암 두 종류가 있다. 자궁체암은 자궁내막 세포가 악성종양으로 변한 것이다. 자궁암 전체의 30~40%가 자궁체암으로 증가하는 경향이 있다. 자궁내막은 매월 생리로 주기적으로 배출되므로 암으로 진행되는 일은 비교적 적다.

그러나 배란이 규칙적이지 않거나 폐경해서 생리가 없어지면 악성으로 변한 세포가 자궁에 남아서 암으로 발전할 위험성이 높아진다.

정확한 원인은 밝혀지지 않았다. 발병의 피크는 50~60대이다. 에스트로겐(난포호르몬)과 관련이 깊은 유형과 에스트로겐과 관계없이 발생하는 유형이 있다는 사실이 밝혀졌다.

걸리기 쉬운 사람

출산 미경험자, 폐경 연령이 늦고 비만, 당뇨병 등의 사람에게 많다

자궁체암에 걸리기 쉬운 사람으로는 폐경 연령이 늦은 사람, 출산 경험이 없는 사람, 비만인 사람 등이다.

또 당뇨병이나 고혈압이 있는 사람, 가족 중에 유방암이나 대장암이 있는 사람 등도 자궁체암의 위험성을 높이는 요소이다.

증상

갑자기 출혈이 계속되거나 멈추거나 한다

대부분의 사람에게 보이는 것이 부정출혈이다. 아무 원인도 없이 출혈이 계속되거나 멈추거나 한다. 부정출혈이 계속되면 검진을 받는 것이 좋다.

생리물질이 고름 같거나 악취가 나기도 한다. 배뇨통, 배뇨곤란, 성교통, 하복부통 등이 일어나기도 한다.

자궁체암의 진행정도와 자각증상·치료법

병기(스테이지)	주된 자각 증상	치료법
0기 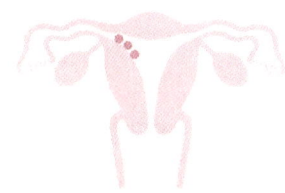 자궁 내막의 표면에 암이 발생한다	생리 출혈이 오래 계속 되거나 생리 이외의 출혈이 있다. 생리물질이 조금 증가한다	개복해서 자궁, 난소, 배관을 적출한다. 임신을 원하는 경우는 자궁내막 소파(자궁내막을 긁어내는 것)와 호르몬요법을 하는 경우도 있다
Ⅰ기 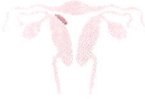 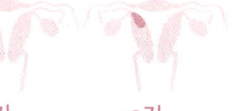 a기 자궁내막에서 멈춘다 b기 자궁근층의 1/2 이내 c기 자궁근층의 1/2을 넘어 퍼져 있다	0기와 같지만 갈색이 섞인 생리물질이 장기간 나온다	a기는 0기와 같다. b, c기는 자궁, 난소, 난관 외에 전이되기 쉬운 임파절도 제거한다
Ⅱ기 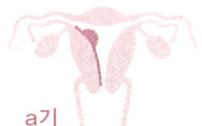 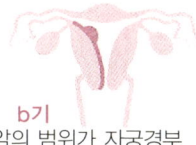 a기 자궁경부의 점막까지 퍼져 있다 b기 암의 범위가 자궁경부의 점막을 넘어서 있다	Ⅰ기와 같지만 생리물질의 냄새가 너무 심한 경우가 있다. 복통이 생기기도 한다	광범자궁전적출술로 자궁 주위의 조직도 제거한다. 전이되기 쉬운 임파절도 제거한다. 방사선 치료나 항암제 투여를 하는 경우도 있다
Ⅲ기 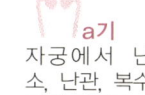 a기 자궁에서 난소, 난관, 복수까지 퍼진다 b기 질까지 퍼진다 c기 골반이나 대동맥 주위의 임파절까지 퍼진다	Ⅱ기와 같지만, 갈색이 섞이거나 피가 섞인 생리물질이 오랫동안 계속 되기도 한다. 열이 나거나 빈혈이 되기도 한다	수술은 곤란한 상태지만 가능하면 광범자궁전적출술이나 임파절을 제거하는 수술을 한다. 방사선치료나 항암제 투여를 한다
Ⅳ기 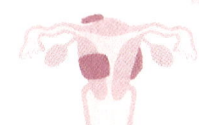 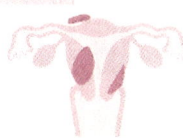 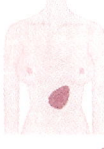 a기 방광이나 위의 내측까지 퍼져 있다 b기 간장 등의 내장까지 전이되어 있다	Ⅲ기와 같지만, 냄새가 심한 갈색이 섞인 생리물질이 보인다. 복통이나 요통 등의 증상이 나타나기도 한다	수술로는 충분히 치유를 할 수 없기 때문에 방사선치료와 항암제 투여를 병행해서 한다

검사

혈액검사와 세포진, 조직진으로 확정한다

검사는 세포진으로 이루어진다. 세포를 채취하기 위해 자궁에 얇은 튜브 모양의 기구를 넣을 때 통증을 느끼기도 한다.

더 자세한 검사가 필요할 때에는 자궁내막 조직을 채취한다. 이때 마취를 하기도 한다. 그 외에 초음파 검사나 MRI 검사를 한다.

암을 조기발견하기 위해서는 정기적인 검진이 바람직하다. 직장이나 가까운 곳에 있는 보건소에서도 자궁암 검진을 할 수 있지만, 그것은 일반적으로 자궁경암 검사이다. 40세가 지나면 자궁체암 검사도 함께 하는 것이 좋다.

또 부정출혈이 있으면 바로 부인과 검진을 받아야 한다. 갱년기 부정출혈은 생리불순과 달라서 간과하는 경우도 있기 때문에 주의가 필요하다.

치료

조기라면 수술로. 상황에 따라 방사선이나 약으로 치료한다

자궁체암 치료의 기본은 수술로 자궁을 적출하는 것이다. 전이되기 쉬운 난소나 난관도 함께 적출하는 광범자궁전적출술이 보통이다. 그러나 0기나 I기의 초기에 임신을 희망하는 사람에게는 마시는 호르몬제 약을 사용하기도 한다.

암이 진행돼서 퍼져 있을 때나 수술 후에 재발의 염려가 있을 때에는 방사선치료나 항암제, 호르몬요법을 증상에 맞춰서 함께 먹거나 그중 하나만을 한다.

치료 후에는 정기적으로 검진을 받고 의사의 지도를 받으면서 본래의 생활로 서서히 되돌아가야 한다.

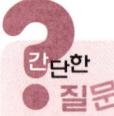

간단한 질문 자궁이나 난소를 떼어내면 섹스를 할 수 없는가?

자궁을 완전히 적출했을 때는 질이 전보다 약간 짧아지고 형태도 조금 변하지만, 섹스는 할 수 있고 감각도 그다지 변함이 없다. 난소를 양쪽 다 떼어냈을 때는 에스트로겐이 활동하지 않아서 분비물이 줄어들기 때문에 윤기가 부족해서 통증을 느낄 수도 있다.

자궁경암

주된 증상
- 부정출혈
- 섹스 뒤에 피가 난다
- 생리 기간이 길어진다

자궁경암이란?

자궁의 입구 부근에 생긴다

자궁암 전체의 60~70%를 차지하는 것이 자궁경암이다. 대부분이 자궁 입구 가까이에 생기는 편평상피암으로 자궁경관의 질 쪽 끝의 점막이 변화해서 암이 되는 것이다.

자궁경암의 명확한 원인은 밝혀지지 않았지만 HPV(인유두종 바이러스)에 감염되었다고 해서 반드시 암이 되는 것은 아니다. 면역력 저하나 담배 등이 영향을 끼치고 있다고 알려져 있다.

걸리기 쉬운 사람

성 경험이 이른 사람이나 섹스 상대가 많은 사람 등이다

HPV는 남성 성기의 분비물에 포함되어 있다고 알려져 있으며 섹스로 감염된다.

성 경험이 이른 사람이나 다수의 사람과 섹스 경험이 있는 사람, 임신, 출산 경험이 많은 사람에게 자궁경암의 발병이 많다는 통계가 있다. 그것은 이 바이러스 때문이라고 여겨지고 있다. 성 체험이 많으면 젊은 나이에도 암이 될 가능성이 있다.

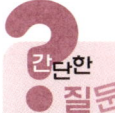

간단한 질문 젊을 때 자궁경암에 걸리면 아이를 낳을 수 없는가?

자궁경암 치료법은 수술이 원칙이지만, 초기에 발견해서 암의 크기나 전이가 적을 때에는 자궁을 남기는 것도 가능하다. 이것을 자궁의 온존법이라고 하고 레이저 등으로 암과 그 주위 조직을 떼어낸다. 자궁을 남길 수 있는가 없는가는 암의 침윤이 3mm를 넘지 않는 것이 기준이다. 조기발견이 필요하기 때문에 젊을 때부터 정기적으로 검진을 받는 것이 중요하다.

증상
초기 단계에서는 자각증상은 없다. 암이 퍼지면 증상이 나타난다

자궁경암은 초기에는 거의 자각증상은 없고 최초로 자각하는 것은 부정출혈이나 생리물질의 변화이다. 섹스 후의 출혈은 경암의 증상 중 하나이다.

생리일수가 늘어나기도 한다. 게다가 진행된 경우에는 하복부나 허리의 통증, 소변이 나오기 어렵고, 혈뇨나 혈변 등이 보이기도 한다.

검사
세포진 후 조직진으로 확정한다

자궁경암은 자각증상이 나올 무렵에는 상당히 진행되어 있는 경우가 많다. 증상이 없어도 정기적으로 검진을 받아서 체크해야 한다.

일반적인 건강검진에서는 세포진을 한다. 세포진에서는 자궁의 출구 부분을 주걱 모양의 기구나 면봉으로 긁거나, 자궁경부에 면봉 등을 넣고 조사하는데 그다지 아프지는 않다. 게다가 자세한 검사는 콜포스코프(자궁경부확대경검사)라고 하는 전용 확대경을 사용해서 환부를 보고 이상이 있으면 조직을 작게 떼어내서 조사한다. 조직 검사에 따라 자궁경암을 확정한다.

치료
어느 정도라면 수술, 진행되고 있다면 방사선과 약으로 치료한다

치료의 기본은 수술로, 진행의 정도에 따라 잘라내는 범위나 방법을 선택한다. 0기나 I기의 a기에 임신을 하고 싶은 사람에게는 자궁을 남기는 경우도 있지만, 일반적으로 자궁을 전부 적출한다. 진행되고 있으면 주위의 조직이나 임파절도 제거한다.

또 진행돼서 수술로 대응할 수 없을 때에는 방사선요법이나 화학요법을 한다.

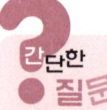

조기에 암을 발견하기 위해서는 어떻게 해야 하는가?

자궁경암은 자각증상이 나올 때면 이미 진행된 경우가 있다. 그 때문에 직장이나 동네 보건소에서 건강검진을 매년 받아서 조기에 발견하는 것이 중요하다. 30세가 지나면 일 년에 한 번은 자궁암 검진을 받아야 한다. 검진에서는 세포진을 한다.

자궁경암의 진행 정도와 자각증상, 치료법

병기(스테이지)		주된 자각 증상	치료법
0기 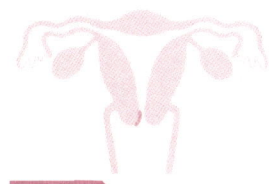		생리물질이 많을 때가 있다	자궁의 입구 부분에만 원추형으로 절개한다
I기 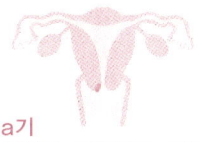 a기 점막의 안쪽에도 퍼져 있다. 그 깊이가 5밀리 이하	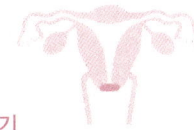 b기 점막의 안쪽에도 퍼져 있다. 그 범위는 자궁경부에만	갈색이 섞인 생리물질이 증가하거나 섹스나 배뇨 시에 피가 나기도 한다	a기의 초기라면 0기와 같지만, 자궁을 전적출한다. a기의 진행된 것 이후에는 자궁과 난소, 난관과 주변의 조직이나 임파절을 제거. 수술 후에 방사선치료를 하기도 한다
II기 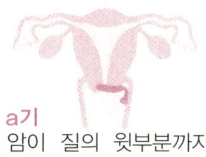 a기 암이 질의 윗부분까지 퍼져 있다	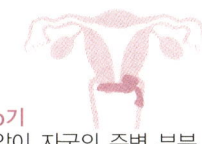 b기 암이 자궁의 주변 부분까지 퍼져 있다	갈색이 섞인 생리물질이 증가하거나 섹스나 배뇨 시에 피가 난다	자궁과 난소, 난관 및 그 주변의 조직이나 임파절을 절개한다. 질 벽을 절개하기도 한다. 수술 후에 방사선치료를 하기도 한다
III기 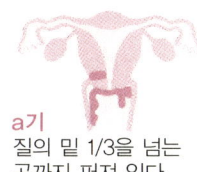 a기 질의 밑 1/3을 넘는 곳까지 퍼져 있다	b기 암의 범위가 골반 벽까지 퍼져 있다	하복부통이 생기기도 한다. 골반 벽에 있는 신경이 압박을 받아서 발에 통증이나 요통 등이 생기기도 한다	수술이 불가능해지고, 방사선치료를 중심으로. 항암제치료를 하기도 한다
IV기 a기 암이 방광이나 직장의 점막까지 퍼져 있다 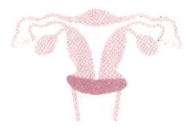	b기 암이 몸 전체로 퍼져 있다 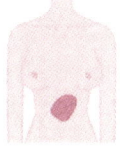	방광이나 직장까지 퍼져 있으면 혈뇨나 혈변이 나오기도. 전신이 약해지기도 한다	수술은 불가능. 방사선치료와 항암제에 의한 치료를 병행한다

외음암 · 질암

주된 증상

외음암
- 외음부에 짓무름이 있다

질암
- 부정출혈

외음암 · 질암이란?

여성의 성기에 생기고 50~60세 이상의 사람에게 많다

외음암은 외음부 중에서도 대음순에 많이 생기는 암으로 소음순, 클리토리스에 생기기도 한다. 여성 성기의 암 중 3~4%로 50세 이상의 사람에게 많이 나타난다.

외음부의 통증이나 가려움 등이 초기 증상으로 외음의 피부가 하얗게 보이는 경우도 있어서 진행되면 궤양이 생기기도 한다. 피부병과 혼동하는 경우도 많다.

질암은 질 속에 생기는 암이다. 이 암도 여성 성기의 암 약 1~2%를 차지하는 것으로 50~60세에 많이 나타난다. 증상은 부정출혈과 생리물질에 나타나고 진행되면 냄새가 나거나 응어리나 통증도 생긴다.

치료

암의 부분과 임파절을 제거한다

치료의 기본은 수술이지만 병의 상태에 따라 달라진다. 암의 부분과 주위의 조직, 임파절을 제거하는 것이 일반적이다. 외음부나 질은 혈관이나 임파관이 많고, 직장이나 자궁, 방광, 골반 내 임파절에 전이되기 쉬운 장소이다. 전이가 있으면 그 부분도 제거해야 한다. 수술을 할 수 없을 때는 방사선치료나 화학요법을 한다.

간단한 질문: 수술 방법은 본인이 선택할 수 있는가?

병의 종류나 진행 정도에 따라 다르지만, 몇 개의 수술 방법을 생각할 수 있다. 그때는 앞으로 임신이나 출산을 희망하는 등, 자신의 장래나 현재의 생활스타일을 고려한다. 병의 부분을 잘라낸다고 해도 남기는 부분은 어느 정도인지, 그에 따라 재발할 위험성은 없는지 등의 자세한 설명을 들은 후 수술을 받는 것이 좋다.

난소암

주된 증상

초기 증상은 없다
- 배가 당기는 느낌이 든다
- 배가 부푼 듯한 느낌이 든다
- 변비가 있다
- 빈뇨

난소암이란?
난소에 생기는 악성 종양이다

난소암은 크게 원발성과 전이성으로 나눌 수 있으며 전체의 90%가 원발성이다. '원발성' 이라는 것은 난소낭종과 같이 난소의 세포가 변화해서 종양이 된 것이 악성으로 변화한 것이고, '전이성' 은 위암이나 유방암과 같은 다른 장기의 암이 난소에 전이된 것이다. 난소암도 원인은 아직 밝혀지지 않았다.

걸리기 쉬운 사람
아이를 낳지 않은 비만인 사람 등이다

난소암은 모든 연령대에서 보이며, 가장 많은 것이 40대~50대이다. 그중에서도 가족 중에 난소암에 걸린 사람, 출산 경험이 없는 사람에게 발병하기 쉽다. 또 골반 내 염증성 병, 다낭포성 난소증후군, 자궁내막증, 비만, 배란유발제의 사용, 호르몬보충요법 등도 관계되어 있다고 한다.

증상
거의 없다. 자각했을 때는 상당히 진행되어 있다

난소는 엄지손가락 정도의 크기로 암이 생겨도 증상은 좀처럼 나타나지 않는다. 난소암에는 전이되기 어려운 유형과 쉬운 유형이 있다. 전이가 어려운 암은 난소가 커져서 하복부에 응어리가 만져지고, 방광이나 직장을 압박해서 소변이 자주 나오거나 변비에 걸린 후에 자각하게 된다.

전이되기 쉬운 암은 복막에 전이돼서 복막염을 일으키고 복수가 쌓여서 갑자기 배가 부풀어 오르기 때문에 자각하게 된다. 요통이나 물기가 많은 생리물질, 부정출혈이 나타나기도 한다. 어느 쪽도 이상을 알았을 때에는 상당히 진행되어 있는 경우가 많으며 생명에 관계되는 경우도 있다.

검사

초음파검사와 혈액검사로 추측한다

난소는 자궁의 좌우에 하나씩 있고, 한쪽이 모두 암에 걸렸어도 다른 한쪽이 정상이면 배란이나 생리에 이상이 생기지 않는다. 그리고 몸의 안쪽에 있기 때문에 자궁과 같이 점막이나 세포를 떼어내서 조사할 수도 없다. 그 때문에 병을 발견하는데 늦어지기 쉽다.

난소암 검사는 먼저 초음파검사로 난소의 상태를 체크한다. 다음은 혈액을 채취하고 종양마커로 혈액 중에 흘러나오는 난소암이 분비하는 물질을 조사하거나 CT나 MRI 등의 화상진단을 한다. 복수가 있으면 바늘로 떼어내서 암세포가 있는지를 현미경으로 보는 검사방법도 있다.

그러나 최종적으로는 수술로 난소를 떼어내서 조사를 하지 않으면 암을 확정할 수 없다.

치료

개복수술이 메인. 필요에 따라 항암제 치료도 한다

난소 치료는 수술이 메인이지만 필요에 따라서 항암제도 사용한다. 수술은 개복수술로 하고 이전 상태나 연령 등에 따라 한쪽의 난소나 난관만을 절제하는 경우와 양쪽의 난소와 난관, 자궁을 절제하는 경우, 난소암의 전이가 가장 많이 생기는 대망〈위(胃)에서 내려가 있는 대장 소장을 감싸고 있는 지방조직〉을 절제하는 경우, 난소암의 전이가 생기기 쉬운 후복막임파절을 절제하는 경우가 있다.

항암제는 수술로 다 제거하지 못한 암이나 재발예방을 위해 사용한다.

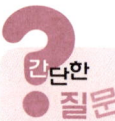

난소를 떼어내면 여성다움까지 사라지는가?

난소는 두 개 중 하나를 떼어내도 남은 하나가 두 개의 역할을 하기 때문에 여성호르몬이 줄어서 여성다움이 없어지는 일은 없다. 또 양쪽의 난소를 떼어낸 경우라도 호르몬보충요법이라고 해서 복용약이나 주사로 보충할 수 있다. 난소암 때문에 난소를 모두 떼어낸 경우는 재발 가능성 등을 신중하게 생각해서 호르몬제를 사용하고 있다.

난소암의 진행정도와 자각증상 · 치료법

병기(스테이지)		주된 자각 증상	치료법
Ⅰ기			
한쪽, 또는 양쪽의 난소에 암이 생긴다	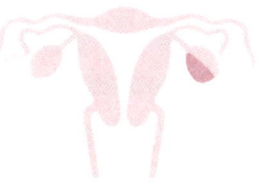	거의 없다	초기라면 암이 있는 쪽의 난소, 난관만을 적출한다(임신을 희망하는 경우). 일반적으로 양쪽의 난소, 난관, 자궁, 대망을 적출한다. 임파절 등을 적출하는 경우가 있다. 수술 후 항암제를 투여하기도 한다
Ⅱ기			
난소뿐 아니라 자궁이나 난관 등에도 암이 퍼져 있다	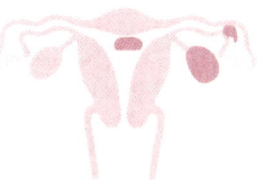	거의 없다. 하복부가 나오고 허리가 두꺼워진 경우가 있다	난소, 난관, 자궁, 대망을 적출한다. 임파절 등도 적출한다. 수술 후 항암제를 투여한다
Ⅲ기			
난소, 자궁, 난관뿐 아니라 상복부 등에도 전이되어 있다	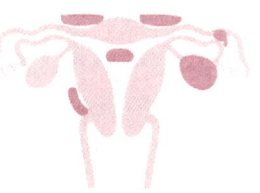	하복부를 만지면 응어리를 알 수 있다. 변비나 빈뇨가 되기도 한다	난소, 난관, 자궁, 대망, 그 주위의 임파절 등을 적출한다. 항암제를 투여한다
Ⅳ기			
난소, 자궁, 난관, 복강뿐 아니라 간이나 간장 등의 장기에도 전이되어 있다	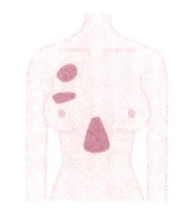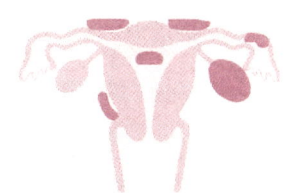	열이 나거나 빈혈, 체중이 줄고, 쉽게 피곤해지기도 한다	암 종류의 확인을 위해 절제할 수 있는 부분을 절제해서 검사한다. 항암제 치료를 한다

유방암

주된 증상
- 젖꼭지에서 고름이 나온다, 출혈이 있고 응어리가 있다
- 좌우의 유방의 형태나 크기가 다르다
- 피부가 짓무르고 변색되어 있다
- 함몰되어 있고 뒤틀려 있다

유방암이란?

유선에 생긴 악성종양. 유전이나 호르몬과의 관계가 크다

유방에는 모유를 만들기 위한 유선이 방사상 형태로 엮어져 있다. 이 유선에 생기는 악성종양이 유방암이다. 생기기 쉬운 장소는 유방의 바깥쪽 위쪽으로 한쪽에 한 곳에만 생기는 경우가 대부분이다.

확실한 원인은 아직 밝혀지지 않았지만 여성호르몬인 에스트로겐이 관계한다고 알려져 있다. 또 가족 중에 유방암에 걸린 사람이 있으면 그렇지 않은 사람보다 발병할 확률이 높다고 알려져 있다. 또 담배나 알코올, 필 등의 호르몬제와도 관계가 있다.

유방암이 생기기 쉬운 곳은 여기!
- 외측 상부 50%
- 내측 상부 20%
- 외측 하부 10%
- 내측 하부 5%
- 유두 밑 5%
- 전체에 걸친 것 10%

걸리기 쉬운 사람

출산 경험이 적은 사람 등이다

유방암이 발병할 연령 중 많은 것은 40대, 다음으로 50대이다. 그중에서도 출산 경험이 없거나 적은 사람, 처음의 출산이 30대 이상이거나, 출산 후 모유를 먹이지 않았던 사람 등이 걸리기 쉽다고 한다. 최근에는 20세 이후 성인 여성의 30명 중 한 사람에 발병한다고 알려져 있다. 또 육식을 많이 하고 살이 찐 사람도 걸리기 쉽다.

증상

대표적인 증상은 응어리. 일 년에 한 번 암 진단을 받는다

대표적인 증상은 응어리로 대부분의 유방암을 이것으로 발견한다. 크기는 작은 콩이나 사탕 정도 등 다양하다. 응어리는 딱딱하고 조금 울퉁불퉁한 형태이다.

암이 피부까지 퍼지면 피부와 응어리가 달라붙어서 뒤틀리거나 젖꼭지가 함몰되거나 좌우의 위치가 바뀌거나 한다. 유두에서 피가 섞인 분비물이 나오기도 한다. 게다가 응어리가 커지면 유방의 표면의 피부가 빨갛게 부어올라 짓무르거나 고름이 나오기도 한다.

검사

촉진 · 맘모그래피, · 세포진, 모를 때에는 조직진을 한다

병원에서는 촉진이나 초음파검사, 유방을 모아서 엑스선촬영을 하는 맘모그래피(→ p87) 등을 한다. 분비액이 나오면 그 세포를 조사한다. 응어리에 바늘을 찔러서 세포를 조사하는데, 그래도 진단을 내릴 수 없을 때는 응어리를 잘라내서 조직을 조사한다.

유방암은 유일하게 자신이 조기 발견할 수 있는 암이다. 자기 체크로 이상을 놓치지 않는 것이 중요하다(→ p123).

평소부터 자신의 유방을 유심히 보거나 만지거나 해서 평상시의 모습을 기억해 두면 이상이 생겼을 때 자각할 수 있다.

진행

응어리나 전이에 의해 진행 정도가 결정된다

유방암의 진행정도는 0기에서 Ⅳ기로 나눠져 있다. 0기는 암은 상피에 머물러 있고 응어리는 없다. Ⅰ기는 유방 내에 암이 퍼지기 시작하고 있지만 응어리는 2센티 이하로 임파절에 전이도 없다. Ⅱ~Ⅲ기는 응어리의 크기나 임파절의 전이의 유무 등에 의해 바뀐다. Ⅳ기는 응어리의 크기에 관계없이 간이나 간장 등의 내장, 뇌 등에 전이된 경우이다.

치료

암의 진행정도나 생활스타일로 바뀐다

유방암은 수술, 방사선, 약으로 치료한다. 떼어내는 범위는 암의 진행 정도나 성질에 따라 달라진다. 예전에는 유방에서 주위의 근육까지 전부 잘라내는 방법이 주류였지만, 현재는 유방은 잘라내도 근육은 남기는 방법이나, 아주 초기의 암이라면 암의 부분과 주위의 유선만을 잘라내는 유방온존법 등이 있다.

Check! ✓

유방암에는 이런 치료법이 있다

특징

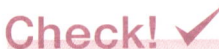

수술요법	할스테드법	유방과 그 안쪽의 대흉근, 소흉근, 겨드랑이 밑의 임파절을 모두 잘라내는 수술. 가슴의 근육까지 모두 잘라내기 때문에 조골의 형태가 튀어나온 듯이 보인다. 또 가슴의 부종이 심해지기 쉬운 후유증의 가능성이 높다. 현재는 그다지 사용되지 않는다
	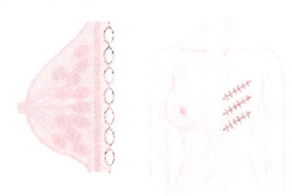	
	흉근온존유방절제술	비정형적수술이라고도 한다. 할스테드법과 달리 흉근은 남기지만, 겨드랑이 밑의 임파절은 잘라낸다. 가슴 근육에의 침윤이 없는 사람에게
	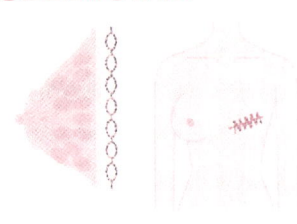	

유방온존요법

암의 부분과 그 주변만을 절제하고, 남긴 유방 부분에 방사선을 쐬는 방법. 암의 부분을 잘라내고 그 주변에 방사선을 쪼이면 국소재발의 가능성을 낮게 할 수 있다

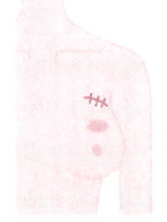 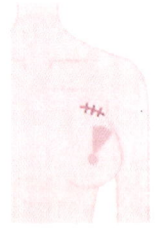

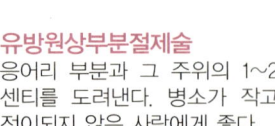

유방원상부분절제술
응어리 부분과 그 주위의 1~2센티를 도려낸다. 병소가 작고 전이되지 않은 사람에게 좋다

유방선상부분절제술
응어리 부분과 그 주위 1~4센티를 제거한다. 겨드랑이 밑의 임파절도 절제한다. 응어리가 작을 때나 유두에서 멀 때는 각도를 좁혀서 절제하기도 한다

약물요법(호르몬요법)
난포호르몬 작용을 억제하는 호르몬제를 투여하고 암세포가 늘어나는 것을 억제한다. 폐경 전 사람과 폐경 후 사람과는 투여하는 약물의 종류가 다르다

화학요법(항암제치료)
수술을 하기 쉽게 하기 위해 병소를 작게 하거나 전이를 막기 위해 한다. 진행을 더디게 하기 위해서도 한다

방사선치료
유방온존요법과 병행한다. 방사선 조명시간은 1회 1분 정도로 주 5일 5주간 정도 지속한다

성감염증

여성에게 많은 병

> **주된 증상**
> • 외음부가 가렵다
> • 외음부에 위화감이 있다
> • 생리물질에 황색이 섞여 있다

성감염증이란?
섹스로 옮는 병이다

성감염증은 STD(sexually transmitted diseases)라고 하며 섹스로 전염되는 병의 총칭이다. 예전에는 매독, 임질, 연성하감, 서혜부림프육아종, 이렇게 네 가지였지만, 현재는 다른 병의 종류도 많아졌다. 최근에 많아진 성감염증으로는 클라미디아감염증, 성기 헤르페스, 임질, 유두종(첨규콘디로마), 에이즈, 매독 등이다.

STD 감염증은 젊은 사람에게 많고 10대 후반에서 20대의 여성에게 집중되고 있다.

치료와 예방
반드시 콘돔을 사용. 치료는 둘이서 함께 받는다

STD는 특별한 사람만 걸리는 병이 아니라 섹스를 하면 누구나 걸릴 가능성이 있다. 그중에도 콘돔을 사용하지 않는 사람이 걸릴 위험성이 높다. 콘돔은 어느 정도 감염증 예방에 도움이 된다.

생리일 때 섹스나 애널 섹스, 오럴 섹스는 요주의이다. 성 감염증에 걸리면 파트너도 검사를 받는 것이 좋다. 여성은 부인과, 남성은 비뇨기과이다.

클라미디아 감염증
자각증상이 거의 없다

요즘 가장 많은 성 감염증은 클라미디아 · 트라코마티스라고 하는 미생물 병원체에 감염돼서 생기는 자궁경관염이다.

병이 진행되면 난관과 난소까지 퍼지고, 심하면 골반복막염을 일으켜서 불임이나 자궁외임신의 원인이 되기도 한다. 자각증상이 거의 없고 잠복기간이 있어서 자신도 모르는 사이에 진행되는 경우가 많다.

파트너에게 증상이 나타나면 바로 검진한다

여성은 황색의 생리물질이 늘어나고 남성은 요도구에서 고름이 나온다. 커플의 한쪽이 이런 증상을 보이면 바로 함께 검진을 받아야 한다. 빨리 발견하고 항생물질을 복용하면 2주 정도로 완치할 수가 있다.

> 성기 헤르페스

외음부에 수포가 생기고 심한 통증이 있다

HSV(단순 헤르페스바이러스) 감염이 원인이다. 주로 입, 외성기에 증상이 나타난다. 오럴 섹스나 키스로 감염된다. 처음 감염에서는 대음순이나 소음순 등에 쌀알 크기의 수포가 생기고, 가벼운 가려움증이 있다. 수포가 궤양이 되고 극심한 통증이 있다. 발의 밑 등에 있는 임파절이 붓거나 열이 난다.

재발하기도 한다

항바이러스제로 치료하고 한 번 감염되면 신경세포에 바이러스가 들러붙어서 감기에 걸려 몸의 면역력이 떨어지거나 할 때 재발하기도 한다.

> 토리코모나스질염

황록색의 거품이 나는 생리가 보인다

토리코모나스 원충의 기생충에 감염돼서 생긴다. 황색이 섞인 거품이 낀 생리물질이 늘어나고 고름 같은 냄새가 나기도 한다. 질이나 외음부에 심한 가려움이 나타난다.

핑퐁감염의 경우가 많다

질 좌약이나 마시는 약으로 치료한다. 토리코모나스 원충이 질에 잠복해서 증식하면 섹스로 남성에게 전염(핑퐁 전염이라고 한다)된다. 남성은 증상이 거의 없기 때문에 여성이 감염되면 함께 치료받아야 한다.

> 매독

감염 장소에 종기가 생긴다

매독 트레포네마라는 세균이 원인이다. 감염되고 3주 정도 지나면 국소에 작은 종기가 생기지만 통증은 없다. 이때 치료하지 않으면 나중에 온몸에 발진 등이 생긴다.

또 치료하지 않고 3년 이상 지나면 피부나 내장에도 종기가 생기고 10년이 지나면 뇌와 신경, 혈관, 심장도 감염돼서 생명에 위험을 초래하기도 한다.

유두종(첨규콘디로마)
외음부에 사마귀가 생긴다

HPV 감염이 원인으로 외음부나 질, 자궁경부 등에 끝이 뾰족한 사마귀가 몇 개 생긴다. 늘어나면 콜리플라워와 같은 덩어리가 되기도 한다. 남성은 페니스 끝에 사마귀가 생긴다.

자궁경암을 일으킨다

전기메스, 레이저 등으로 제거한다. 조금이라도 남아 있으면 재발한다. 최근 자궁경암의 원인이 되는 바이러스라는 사실이 밝혀졌다.

임균 성 감염증
외음부에 가려움과 생리물질이 증가한다

임균이 원인이다. 잠복기가 2~5일이고 배뇨 시에 통증과 황색의 생리가 나온다. 무증상인 경우도 많다. 페니실린 등의 항생물질로 치료한다.

치료하지 않으면 자궁내막염이 되거나 골반에 균이 침입해서 불임이나 자궁외 임신의 원인이 되기도 한다. 남성이 감염되면 요도구에서 고름이나 심한 통증이 나타나기 때문에 파트너에게 증상이 보이면 함께 검사한다.

에이즈(HIV)
정액이나 혈액을 통해서 감염된다

AIDS는 '후천성면역결핍증'이라는 병으로 HIV 감염으로 일어난다. 잠복기간이 10~15년 정도로 길고 발병하면 면역기능이 저하돼서 대부분의 사람이 죽음에 이른다.

감염돼도 전혀 증상이 없다. 한 번의 섹스에도 감염되기도 한다. 보건소 등에서 무료 검사를 받을 수 있기 때문에 걱정이 되면 서둘러 검사를 받아야 한다.

저혈압증

주된 증상
- 나른하다
- 졸리다
- 어지럼증이 있다
- 어깨가 결린다
- 머리가 아프다
- 숨이 차다

저혈압증이란?

혈압이 정상보다 낮아서 혈액순환이 나빠진다

최대혈압이 100mmHg 이하일 때를 저혈압이라고 한다. 몸속의 혈액의 환경이 나쁘기 때문에 피로나 졸음, 두통이나 어깨 결림 같은 증상이 나타나는 것이 저혈압이다.

저혈압에는 두 종류가 있는데 다른 병이 원인으로 일어나는 2차 저혈압이 있다. 가장 많은 것은 본능성 저혈압으로 체질적인 요인으로 일어난다.

치료

생활습관을 바꾸는 것이 포인트다

본능성 저혈압은 평소의 생활습관을 점검하면 개선할 수 있다. 포인트는 식사나 운동, 수면이다. 저혈압인 사람의 대부분은 아침을 싫어한다. 올빼미형 생활은 자율신경이 흐트러지기 때문에 몸을 안 좋게 한다. 일찍 자는 습관을 들여서 아침에는 여유롭게 일어나고 스트레칭이나 샤워로 혈액순환을 좋게 해야 한다. 세 끼 식사를 제때 먹고 에너지 부족을 방지한다. 적절한 운동으로 근육을 움직이면 혈액순환이 좋아진다.

Check! ✓ 체질개선에는 이것이 좋다

- 일찍 자고 일찍 일어나는 마음가짐
- 일어나면 따스한 물로 샤워를 한다
- 눈을 뜨면 일어나기 전에 스트레칭을 한다

요로감염증
(방광염 · 신우신염)

주된 증상
- 빈뇨
- 배뇨통
- 소변에 피가 섞여 있다
- 소변이 탁하다
- 등이나 허리가 아프다
- 고열이 난다

요로감염증이란?

요도에 세균이 침입해서 염증을 일으킨다

요도구로 세균이 침입해서 염증을 일으키는 병이다. 여성의 요도는 짧고 요도구가 항문에 가깝기 때문에 감염되기 쉽다. 스트레스나 피로로 몸의 저항력이 떨어졌을 때 배뇨나 생리, 섹스 등을 계기로 감염되는 경우가 많다.

요도에 염증이 생기면 방광이나 신장에도 세균이 침입하는 경우가 있다. 염증의 부위에 따라 방광염, 신우신염이라고 병명이 달라진다.

방광염은 화장실을 자주 가게 되고 소변이 하얗고 탁하며 배뇨 시에 통증이 있다. 신우신염의 증상은 등이나 허리에 통증과 38~40도를 넘는 고열이다.

검사와 치료

소변검사와 혈액검사를 한다. 마시는 약으로 치료한다

먼저 소변검사로 세균이 있는지를 본다. 필요에 따라서 혈액 검사로 염증의 정도를 살핀다. 치료는 항생물질로 세균을 죽인다. 마시는 약을 쓰며 상황에 따라서는 점적을 사용한다.

세균을 체외로 배출하기 위해서 수분을 많이 섭취하도록 한다. 회복하기까지는 섹스는 삼가야 한다.

Check! ✓

요로감염증의 재발을 막기 위해서는

- 수분을 많이 섭취한다
- 화장실에 가는 것을 참지 않는다
- 휴양과 수면을 충분히 취한다
- 외음부는 청결하게

비만

비만이란?

체중이 일정 이상이다

몸의 지방이 증가해서 BMI(body mass index)가 25.0을 넘은 상태를 비만이라고 한다.

표준체중은 신장에서 산출하지만 요즘 많이 사용하는 것은 BMI라는 계산식에 맞춰보는 방법이다.(아래 참조) 표준체중 계산식에 있는 '22'는 가장 병에 걸리기 어려운 표준체중을 산출하는 숫자로 간주된다.

최근에는 체중뿐 아니라 체지방율도 다뤄진다. 성인여성의 체지방률의 표준은 20~25%이다. 30%를 넘으면 당뇨병이나 고혈압, 심장병, 간장병 등의 생활습관병에 걸리기 쉽다.

정확한 체지방률을 재는 것은 어렵지만 가정에서 잴 수 있는 간이체지방계(체중계와 병용할 수 있는 것도 있다.)로 어느 정도 자신의 체지방을 알아두면 좋다.

비만의 원인은 대부분 과식이나 운동부족이지만 산후나 갱년기 호르몬의 불균형이 원인인 경우도 있다. 갑자기 살이 쪘을 때는 병의 가능성도 생각할 수 있다.

자신의 표준체중과 비만도를 계산해 보자

표준체중(kg)=신장(m)×신장(m)×22

(예) 신장이 160cm인 경우는 1.6×1.6×22=56.32 표준체중은 약 56kg이 된다.

BMI=체중(kg)÷신장(m)÷신장(m)

(예) 신장이 160cm로 체중이 60kg인 사람의 BMI를 계산하면 60÷1.6÷1.6=23.43
밑의 판정기준에 비춰보면 보통으로 판정된다.

비만 판정기준

판정방법	저체중	보통	비만(과체중)	
BMI	18.5 미만	18.5 이상 25.0 미만	25.0 이상	자신의 BMI의 판정기준에 따라 '저체중' '보통' '비만'의 레벨을 판정할 수 있다.

치료

균형 잡힌 식사와 적절한 운동이 최선이다

비만은 병은 아니지만 다양한 병을 일으키는 원인이 된다. 생활습관과 관련된 것이기 때문에 조금이라도 표준체중에 가깝도록 해야 한다.

비만 해소에는 식사와 운동이 모두 필요하다. 어느 쪽만을 하는 것은 건강을 저해하는 것으로 효과적으로 지방을 줄일 수가 없다.

먼저 과식은 삼가고 균형 잡힌 하루 세 끼를 잘 챙겨먹는 것이 중요하다. 또 자주 먹는 외식의 칼로리를 알아두는 것도 좋다.

운동은 칼로리를 소비하고 근육을 만들어서 살이 찌기 어려운 몸을 만들 수 있다. 걷기를 오랫동안 계속하고 스트레스 해소에도 도움이 되는 운동을 해야 한다.

잘못된 다이어트는 몸을 병들게 한다!!

다이어트를 할 때는 빨리 결과를 얻고 싶어 하는데 성공의 포인트는 서두르지 않는 것이다. 잘못된 다이어트법이 많지만, 그중에도 식사를 거르거나 특정한 음식만을 먹는 것은 위험하다. 식사를 극단적으로 줄이고 심한 운동을 하는 것도 좋지 않다.

이런 방법으로 갑자기 살이 빠졌다고 해도 영양부족으로 호르몬 균형이 무너지고 생리가 멈추거나 피부가 거칠어지기도 한다. 또 지방뿐 아니라 근육도 줄어들기 때문에 리바운드 현상이 일어나기 쉬운 몸이 되어버린다.

식사의 요령은 다음과 같다.
- 하루 세 끼, 저녁은 가볍게 한다.
- 튀긴 음식이나 단 것은 삼간다.
- 잘 씹고 천천히 먹는다.
- 식재료의 종류는 다양하게 한다.
- 자기 전에는 먹지 않는다.

운동으로는 유산소운동의 에어로빅이나 수영, 걷기 등이 좋다. 주 2회 이상 페이스로 하고, 평소 생활에서도 걷는 거리를 늘리고 몸을 자주 움직이도록 한다. 이상적인 감량 페이스는 한 달에 1~2kg이다.

골다공증

> **주된 증상**
> - 등이나 허리가 아프다
> - 이전보다 키가 작아졌다
> - 등이 구부러졌다

골다공증이란?

골량이 저하해서 뼈가 약해지는 병이다

뼈의 내부가 경석처럼 돼서 물러지고 부러지기 쉬워지는 병으로 폐경 후의 여성에게 많이 나타난다.

폐경으로 여성호르몬인 에스트로겐 분비가 줄어드는 것이 원인이다. 에스트로겐에는 뼈를 만들거나 뼈에서 칼슘이 유출되는 것을 방지하는 기능이 있다. 또 칼슘이나 비타민 D 부족, 카페인이나 알코올의 지나친 섭취, 담배 등도 관계가 있다. 최근에는 과격한 다이어트로 영양실조나 호르몬 밸런스가 무너진 젊은 여성들에게도 많이 나타난다. 부신피질호르몬을 오랫동안 사용하는 것도 영향을 끼친다.

골절은 넘어지거나 하는 경우 이외에도 체중으로 등뼈가 상하로 찌그러드는 경우(압박골절)가 있는데 이럴 경우 등이나 허리가 심하게 아프고 키가 줄어든다.

검사와 예방

골밀도를 재서 식사나 운동으로 예방한다

초기는 증상이 확실히 나타나지 않지만 전용 골밀도 측정기나 엑스선으로 진단할 수 있다.

골량은 20~30세에 피크에 달하기 때문에 그때까지 칼슘을 충분히 섭취하는 것이 중요하다. 중년 이후라도 칼슘이 많은 음식과 적절한 운동, 일광욕으로 예방할 수 있다. 호르몬제를 복용하는 치료법도 있다.

Check! ✓
이런 점에 주의해서 예방하자
- 가능하면 매일 적절한 운동을 한다
- 칼슘이나 비타민 D가 많은 음식을 먹는다
- 적절한 일광욕을 한다

치주병

주된 증상
- 이를 닦으면 피가 난다
- 입 냄새가 난다
- 잇몸이 빨갛게 부어올랐다
- 이가 흔들거린다
- 이와 잇몸 사이에 틈이 생겼다

치주병이란?
잇몸에 염증이 생겨 결국에는 이를 뽑아야 한다

이를 자주 닦지 않거나 닦는 방법이 거칠면 치구나 치석이 생겨서 세균이 증식하고 잇몸에 염증이 생긴다. 또 치열이 나쁘기 때문에 이에 압력이 가해지는 것이나 틀니가 맞지 않는 것도 원인이 된다.

처음에는 잇몸이 붓기만 하지만 이와 잇몸 사이에 치주포켓이라는 간격이 생기고, 거기에 치석이 생기며 고름이나 피가 나오고 이가 흔들거리고 마지막에는 통증이 심해져서 이를 뽑지 않으면 안 된다.

치료
치구나 치석을 제거하고, 심할 때는 염증 부분을 절제한다

먼저 치구나 치석을 제거하고 치주포켓 속의 고름을 제거한다. 염증이 심한 경우는 그 부분을 절개하기도 한다.

이를 바르게 닦는 방법을 익혀 매일 실천하면서 정기검진으로 치석을 제거하는 것이 좋다.

Check! ✓
이상적인 이 닦는 방법은 이것이다!

바스(bass)법, 스크러빙(scrubbing)법을 병행하는 것이 이상적이다

바스법
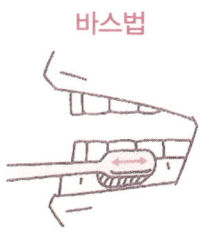
칫솔 끝을 이와 잇몸 경계에 45도 각도로 한다. 이 상태로 칫솔을 잘게 움직인다.

스크러빙법
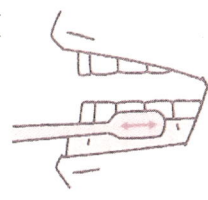
칫솔을 이에 90도 각도로 하고 칫솔을 잘게 움직이면서 닦는다. 치구를 제거하는데 적당한 방법. 치열이 나쁜 사람은 덴탈프로스 등을 병행해서 사용한다

교원병

주된 증상
- 관절이 붓고 아프다
- 열이 난다
- 손가락이 경직되고 붓는다
- 피부가 변한다
- 근육통

교원병이란?
면역기능 이상으로 여러 곳에 염증이 생긴다

교원병이란 몇 개의 병을 총칭한 명칭이다. 면역기능 이상으로 혈관이나 피부, 근육, 관절 내장 등의 결합조직에 염증이 생긴다.

교원병에는 신체에 염증이 생기는 부위에 따라 관절류머티즘이나 전신성 에리테마토데스, 피부근염, 전신성경화증, 결절성다발동맥염 등이 있다.

이런 병에 걸리는 사람은 많지만 주로 교원병에 공통되는 점은 여성이 압도적으로 많다는 것이다. 병에 따라서는 환자의 90%가 여성인 경우도 있다. 생리가 있는 젊은 여성에게 발병하기 쉬운 경향이 있다.

원인
여성호르몬, 체질이나 환경과도 관계가 있다

교원병은 몸속에 자기항체라는 것이 생겨서 자기 자신을 이물질로 간주해서 공격하는 자기면역반응에 의해 일어난다.

자기면역반응에는 여성호르몬인 에스트로겐과 관계가 있다고 알려져 있다. 병을 일으키지는 않지만 자기항체가 만들어질 때 그것을 도와주는 작용이 에스트로겐에 있다. 임신이나 출산의 메커니즘도 영향을 준다고 한다.

또 교원병에는 걸리기 쉬운 체질도 있고, 더욱이 자외선이나 약 등 환경인자의 자극이 더해지면 병을 발생시키거나 악화시킨다. 계기가 되는 자극은 각각의 병에 따라 다르다.

검사
주로 혈액 검사로 진단한다

교원병 진단은 먼저 문진으로 증상, 본인이나 가족의 병력, 하는 일, 일상생활 사항 등 여러 가지 질문을 한다. 문진과 진찰로 대략적인 예측을 할 수 있다.

Check! ✓
이런 것이 발병의 계기가 되기도 한다

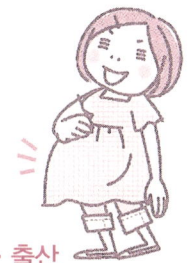

임신·출산
임신 중에는 면역력이 저하되고 출산 후에는 면역력이 높아진다. 양쪽 모두 여성호르몬과 관계가 있다

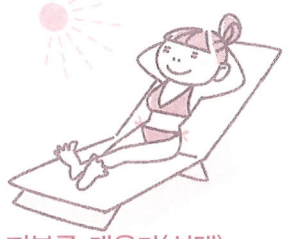

피부를 태운다(선탠)
피부가 타는 건 피부가 염증을 일으킨 상태. 이 염증이 전신성 에리테마토데스를 일으키기도 한다

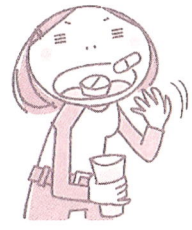

약을 복용하고 있다
약이 체내에 들어오면 몸이 그것을 이물질로 인식해서 면역기능이 높아져서 발병한다

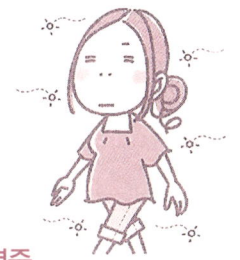

감염증
바이러스에 감염되면 이것을 계기로 발병하기도 한다

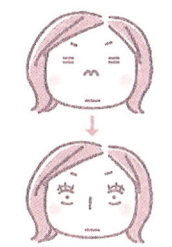

성형을 한다
실리콘이나 파라핀 등 몸의 성분과 다른 것을 사용함으로써 발병한다

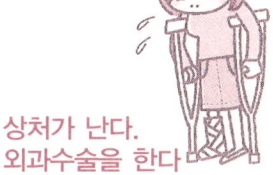

상처가 난다. 외과수술을 한다
몸에 상처가 나면 조직이 파괴된다. 그러면 몸을 보호하려고 항체가 만들어져서 발병한다

또 병을 특정(特定)하기 위해 빼놓을 수 없는 것이 혈액검사이다. 병의 원인이 된 자기항체의 종류나 양, 염증이 있는지 없는지를 조사한다. 그 외에 병에 따라서 소변검사나 엑스레이 촬영 등 필요한 검사를 한다.

치료

약으로 염증을 컨트롤한다

교원병은 원인을 알 수 없기 때문에 치료의 포인트는 이상한 면역반응이 활발해지는 것을 억제하고 염증을 진정시키는 것이다.

사용되는 약은 주로 비스테로이드 항염증 약, 스테로이드 약, 항류머티즘 약, 면역 억제약 네 종류가 있고, 증상에 따라 바뀐다. 증상이 안정되면 임신이나 출산도 가능해지기도 한다.

아토피성 피부염

주된 증상
- 피부가 가렵다
- 피부가 거칠어진다
- 습진이 생긴다
- 습진 부분이 거칠어져서 두꺼워진다

아토피성 피부염이란?
알레르기성 피부염. 성인이 되고 나서 발병한다

피부가 거칠어지거나 발진이 생긴 곳이 거칠거나 두꺼워지고 가려움이 심한 알레르기성 피부염이다. 체질에 의한 것으로 원인은 밝혀지지 않았다.

어릴 때 증상이 생기다 낫는 사람도 많지만 사춘기부터 습진이 생기거나 성인 되고 나서 증상이 나타나는 사람도 있다.

성인의 아토피성 피부염은 얼굴부터 온몸에 심한 가려움과 습진이 반복적으로 나타나는 특징이 있다.

원인
집 먼지, 화분, 스트레스가 계기가 되기도 한다

직접적인 원인이 되는 알레르기는 사람에 따라 다르지만 집 먼지나 진드기, 화분, 피부의 세균 등이 있다. 스트레스는 발증의 계기가 된다.

치료
청결과 보습에 유의한다. 원인을 없애는 것도 중요하다

먼저 기본은 원인이 되는 것을 없애거나 피하는 것이다. 스트레스가 관련된 경우에는 기분전환도 중요하다.

목욕이나 샤워로 몸을 청결히 하고 로션 등으로 보습을 해야 한다. 심한 경우는 피부과에서 약으로 치료한다.

? 간단한 질문 습진이나 피부 등 옮는 것은 사람에 따라 다른가?

어떤 것에 닿아서 생기는 습진이나 피부 이상을 옮는다고 한다. 옮는 것에는 어떤 자극에 닿았을 때, 누구에게나 생기는 자극성과 특정한 사람에게 옮는 알레르기성이 있다. 자극성은 무언가에 닿아서 옮는 것이지만 사람에 따라 다르다. 화장품이나 비누, 샴푸 등의 향료와 같은 성분, 액세서리 금속 등 다양하다.

갑상선기능항진증·갑상선기능저하증

주된 증상

항진증
- 손가락이 떨린다
- 미열이 있다

저하증
- 손발이 차다
- 졸리다

갑상선기능항진증·갑상선기능저하증이란?
갑상선호르몬의 지나친 증가나 감소로 신진대사에 이상이 생긴다

갑상선은 결후 아래 부근에 있고 갑상선호르몬을 분비한다. 갑상선호르몬은 신진대사를 촉진시키고 영양소를 체내에서 이용하거나 태아의 성장을 돕고 있다.

갑상선 활동이 지나치게 활발해지는 것이 갑상선기능항진증으로 혈액 중에 갑상선호르몬이 증가한다. 몸은 항상 활발히 움직이는 상태가 되고 심장이 평소보다 빠르게 뛰거나, 야위고, 쉽게 피곤해지는 것과 같은 정신적인 증상이 나타나기도 한다.

갑성선기능저하증은 그 반대로 피부가 건조해지고 얼굴이 붓기도 한다. 양쪽 모두 여성에게 많고 20~40대에 걸리기 쉽다.

갑상선은 여기에 있다

갑상연골 (결후)
갑상선
부갑상선
기관

치료
상태에 따라 치료법을 정한다

진단에는 혈액 중의 갑상선호르몬의 농도 등을 측정하고 초음파검사로 종양 등이 있는지 확인한다.

항진증은 약으로, 정상으로 회복되는 경우가 많지만 복용을 멈추면 재발하기 쉽기 때문에 일 년 이상 지속해서 복용한다. 저하증은 부족한 갑상선호르몬을 약으로 보충하면 증상은 사라진다. 어느 쪽도 치료해서 증상이 진정되면 임신이 가능하다.

바른 식생활이 몸의 기본이다

현재 어떤 식사를 하고 있는지 점검해 보자

식사는 몸의 건강을 유지하기 위한 영양 보급뿐 아니라 마음을 온화하게 하기 위해서도 중요한 것이다. 잘못된 식생활은 병이나 거친 피부 등 여러 가지 문제의 원인이 된다.

매일 아무렇지 않게 하고 있는 식사에 어떤 문제가 있는지 자신은 좀처럼 깨닫지 못한다. 다음의 포인트를 기준으로 한번 점검해봐야 한다.

바른 식생활 ❶
아침, 점심, 저녁 세 끼는 정해진 시간에 먹는다

식사는 하루 세 번 규칙적으로 먹는 것이 기본이다. 정해진 시간에 먹는 리듬이 생기면 더 건강해진다고 할 수 있다.

그중에서도 중요한 것이 아침이다. 철야나 야근, 수험공부 등으로 생활이 올빼미형이 돼서 아침을 먹지 않는 사람이 적지 않다.

아침은 자고 있는 사이에 내려간 체온을 상승시켜서 몸을 활동하기 쉽게 해준다. 우유나 요구르트, 과일이라도 먹는 것이 좋다.

또 아침을 거르면 전날 밤부터 12시간 이상 위에 음식이 들어가지 않은 상태가 되어 피부지방이 늘고 비만이 되기 쉽다.

바른 식생활 ❷
필요한 영양소를 밸런스 있게 먹는다

식사의 내용에서 중요한 것은 다양한 음식을 조합해서 영양소를 골고루 균형 있게 섭취하는 것이다.

식사의 기본은 밥 등의 곡물이 주식, 반찬으로는 육류나 생선 등의 단백질과 야채, 해조류, 콩류 등, 비타민이나 미네랄, 식이섬유가 함유된 것이 좋다. 그 외에 유제품이나 과일 등을 섭취한다. 또 조리방법이 한쪽으로 치우치지 않도록 하는 것도 중요하다. 반찬에 기름에 튀긴 음식이 있다면 삶거나 조린 음식도 곁들여서 기름기를 없애주도록 한다.

바른 식생활 ❸
섭취 칼로리를 지킨다

균형 잡힌 식사라도 과식을 하면 비만이 될 수 있다. 섭취 칼로리가 소비 칼로리를 초과하지 않도록 자신에게 필요한 에너지양을 알아두어야 한다. 성인여성은 평소의 일과 운동량이 중간 정도라면 하루 식사로 섭취하는 에너지양은 1,800kcal(±200) 정도가 적당하다.

단 너무 이 수치에 제한을 받는 것도 좋지 않다. 과식을 하면 다음 날 식사를 조금만 해서 조절을 해야 한다.

바른 식생활 ❹
술이나 과자는 적당히 먹는다

알코올이나 단 것은 스트레스 해소에 도움이 된다. 또 술은 혈액순환을 좋게 하고 당분은 에너지원이 되는 장점이 있다. 그러나 지나치게 섭취하면 비만의 원인이 된다.

술은 적량을 지키고, 안주는 야채나 두부요리 등을 하면 에너지를 지나치게 섭취하지 않으면서 즐길 수 있다.

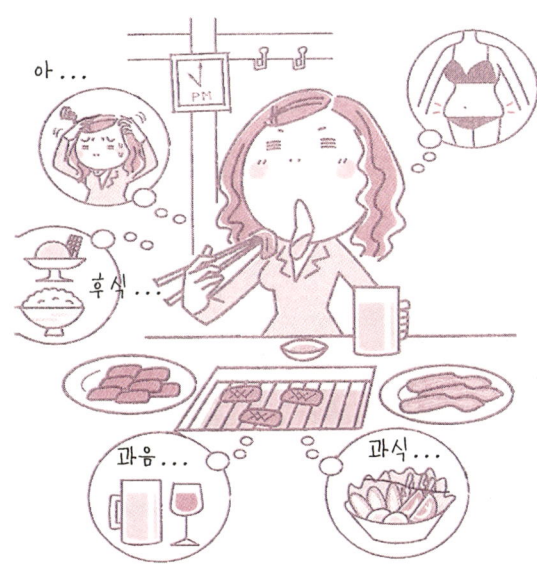

과자를 먹을 때는 에너지가 소비되기 쉬운 오전 중이나 점심 사이에 한다.

바른 식생활 ❺
패스트푸드, 편의점 식품은 적당히 먹는다

패스트푸드, 편의점 도시락 등에는 기름기나 식염이 많이 함유되어 있다. 그래서 야채나 해조 등도 함께 먹는다. 또 샐러드드레싱에는 기름기가 많기 때문에 주의해야 한다.

하루 1,800kcal라도 이렇게 많이 먹을 수 있다!!

보건복지가족부와 농림수산식품부에서 식사의 '밸런스 가이드'를 발표해서 건강한 하루 식사 적당량을 공개하고 있다. 그것을 참고로 하루 1,800kcal 정도의 샘플을 소개한다.

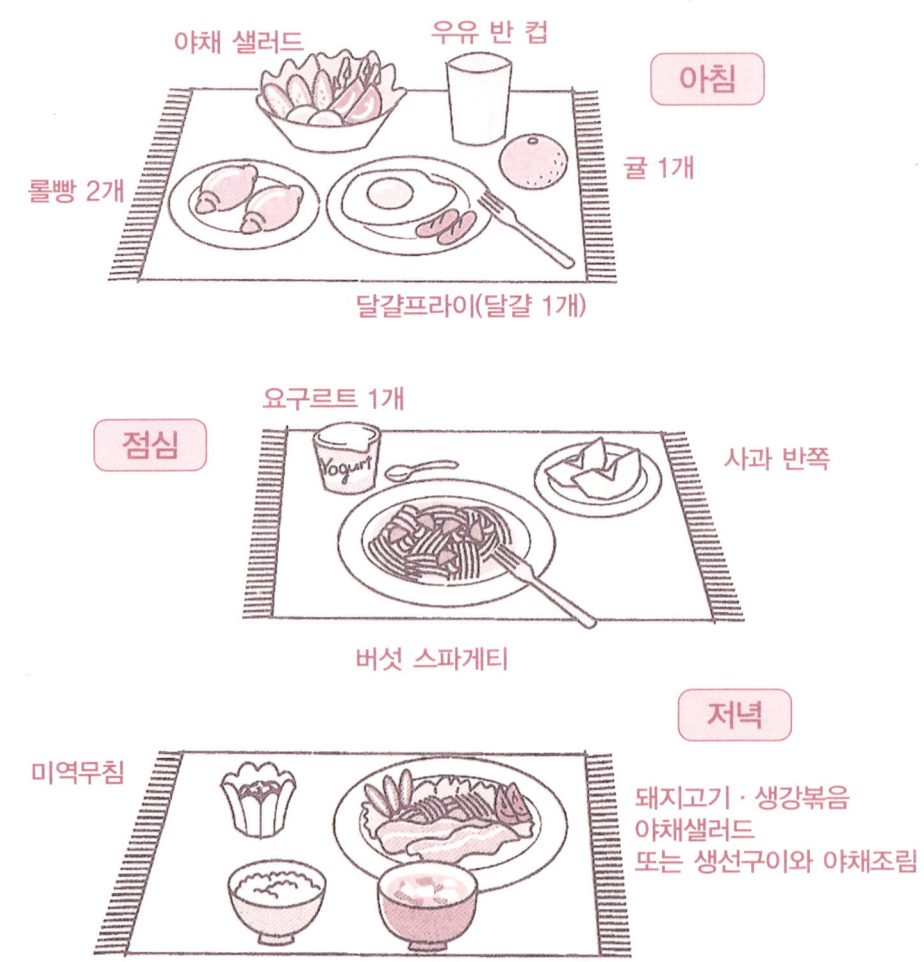

Part 4

스트레스로부터 마음의 병이 생긴다

인생에서 여러 가지 생활환경의 변화에
적응하면서 살아가는 현대의 여성은
많은 스트레스와 싸우고 있다.
그 때문에 마음과 몸의 균형이 무너져서
건강을 훼손하는 경우도 있다.
여러분은 스트레스에 잘 대처하고 있는가?

스트레스가 마음과 몸에 상처를 준다

스트레스와 몸의 병은 관계가 있나?

▍마음의 병의 계기는 과도한 스트레스이다

최근에 우울증이나 자율신경실조증, 적응장해, 과환기증후군 등의 마음의 병에 걸리는 사람이 늘어나고 있다.

원인의 대부분은 스트레스이다. 스트레스는 예전부터 있었지만 마음의 병이 주목을 받기 시작한 것은 최근에 이르러서이다. 우리들은 스트레스에 약한 것일까?

▍스트레스란 무엇인가?

스트레스란 어떤 자극에 의해 심신이 균열이나 변형을 일으키는 것이다. 스트레스는 반드시 병의 원인이 된다고 할 수 없다. 일상생활에서 스트레스가 전혀 없는 상태는 없다. 오히려 적절한 스트레스는 인간적인 성장을 위해 빼놓을 수 없는 것이다.

그러나 몸이 미처 대응할 수 없는 과도한 스트레스가 오랫동안 가해지면 심신은 회복할 힘을 잃어버리고 만다.

스트레스의 원인으로는 소음이나 악취, 기온, 습기 등의 생활환경, 수면부족이나 피로, 욕구불만이나 대인관계의 고민 등이 있다. 결혼이나 출산, 출세 등의 기쁘고 즐거운 일도 스트레스의 원인이 되지만 이런 스트레스는 '좋은 스트레스'라고 할 수 있다.

▍여성에게는 큰 스트레스가 되는 일이 많이 있다

특히 여성은 살아가면서 여러 가지 많은 전환기가 기다리고 있다. 취직은 물론이고 결혼해서 생활환경이 바뀌는 것뿐 아니라 임신, 출산, 육아, 시부모 모시기 등 남성보다 더 많은 스트레스를 받는 일이 많다. 또 사회적으로도 여성은 남성

Check! ✓
이런 증상이 있으면 요주의

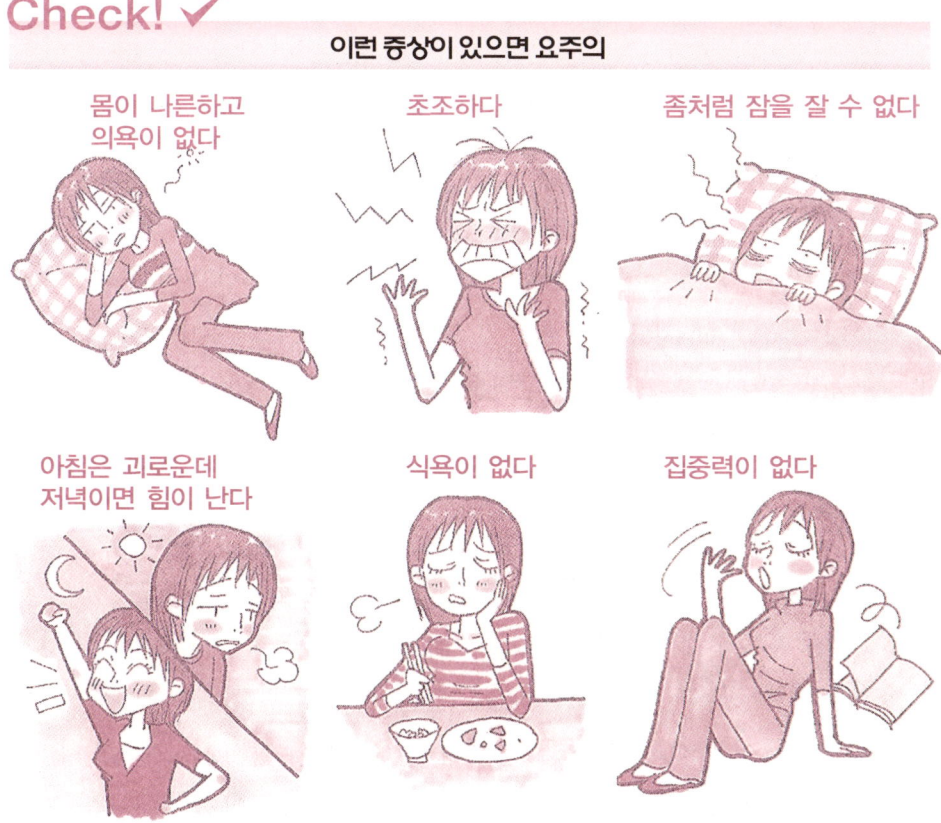

보다 약자의 입장에 놓여 있다.

그러나 스트레스에 대한 반응은 사람에 따라 다르다. 같은 환경이라도 건강이 나빠지는 사람이 있으며 아무런 변화도 없는 사람도 있다. 성격적으로 스트레스에 반응하기 쉬운 사람과 그렇지 않은 사람도 있다.

▌마음의 병뿐 아니라 몸에 이상으로 나타난다

우울한 기분이 매일 이어지고 무엇을 해도 즐겁지 않고 모든 것에 흥미가 없는 등 마음에 이상 증상이 나타난다. 자주 심장이 빨리 뛰고, 위가 아프다거나 배가 살살 아프고, 식욕이 없는 등 몸에도 이상이 나타나기도 한다.

마음의 병은 무언가에 의존하기도 한다

'마음의 병'이라고 일률적으로 말하지만 그 종류는 여러 가지이다. 189쪽 이후에서 소개한 병은 물론이고 그 외에도 무언가에 의지해서 마음의 안정을 유지하려는 의존증이 있다.

예를 들어 술을 마시는 양이 늘고 끊으려고 해도 끊을 수 없는 상태인 '알코올 의존증', 쇼핑을 해서 스트레스를 해소하지만 귀가하면 후회하고 다시 반복하는 '쇼핑 의존증', 약을 필요 이상으로 먹지 않으면 참을 수 없는 '약물 의존증', '도박 중독증', '인터넷 중독증', 휴대전화를 갖고 있지 않으면 안정되지 않는 '휴대전화 의존증' 등 다양하다.

스트레스를 잘 극복해서 마음의 병에 걸리지 않도록 한다

마음의 병에 걸리지 않기 위해서는 평소의 생활에서 오는 스트레스를 잘 극복하는 것이 중요하다. 좋아하는 운동을 하거나 음악을 듣는 것도 좋다. 아로마테라피(향기나 식물을 사용하여 치료하는 향기요법)나 애완동물을 기르는 것도 좋다. 가끔은 온천에 가서 심신을 휴양하거나 여행을 가서 기분전환을 하는 것도 좋다. 그래도 좋아지지 않으면 정신과 등에 가서 검진을 받는 것이 좋다.

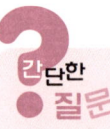

마음의 병에 걸리면 일을 그만두어야 하는가?

그렇지 않다. 마음의 병에 걸리면 바로 그런 결정을 하지 말고 천천히 휴식을 취하는 것이 우선이다. 마음의 병에 걸렸을 때는 판단력이 저하된 경우가 많기 때문이다. 정신과 의사와 상담하고 회사에서 신뢰할 수 있는 사람과 상담해서 장기 휴가를 얻는 것이 좋다.

자율신경실조증

주된 증상
- 초조하다
- 심장이 빨리 뛴다
- 쉽게 피곤하다
- 어깨가 결린다
- 허리가 아프다
- 몸에서 열이 난다

자율신경실조증은 이런 병
자율신경 균형이 무너져 몸의 여러 곳에 이상이 생긴다

자율신경은 환경이나 그 상황에 맞춰서 내장의 활동을 자율적으로 조절하는 신경이다. 교감신경과 부교감신경이 있으며 이 두 신경의 균형으로 몸의 상태가 유지되고 있다.

자율신경실조증은 어떤 계기로 두 개의 신경 균형이 무너지고, 필요한 신경이 필요할 때 작용하지 않거나 필요하지 않을 때 작용해서 몸의 여기저기에 이상이 생기는 병이다.

원인
불규칙한 생활이나 과도한 스트레스로 인해 생기는 경우가 많다

가장 큰 원인은 과도한 스트레스나 불규칙한 생활에 의한 몸의 리듬이 무너지는 것이다. 또 성격적으로 스트레스를 받기 쉬운 사람, 환경이 크게 바뀐 경우 등도 자율신경실조증에 걸리기 쉽다. 원인은 다양한 요인이 복합적으로 작용해서 병이 된다.

증상도 여러 가지이다. 두통이나 어지럼증, 심장이 빨리 뛰거나, 변비, 어깨 결림 등 사람에 따라 다양한 증상이 나타난다. 그러나 검사에서 이상이 발견되지 않는 경우가 많다.

검사와 치료
몸의 병인지를 파악한다

자율신경의 혼란으로 인한 몸의 이상은 누구에게나 일어날 수 있다. 그것을 자신이 해결할 수 없는 상태인 경우에는 내과나 정신과에 가서 증상을 얘기하고 검진을 받는다. 몸의 병에서 오는 증상인 경우도 있기 때문에 먼저 확실하게 검사를 받는다. 그리고 마음의 병이라는 검진을 받으면, 증상에 따라 항불안제나 항우울제를 사용하거나 카운슬링 등 적절한 치료를 받도록 한다.

우울증

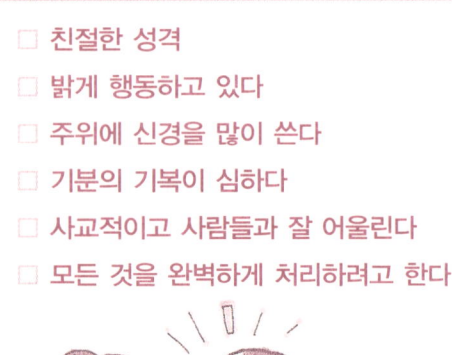

주된 증상
- 우울한 기분이 든다
- 침울하다
- 고독감에 빠진다
- 불안해진다
- 잠을 못 잔다
- 죽고 싶다

우울증은 이런 병

에너지가 없어져서 우울한 상태다

일상적으로 기분이 침울해지는 일은 누구에게나 있다. 이것이 '우울' 로 대부분은 시간이 지나면 평소의 상태로 돌아온다. '우울' 은 심신의 에너지가 저하한 상태로 오랜 시간 지속되면 심신의 에너지가 없어지고 평소처럼 생활하지 못하게 된다. 이것이 '우울증' 이다.

마타니티 블루도 우울증의 하나이다. 임신이나 출산으로 여성호르몬의 밸런스가 극변해서 자주 눈물이 나거나 정신이 불안정해지기 쉬워진다. 산후 여성의 10%

Check! ✓

이런 성격이 우울증에 걸리기 쉽다

- ☐ 착실한 성격
- ☐ 성실하다
- ☐ 질서를 중시한다
- ☐ 약속을 지키려고 한다
- ☐ 책임감이 강하다
- ☐ 보수적
- ☐ 다른 사람이 부탁을 하면 싫다는 말을 못 한다
- ☐ 유연성이 없다
- ☐ 진지하다
- ☐ 무슨 일이나 철저하게 하지 않으면 불안하다
- ☐ 붙임성이 좋다

- ☐ 친절한 성격
- ☐ 밝게 행동하고 있다
- ☐ 주위에 신경을 많이 쓴다
- ☐ 기분의 기복이 심하다
- ☐ 사교적이고 사람들과 잘 어울린다
- ☐ 모든 것을 완벽하게 처리하려고 한다

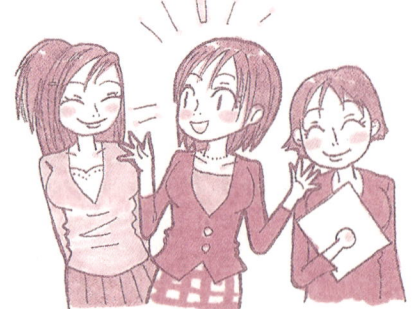

정도 꼴로 나타나는 증상이다. 증상이 심한 경우는 빨리 검진을 받아야만 한다.

> 원인

진지한 성격에 강한 스트레스가 가해지면 우울증에 걸리기 쉽다

우울증은 성격에 따라 걸리기 쉬운 사람이 있다. 성실하고 책임감이 남보다 강하고 주위에 신경을 쓰고 진지한 사람은 일반적으로 스트레스에 반응하기 쉽고 우울증에 걸리기 쉽다.

> 검사

몸의 병으로 우울증에 걸렸는지를 혈액검사로 조사한다

침울한 상태가 2주 정도 계속된다면 주치의나 정신과에서 검진을 받는다. 우울증 증상은 당뇨병이나 갑상선의 이상 등 몸의 병이 원인인 경우도 있기 때문에 의사는 몸의 병이 있는지 없는지 혈액검사 등으로 체크한다.

> 치료

푹 쉬는 것과 증상에 맞는 약을 복용한다

검사 결과, 몸의 병이 원인이라면 그 병을 치료하는 일부터 시작한다. 마음이 원인인 우울증이라면 학교나 일을 쉬고 천천히 휴양을 취한다. 또 증상에 맞는 약을 처방받아서 의사의 지시에 따라 복용한다.

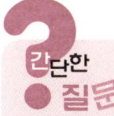

간단한 질문   가족 중에 우울증 환자가 있다면 어떻게 해야 하는가?

"힘을 내!"라고 격려하거나 "어쩌다 이런 일이 일어났지?", "뭘 하고 있냐!"라고 화를 내는 일은 삼갈 필요가 있다. 우울증에 걸리면 가장 괴로운 것은 본인이다. 괴로운 기분을 받아주고 휴양을 취할 수 있는 환경을 만들어야 한다. 가사나 육아를 돕거나 병원에 같이 가는 것도 좋다.

불면증

> **주된 증상**
> - 잠자리가 나쁘다
> - 잠을 얕게 잔다, 잠을 자주 깬다
> - 아침 일찍 눈이 떠진다, 잠을 못 잔다

불면증은 이런 병

잠을 못 잘뿐 아니라 숙면을 취하지 못한다

마음의 병에서 가장 많은 것이 불면증이다.
불면증이라고 해도 '잠을 못 자는 것' 외에 '숙면을 취하지 못한다(잠을 얕게 자고 자주 깬다)', '아침 일찍 눈이 떠져서 잠들지 못한다.' 등도 불면증이다.

잠자리에 들어서 한 시간 이상이 지나도 잠들지 못하는 경우 잠을 자려고 필사적으로 노력하는 것이 스트레스가 되고, 뇌의 활동이 불필요하게 활발히 활동하고 정신이 맑아져서 잠들지 못한다. 이것도 불면증 중 하나이다.

원인

스트레스나 정신적인 긴장 등으로 잠을 자지 못한다

불면의 가장 큰 요인은 과도한 스트레스이다. 괴로운 일이 마음속에서 떠나지 않고 무겁게 짓누르고 낮의 긴장이 밤까지 이어져서 취침시간까지도 계속되면 그것이 수면을 방해하게 된다.

그 외에 우울증 등의 병이 되는 경우 잠을 자지 못하기도 한다. 또 술을 많이 마시거나 약을 많이 복용한 경우도 잠을 자지 못한다. 나이를 먹어가면서 잠이 얕아지거나 밤중에 요의를 느껴서 눈이 떠지는 사람도 많다.

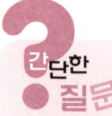

간단한 질문 언제 정신과를 가야 하는가?

우울한 감정이 있을 때나 불안이 계속되는 등 스트레스 때문에 잠을 자지 못하고 피로가 풀리지 않는 증상이 생기는 경우에는 정신과 검진을 받는다.
걱정되는 증상이 있으면 먼저 주치의와 상담을 하고 (내과나 산부인과도 괜찮다) 적절한 의료기관을 소개받는 것도 좋다.

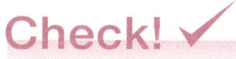

잠을 자지 못하는 상태가 계속되면 증상에 맞는 수면약을 처방받는다

먼저 생활을 개선하는 것부터 시작한다. 낮에 적절한 운동을 하거나 취침 전에 스트레칭을 해서 긴장을 풀고 몸과 마음의 피로를 푼다. 그러면 잠들기 쉬워진다. 원인이 된 스트레스에 대해서도 몸이나 마음의 부담이 되지 않도록 잘 처리하는 것도 중요하다.

그럼에도 '잠을 자지 못하고', '금방 눈이 떠지고', '숙면을 취한 느낌이 없는' 상태가 오랫동안 계속되면 몸과 마음이 비명을 지른다. 그 경우는 내과나 정신과에서 검진을 받고 수면약을 처방받는다.

Check! ✓
푹 자기 위해서는 이런 노력을 한다

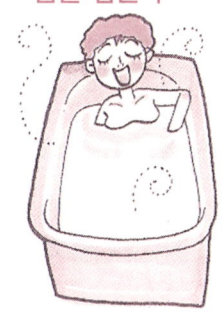

미지근한 물에 몸을 담근다

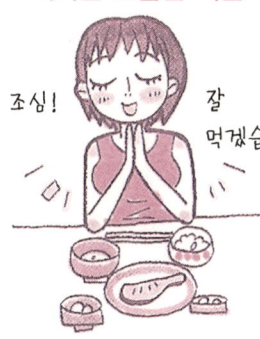

저녁은 조금만 먹는다

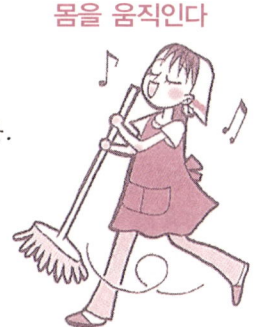

낮에 가능하면 몸을 움직인다

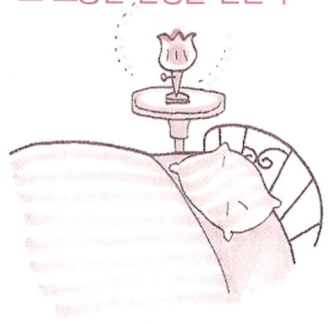

침실의 조명은 어둡게 하고 조용한 환경을 만든다

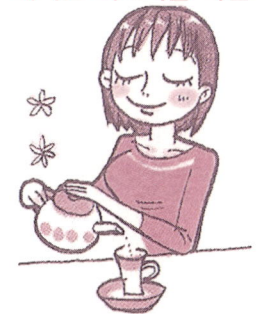

저녁 후에는 마음이 차분해지는 허브차를 마신다

두터운 이불은 피한다

적응장해

주된 증상
- 우울한 상태
- 방에 틀어박힌다
- 심장이 빨리 뛴다
- 불안해진다
- 머리가 아프다

적응장해는 이런 병
괴로운 상황을 극복하지 못하고 몸과 마음에 증상이 나타나는 것이다

새로운 환경이나 상황에 적응을 하지 못하고 힘든 상황이 닥치면 극복하지 못할 때에 마음이나 몸에 우울증이나 불안감, 동요, 떨림, 두통, 불면 등의 강한 증상이 생겨서 일상생활에도 지장을 초래한다. 이것이 적응장해이다. 적응장해는 남성보다 여성에게 많이 나타난다.

원인
결혼, 이혼, 아이의 독립, 실직 등 일상생활 전체가 계기다

살아가는데 누구나 경험하는 만남이나 이별, 졸업이나 취직, 결혼과 출산, 아이의 독립, 부모의 간병 등 스트레스를 받기 쉬운 사람에게는 큰 부담이 되고 잘 적응할 수 없는 상황에 빠지거나 극복하지 못하는 경우가 있다.

이런 것들이 계기가 돼서 우울 상태에 빠지거나 혼자 방에 틀어박히거나 몸에 이상이 생기기도 한다. 사람마다 증상이 다르기도 하다.

치료
상담을 받거나 약을 복용하기도 한다

가벼운 경우에는 저절로 낫는 경우도 있지만 증상이 심한 경우는 정신과에서 검진을 받는다.

항불안약이나 항우울약 등 증상이나 상태에 맞는 약으로 치료를 하거나 상담 등의 정신요법을 받는다. 하지만 적응장해의 가장 큰 원인으로 생각되는 상황을 제거하는 것이 가장 중요하다. 경우에 따라서는 얼마간 휴직이나 휴학을 해서 충분한 휴식을 취하는 것도 좋다. 평소에 스트레스가 쌓이지 않도록 노력하는 것도 중요하다.

PTSD
(심적 외상후 스트레스장해)

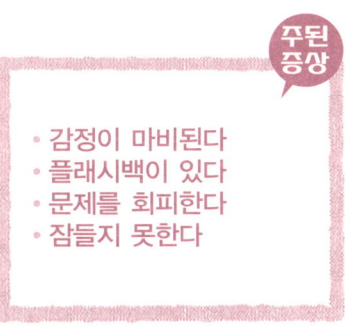

주된 증상
- 감정이 마비된다
- 플래시백이 있다
- 문제를 회피한다
- 잠들지 못한다

PTSD는 이런 병

강한 충격체험에 의한 트라우마로 마음의 상태가 불안정해진다

사고나 사건, 지진 등의 큰 재해, 무서운 일 등 평소에는 체험할 수 없는 일에 직면했을 때 트라우마(정신적 외상)가 되고 체험 후 수 주일 혹은 수개월 후에 발병하는 병이다.

증상

원인이 된 상황의 꿈을 꾸거나 한다

갑자기 감정이 사라지거나 감정을 겉으로 드러내지 못하고 혼자 방에 틀어박히거나 가위눌리거나, 흥분 상태에 빠지거나 한다. 아주 작은 소리나 흔들림에도 민감하게 반응한다.

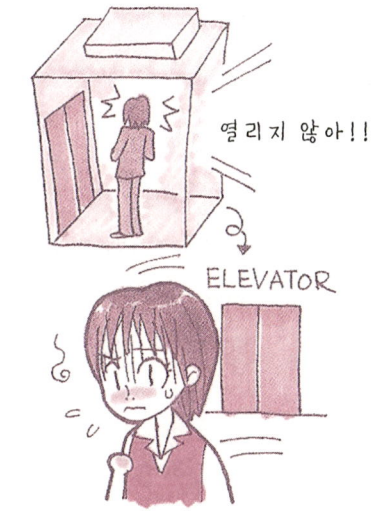

열리지 않아!!

ELEVATOR

또 어떤 계기로 공황상태에 빠지기도 한다. 같은 체험을 해도 PTSD에 걸리는 사람과 그렇지 않은 사람이 있다. 스트레스에 반응하기 쉬운 사람이나 아이, 고령자가 걸리기 쉽다.

치료

증상을 자각하면 주위에서 검진을 권한다. 약물치료로 가벼워진다

증상은 바로 나타나거나 계속 나타나는 것이 아니다. 증상을 자각하면 가족 등 주위 사람들이 검진을 권해야 한다. 함께 병원에 가서 의사에게 증상을 설명하는 것도 좋다.

치료는 상태에 따라 바뀐다. 약물치료하거나 카운슬링을 하는 경우가 있다.

공황장해

주된 증상
- 심장이 빨리 뛴다
- 구역질이 난다
- 불안감에 사로잡힌다
- 손발이 떨린다
- 어지럼증이 생긴다
- 식은땀이 난다

공황장해란 이런 병

심한 불안과 공포에 빠져서 발작을 일으킨다

아무런 예고도 없이 갑자기 심장이 빨리 뛰거나 극심한 불안이나 공포가 생기고 숨을 쉬기가 거북하거나 손발이 떨리거나 한다. 이것을 공황발작이라고 한다. 구급차로 병원에 실려 가기도 하고 본인은 괴로운데 검사를 하면 아무런 이상을 발견할 수 없다. 병원에 도착할 즈음에는 발작이 진정된 경우도 있다.

공황장해는 이런 발작이 반복되는 병이다. 또 발작이 일어나면 어떻게 하지, 발작을 일으켰던 장소에서 다시 발작이 일어나지 않을까라는 불안으로 정신의 밸런스가 무너져버린다.

치료

항불안약으로 치료한다

왜 발작이 일어나는지 원인은 알려지지 않았다. 간질, 심근경색 등이 있는지 증상에 맞는 검사를 한다. 이상이 발견되지 않으면 항우울제나 항불안약으로 재발작이 일어나지 않도록 한다.

Check! ✓

공황발작의 진단

이하의 증상 중 4가지 이상의 항목에 해당되고, 10분 이내에 절정에 달하는 경우, 공황발작으로 진단한다.

- ☐ 심장이 빨리 뛴다
- ☐ 심하게 땀을 흘린다
- ☐ 손발이나 몸이 떨린다
- ☐ 숨쉬기 거북하다
- ☐ 구역질이 난다
- ☐ 가슴이 아프다
- ☐ 숨이 막힌다
- ☐ 어지럽다
- ☐ 자신이 아닌 듯한 느낌이 든다
- ☐ 정신이 이상해지는 것 같은 기분이 든다
- ☐ 당장이라도 죽을 것 같은 기분이 든다
- ☐ 손발과 몸이 저리다
- ☐ 몸이 차가워지거나 뜨거워진다

과환기증후군

주된 증상
- 과호흡
- 손과 입이 저린다
- 경련이 일어난다
- 어지럼이 인다
- 가슴이 거북하다
- 심장이 빨리 뛴다

과환기증후군은 이런 병

긴장이나 불안으로 호흡곤란을 일으킨다

과도한 긴장이나 불안, 흥분, 스트레스 때문에 호흡이 이상하게 빨리지는 경우가 있다. 혈액 중에 이산화탄소가 지나치게 줄어들어서 숨쉬기 거북하고 경련을 일으키거나 손과 입이 마비된다. 이것을 과환기증후군이라고 하며 젊은 여성에게 비교적 많이 나타난다.

증상

발작은 5분에서 30분 정도이고 후유증은 없다

갑자기 호흡이 거칠어지고 서 있을 수 없어진다. 숨을 쉬기 거북해지거나 필요 이상으로 깊게 숨을 내쉬어서 더 악화된다. 발작은 5분에서 30분 정도 만에 진정된다. 후유증은 없다.

치료

봉지를 입에 대고 호흡한다. 원인을 제거하는 것도 중요하다

혈액 중의 이산화탄소가 지나치게 감소해서 일어나는 증상이기 때문에 체내에 이산화탄소를 남기도록 하면 발작은 진정된다. 응급 처치로는 종이봉투나 비닐봉지를 입에 대고 자신이 내쉰 숨을 다시 빨아들이도록 하면 된다.

또 과호흡이 되는 원인을 없애는 것도 중요하다. 계속해서 발작을 일으키거나 원인을 없앨 수 없는 경우는 안정제 등을 처방하기도 한다.

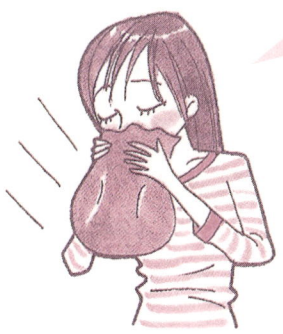

봉지에 입을 대고 천천히 호흡을

발작이 일어나면 당황하지 말고 봉지를 입에 대고 자신이 내쉰 숨을 다시 빨아들인다. 의자에 앉아서 안정된 자세에서 한다

과민성장증후군

> **주된 증상**
> - 설사가 심하다
> - 변비가 심하다
> - 설사와 변비가 계속되어서 배가 아프다

과민성장증후군은 이런 병

체질적인 이상은 아닌데
장기간 설사나 변비로 고통받는다

장기간 설사나 변비로 고생하거나 설사와 변비가 교대로 오는 경우가 있다. 이것을 과민성장증후군이라고 한다. 원인은 심한 스트레스가 계기가 되어 자율신경이 무너져서 발병한다.

변비나 설사 외에 어깨통이나 심장이 빨리 뛰고, 얼굴이 붉어지고 초조해지는 등 자율신경실조증 증상이 함께 나타나기도 한다.

치료

적절한 운동을 하고
몸에 맞는 식사를 한다

Check! ✓ 이런 증상이 나타나기도
- ☐ 몇 주간 설사나 변비가 지속된다
- ☐ 배변 후 잔변감이 있다
- ☐ 배변 전에는 꼭 배가 아프다
- ☐ 평일에만 변비나 설사를 하는 경우가 많다

규칙적이고 바른 생활을 하며 균형 잡힌 식사와 적절한 운동, 수면을 충분히 취하도록 한다. 그리고 가능한 한 과도한 스트레스가 쌓이지 않도록 한다. 설사 증상이 심한 경우는 소화에 좋은 단백질 식품(달걀, 두부 등), 변비가 계속될 때는 식이섬유가 풍부한 식품(다시마, 미역, 버섯 등)이 좋다.

단 증상이 너무 심할 때에는 정장제(整腸劑)나 완하제(緩下劑) 등을 사용한다.

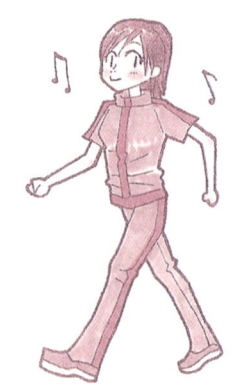

위궤양 · 십이지장궤양

주된 증상
- 공복 시에 위가 아프고 음식을 먹으면 나아진다
- 피를 토한다
- 속이 쓰리다
- 구역질이 난다
- 하혈을 한다

위궤양 · 십이지장궤양이란 이런 병

위나 십이지장 점막이 무른 상태이다

위나 십이지장 점막이 스트레스 등으로 상처를 입거나 헐거나 하는 병이다. 위가 아프거나 피를 토하기 때문에 자신도 알 수 있다.

위는 음식을 소화하기 때문에 위액을 분비하고 있다. 위액은 음식을 녹일 만큼 아주 강한 힘을 가지고 있다. 따라서 위액에서 점막을 보호하기 위한 점액도 분비되어 위나 십이지장을 덮고 있다. 이 균형이 스트레스 등에 의해 무너지면 궤양이 생긴다. 위궤양은 40~50대에, 십이지장궤양은 30~40대에 많다.

치료

정신적인 스트레스를 제거하는 것이 선결이다

내과에서 검진을 받고 내시경 등으로 검사를 한다. 상태에 맞는 약으로 치료한다. 그러나 스트레스의 원인을 제거하는 것이 가장 중요하다.

식사는 균형 잡힌 음식을 섭취하도록 한다. 가능하면 위에 부담을 주지 않는 음식이나 위를 보호해 주는 식품(닭 가슴살이나 우유, 치즈, 달걀, 두부, 흰 생선살 등)을 먹도록 한다. 또 수면부족이나 과로도 피하는 것이 좋다.

이런 방법으로 위를 보호하기도 한다

스트레스를 해소한다   뜨거운 우유로 위에 막을 만들어 보호한다

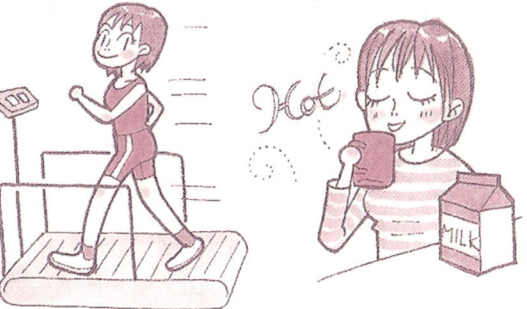

거식증 · 과식증

주된 증상
- 과식한다
- 먹지 못한다
- 먹으면 토해버린다

거식증 · 과식증은 이런 병

살찌는 것, 과식을 싫어하는 거식증, 과식하고 토해내는 과식증이다

거식증은 살찌는 것을 극단적으로 무서워해서 먹지 않게 되고, 과식증은 너무 많이 먹어서 혐오감에 빠져서 토해내거나 설사약을 많이 먹거나 하는 병이다.

이것들은 체중의 증감이나 먹는 것에 대한 집착이 강해지는 10~20대의 여성에게 많이 나타난다. 다이어트를 계기로 걸리는 경우가 많으며, 식사를 하지 못할 뿐 아니라 생리가 멈춰버리는 경우도 있다.

거식이 계속되면 반사작용으로 먹기 시작한다. 먹으면 살이 찌기 때문에 토해낸다. 토해내면 속이 시원하기 때문에 이런 생활을 반복한다. 일설에 의하면 가족 관계가 스트레스가 돼서 거식증에 걸린다고 한다.

거식증과 과식증의 관계

- 말랐는데 살이 쪘다고 생각해서 다이어트를 하려고 먹지 않는다
- 살찌는 것을 극도로 싫어해서 먹지 않는다

↓ 그 결과

거식증이 된다

↓ 너무 먹지 않으면 그 반동으로

과식증이 된다

- 많이 먹는다. 그리고 토한다
- 토하는 것으로 이가 약해지기도 한다

치료

의사에게 검진을 받고 자신의 현 상태를 받아들인다

'날씬해지고 싶다.', '아름다워지고 싶다.' 라는 생각 때문에 거식증에 걸리지만 자신이 거식증이라는 자각은 없다. 옆에서 보기에 이상하다고 느끼면 병원에 데리고 가야 한다. 카운슬링 등을 받고 자신에 대해 자신감을 갖도록 치료해 가야 한다.

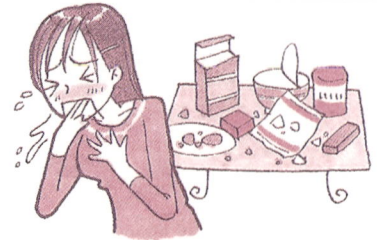

Part 5

행복한 섹스 생활

'섹스'라고 하면 불결한 것을 상상하는 사람도 많다.
하지만 이것은 서로 사랑하는 두 사람의 애정을 확인하는
행위임과 동시에 자손을 남기기 위한 중요한 행위이다.
그렇기 때문에 확실하게 알아 두어야 한다.
여러분은 성에 대해서 올바르게 이해하고 있는가?

분명하게 섹스에 대해 생각해 보자

행복한 섹스 생활을 위해서

▮ 섹스는 파트너와의 커뮤니케이션의 하나다

'섹스'에 대해서 진지하게 생각해 본 적이 있는가? 섹스라고 하면 불결한 이미지를 떠올리는 사람도 있을 것이다. 그렇지만 건강한 남녀에게 좋아하는 사람과 접촉하거나 섹스를 하고 싶다라고 생각하는 것은 아주 자연스러운 감정이다.

상대의 체온을 느끼거나 평소에는 말하지 못하는 것을 솔직하게 전달하는 섹스는 파트너와의 소중한 스킨십이자 커뮤니케이션의 하나이다.

▮ 행복한 섹스에 빼놓을 수 없는 '배려'

그렇지만 분위기에 휩쓸려서 애정이 없는 섹스를 하는 사람도 있다. '그는 애인이 있지만 그를 좋아하니까…….', '콘돔을 하고 싶지만 그가 싫어하니까 말하지 못한다.'라고 생각하는 사람도 있을 것이다.

자신만의 감정을 고집하려는 섹스로 상처 입는 것은 결국 자신이다. 섹스 전에 '괜찮을까?'라고 냉정하게 생각해 보는 것도 중요하다. 이것은 파트너에 대해서도 마찬가지이다. 상대의 기분을 생각하면서 부주의한 발언이나 자기만 만족하는 섹스는 삼가야 한다.

자신도 상대도 존중해야 한다. 섹스에는 이런 배려가 필요하다.

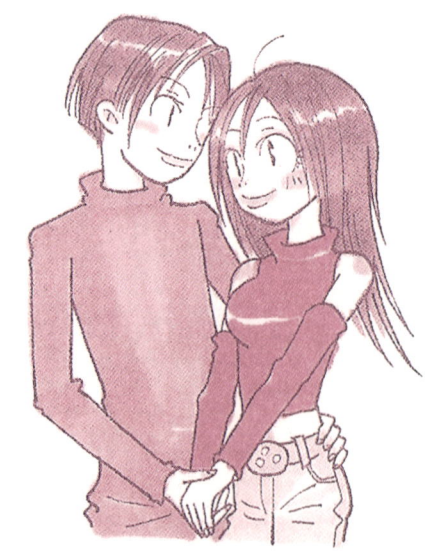

▍바른 지식을 갖는 것도 행복한 섹스의 조건이다

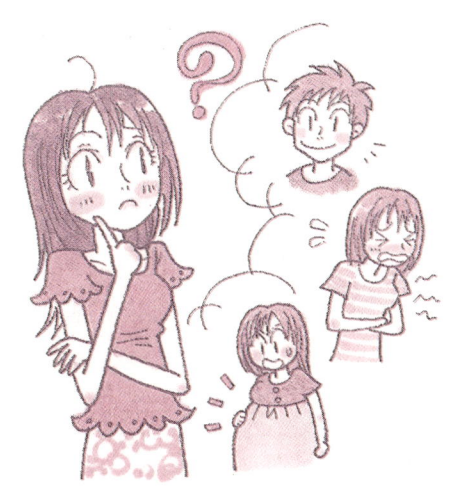

서로 사랑한다는 이유만으로 아무런 준비 없이 섹스를 한다면 성병이나 원치 않는 임신을 하기도 한다.

성병에 대해 생각하지 않으면 파트너로부터 병이 옮거나 자신이 파트너에게 병을 옮기는 경우도 있다. 원치 않는 임신을 하게 되면 중절이라는 몸과 마음이 상처 입는 슬픈 선택을 하게 되기도 한다. 이런 일을 겪지 않기 위해서라도 섹스나 성병에 대해서 바른 지식을 알아 두는 것이 중요하다.

섹스를 한다는 것은 애정뿐만 아니라 거기에 수반되는 위험이나 결과에 대한 책임을 지는 것이기도 한다. '좋아하니까 괜찮아.'가 아니라 '좋아하니까 신중해지자.'인 것이다.

▍자신다움이 우선이다

'친구는 벌써 경험을 했는데 나는 아직 처녀라서 부끄러워.' '음부의 모습이 이상해서 그가 싫어할지도.'

섹스나 몸에 대한 의문이나 고민은 누구나 가지고 있다. 사람의 얼굴이 모두 다른 것처럼 몸의 형태나 섹스에 대한 생각도 모두 다른 것이 당연한 것이다. 빨리 경험한 사람이 멋있는 것도 아니고, 성기의 형태에도 개인차가 있다.

따라서 자신에 대해 애정을 가지는 것부터 시작해야 한다. 콤플렉스가 걱정돼서 파트너에게 있는 그대로의 모습을 보여주지 못하거나 섹스를 싫어하게 되는 것은 유감스러운 일이다.

주위에 휩쓸리지 말고 먼저 바른 지식을 알아 두어야 한다. 자신만의 가치관을 가질 수 있으면 자신감을 가지고 섹스와 대면할 수 있을 것이다.

여성은 이런 차이가 있으니 분명하게 알아두자

남성 몸의 구조

남성의 생식기는 몸의 외부에 있다

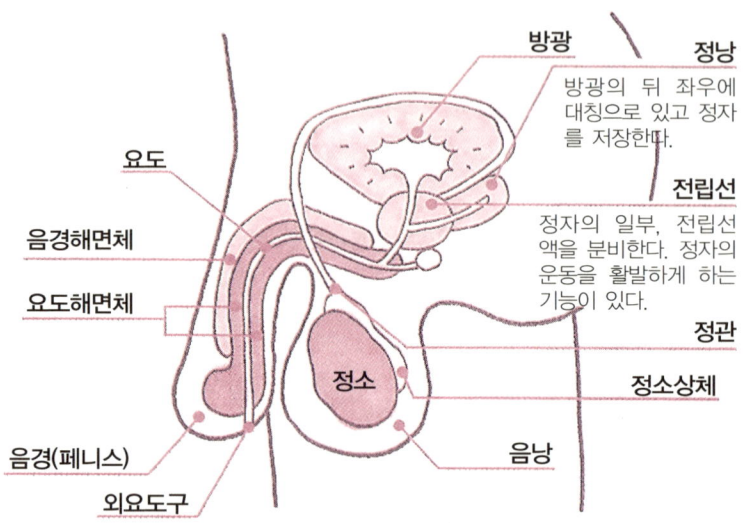

정소에서 만들어진 정자는 정소상체에서 잠시 저장된 후, 정관, 전립선을 통해서 요도를 지나 외요도구에서 배출된다. 여성은 외요도구와 질이 나눠져 있지만 남성은 정액도 똑같이 외요도구에서 나온다.

▌남성의 흥분은 페니스에 집중된다

남성은 성적인 자극을 받으면 페니스가 두껍고 딱딱하게 팽창해서 일어서는 '발기' 라는 현상이 일어난다.

발기는 대뇌에 전달된 흥분이 요추의 발기중추라는 장소에 전달되고 페니스 속의 스폰지상의 조직(해면체)에 대량의 혈액이 흘러들어가서 일어난다. 자신의 의사로 컨트롤 할 수 없기 때문에 파트너 이외의 사진이나 비디오 등 시각이나 청각만의 자극으로도 발기한다.

▌발기에서 사정까지
남성의 흥분은 단숨에 이른다

남성은 발기하면 급속히 흥분이 상승하고 그것이 절정에 달하면 사정을 맞이하고 우윳빛 정액을 방출한다. 사정 후는 페니스가 수축해서 작아지고 감각도 급격히 둔해진다.

몸의 변화와 마찬가지로 성욕에도 급격한 변화가 있다. 발기함으로써 사정하고 싶다는 강한 충동에 휩싸이지만 사정을 해버리면 성욕도 단숨에 식어버린다.

그에 비해 여성은 남성보다 성 반응이 완만한 것이 특징이다. 여성의 흥분은 키스를 하거나 몸을 애무하는 등의 직접적인 자극을 받음으로써 서서히 높아진다. 섹스가 끝나도 갑자기 성욕이나 흥분이 진정되지 않고 시간을 두고 천천히 원래의 상태로 돌아간다.

페니스(음경)은 이렇게 바뀐다

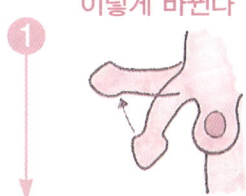

① 성적 흥분에 의해 페니스가 발기하기 시작한다.

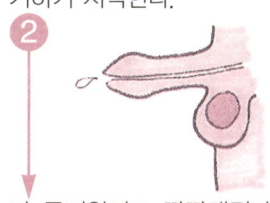

② 더 두꺼워지고 딱딱해진다. 페니스의 끝에서 언제 삽입해도 좋은 상태인지 카우파선액이 나온다.

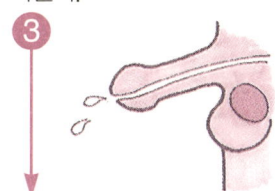

③ 흥분의 절정. 요관의 근육이 수축해서 정액을 방출한다.

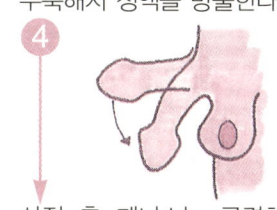

④ 사정 후 페니스는 급격히 반 정도의 크기로 되고 그 후 원래 상태로 돌아간다.

? 간단한 질문 카우파선액은 정액과 다른가?

사정 전에 페니스에서 나오는 무색투명한 분비물로 정식으로는 카우파선액이라고 한다. 소변과 정자가 섞이지 않도록 사정 전에 요도 내를 중화하는 작용이 있고 정액은 아니다. 그러나 소량이지만 정자도 포함되어 있고 이것만으로도 임신의 가능성은 있다. 사정 전뿐 아니라 삽입 전에 피임이 필요한 것은 이 때문이다.

느끼는 방식은 사람마다 다르다. 성감대는 한곳이 아니다.

서로의 쾌감을 높이기 위해서

▮ 기분이 좋은 것은 솔직하게 말한다

섹스 시에 소리를 내거나 느끼는 것을 그대로 표현하는 것은 부끄럽다고 생각하는 사람도 적지 않다.

그렇지만 성욕은 자손보존을 위한 동물적인 본능이라고 할 수 있기 때문에 자신의 욕구는 솔직하게 표현하는 것이 좋지 않을까?

자신이 느끼는 것을 솔직하게 표현하고 불쾌한 기분이 들면 그것도 분명하게 전하는 것이 파트너와의 좋은 관계를 만들기 위해 필요한 것이다.

▮ 전희는 섹스를 고조시키기 위한 중요한 양념이다

전희란 키스를 하거나 몸을 서로 애무하거나 섹스를 하기 전에 서로의 흥분을 고조시키기 위한 과정이다.

여성의 경우 흥분하면 페니스를 받아들이기 쉽도록 질벽에서 끈끈한 액체가 분비된다. 소위 '젖는' 현상으로 전희가 불충분하면 삽입하는데 통증이 있다. 정신적 고양이 성감에 크게 영향을 주기 때문에 충분한 전희가 필요하다.

성감을 고조시키기는 단계 이런 것을 해보자

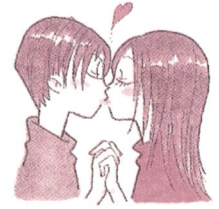

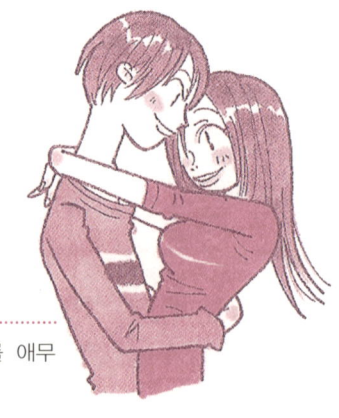

키스
입술이나 뺨 이외에 귀나 목에 키스를 하는 것도 효과적이다.

애무
여성은 유방을 만지고 클리토리스를 자극한다. 남성의 경우는 페니스를 부드럽게 잡고 위아래로 움직인다.

오럴 섹스
입이나 혀로 상대의 성기를 애무하는 방법이다.

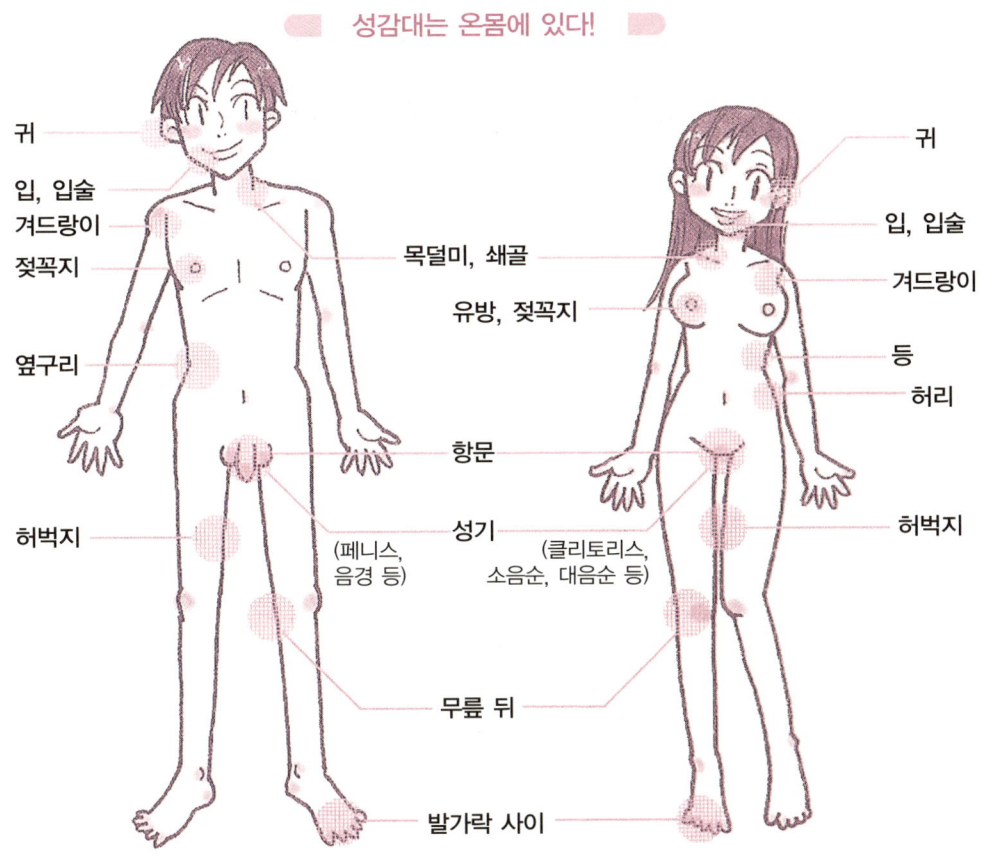

만져주면 기분이 좋은 몸의 부위를 성감대라고 한다. 성감대에는 개인차가 있어서 애무 등을 통해서 서로 느끼는 부분을 찾아가는 것도 섹스의 즐거움이다.

■ 성감의 정점, 오르가슴을 느끼는 법은 남녀가 다르다

쾌감이 절정에 달하고 마음과 몸이 기분 좋은 상태가 되는 현상을 오르가슴이라고 한다. 남성의 경우 사정을 하면 확실히 오르가슴을 느낄 수 있다.

그러나 여성은 '전신이 떨리는 느낌' 등으로 표현되는 것처럼 쾌감뿐으로 사정의 감각이 있지는 않다. 몸이나 기분에 의해 느끼지 못하거나 반대로 한 번에 몇 번이나 이르는 경우도 있다.

전희로 천천히 흥분을 고조시키고 삽입할 때 클리토리스 등의 강한 쾌감을 얻는 부분을 병행해서 애무해주는 것이 오르가슴을 느낄 수 있는 요령이다.

서로 만족할 수 있는 방법을 발견하자

섹스 스타일은 다양하다

체위의 다양함

정상위

가장 평범한 스타일

여성이 천장을 보고 눕고 양발을 벌리고 그 위에 남성이 감싸듯이 페니스를 삽입한다. 여성의 발이 남성의 허리를 감싸거나, 발을 들어서 남성의 어깨에 걸치는 등 다양한 방법을 취할 수 있다. 경험이 없는 사람도 비교적 쉽고 서로의 표정을 볼 수가 있는 가장 보편적인 스타일.

측위

임신 중 섹스에도

두 사람 모두 옆으로 누운 스타일로 체중이 가해지지 않기 때문에 서로를 애무하기 쉽다. 배에 부담이 가해지지 않기 때문에 임신 중의 섹스에 적합하다. 서로 마주보고 삽입하는 전측위, 남성이 여성의 뒤에서 삽입하는 후배위 등이 있다.

기승위

여성이 움직이기 쉬운 스타일

남성이 위를 보고 눕고 그 위에 여성이 올라가는 스타일. 여성이 남성을 감싸듯 눕고 상반신을 일으키거나 손을 뒤로 바닥을 짚거나, 여성 스스로 삽입의 깊이나 움직임을 컨트롤할 수 있기 때문에 쾌감을 느끼기 쉽다.

▌섹스 스타일에 매뉴얼은 없다

섹스의 삽입 스타일은 여러 가지이고 이것을 체위라고 한다. 잡지 등에서 어느 체위가 가장 쾌감을 느낄 수 있는지, 오르가슴을 느끼기 쉬운가 하는 기사를 자주 다루지만, 여기에 딱히 의학적인 근거는 없다.

여기에서는 몇 가지 체위 중에서 보편적인 체위를 골라서 소개하겠다. 매뉴얼이 있는 것이 아니기 때문에 어디까지나 참고하는 정도로 서로가 만족할 수 있는 체위를 찾아보는 것이 좋다.

좌위

서로 안고서 한다

서로 껴안고 앉아서 하는 스타일. 여성이 남성의 허벅지 위에 걸터앉고 남성이 몸을 지탱한다. 서로의 얼굴을 볼 수 있고 애무도 하기 쉽다.

후배위

다른 체위보다 자극이 강하다

흔히 말하는 '백' 스타일. 여성이 양손, 팔꿈치를 대고 서고 뒤에서 남성이 삽입하는 스타일과 여성이 테이블 등에 기대 서고 남성이 뒤에 서서 삽입하는 등의 여러 가지가 있다.
정상위 등보다 삽입이 깊기 때문에 자극이 너무 강한 경우도 있다. 통증 등 위화감이 있을 때는 무리해서 계속하지 않도록 한다.

입위

장시간은 어려운 스타일

선 채로 하는 스타일. 서로 마주보는 형태로 여성이 한 발을 올리고 남성이 그 다리를 지지하면서 삽입한다. 불안정한 자세이기 때문에 장시간 하는 것은 어렵다. 의자에 발을 올리는 등 여성이 안정되게 서 있을 수 있도록 하는 것이 좋다.

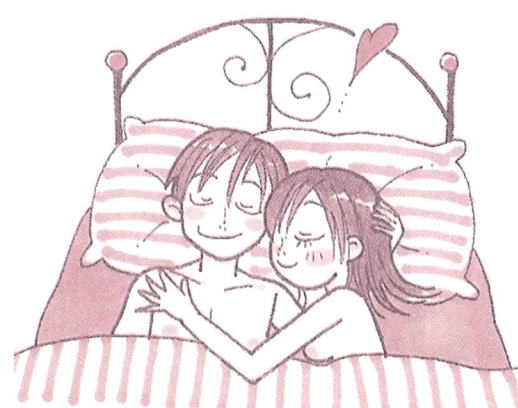

▌ 두 사람이 만족할 수 있는 체위나 페이스라면 OK다

페니스를 질에 삽입하면 기본적으로 피스톤 운동과 질 내에 원을 그리듯 움직이는 회전운동을 한다.

그러나 이것도 사람에 따라 달라서 정해진 방식은 없다. 움직임이나 속도, 강도 등은 서로의 상황을 보면서 변화를 준다. 물론 전혀 움직이지 않아도 두 사람이 만족한다면 문제는 없다.

그렇지만 통증을 느끼거나 위화감이 있을 때는 무리하지 말고 솔직히 파트너에게 말한다. 한쪽이 고통을 느끼는 방법이나 몸에 상처를 내는 스타일은 금물이다.

후회하지 않는 섹스를 위한 최소한의 매너
알고 있나? 바른 피임 지식

▌ 임신을 원치 않으면 확실한 피임을 한다

섹스에는 자손을 남기는 목적이 있기 때문에 임신의 가능성이 있는 것을 잊어서는 안 된다. 원치 않는 임신을 해서 중절을 하면 작은 생명을 죽이는 것이며 자신의 몸과 마음에 커다란 상처를 남기게 된다. 또 후에 불임 등의 위험이 동반되기도 한다.

슬픈 일을 겪지 않기 위해서라도 바른 지식을 가지고 확실한 피임을 해야 한다.

● 피임과 성병예방을 할 수 있는 피임법

여러 가지 피임법

콘돔

피임기구 중에서도 사용하기 쉽고, 적당한 가격으로 구입할 수 있기 때문에 가장 보편적으로 사용되고 있다. 삽입 전에 발기한 페니스에 씌워서 사용하고, 정액이 질 내에 들어오는 것을 예방한다. 바르게 사용하면 피임의 확률은 90% 이상이지만, 찢어지는 등의 문제점도 있으니 주의가 필요하다. 또 콘돔은 성병을 어느 정도 예방할 수 있다.

사용방법

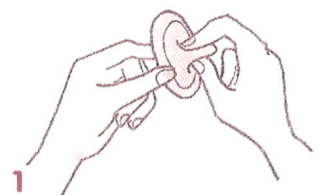

1
봉지에서 꺼내서 끝을 잡고 공기를 뺀다

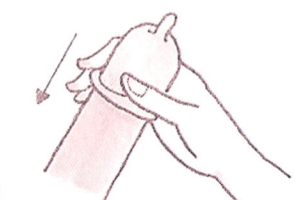

2
페니스의 끝에 밀착시켜서 씌운다

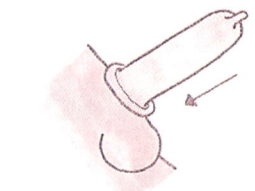

3
끝을 잡고서 빙글빙글 돌리면서 끝까지 씌운다

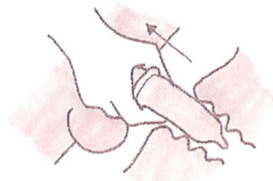

4
사정 후는 벗겨지지 않도록 끝을 잡고 신속하게 질에서 뺀다

피임에 실패는 수반되기 마련이다. 임신을 생각하지 않는 남성은 섹스를 거절하는 용기가 필요하다.

▌자신에게 맞는 피임법을 선택한다

피임법에는 여러 가지 종류가 있지만 어떻게 피임을 예방하는가에 차이가 있다. 필은 배란을 중지시키고, 콘돔은 수정을 막는 것으로 예방한다. 그 외에도 수정란이 자궁에 착상하는 것을 막는 IUD와 배란일을 예측하는 기초체온법 등도 있다.

밑에 각 피임법의 특징과 사용 방법을 소개했다. 주의해야 할 것은 어느 것도 완벽한 피임법이 아니라 장단점이 있다는 점이다. 자신에게 맞는 방법을 단독, 혹은 복합적으로 사용해야 한다.

● 피임과 성병 예방을 동시에 할 수 있는 피임법

여성용 콘돔

여성의 질 내에 장착하는 유형의 콘돔. 남성용 콘돔과 마찬가지로 반드시 삽입 전에 장착한다. 외음부와 질 내 양쪽을 덮는 구조로 인해 성병을 예방할 수 있다. 약간의 거북함이 있으며 콘돔보다 사용하기 어렵지만 여성이 자신의 의사로 피임할 수 있다.

사용방법

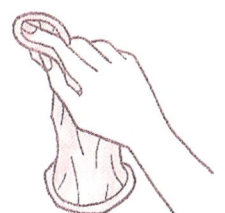

1
검지를 안쪽 링 끝으로 오도록 잡고 엄지와 중지로 가늘고 길어지도록 잡아준다

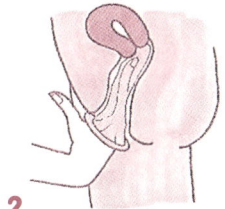

2
1의 상태로 질내에 삽입하면 콘돔 안쪽에 손가락을 넣고서 안쪽 링을 질의 끝까지 삽입해서 고정한다

● 거의 100%의 피임율

저용량 필 → p214~215

필은 두 종류의 여성호르몬이 포함된 약을 마시고 배란이 일어나지 않도록 하는 피임법이다. 여성이 자신의 의지로 피임할 수 있고 바르게 복용하면 거의 100% 피임이 가능하다. 생리에 동반되는 여러 가지 불쾌한 증상을 완화하는 효과도 있다.

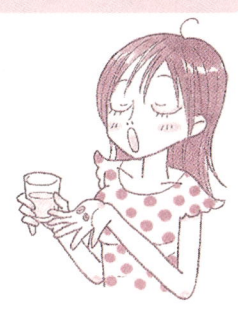

● 메인 피임법에 하나 더

살정자제

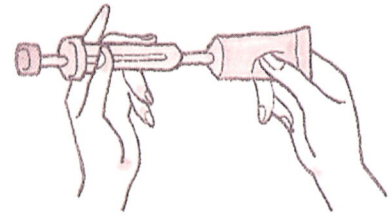

살정자제는 섹스 전에 질 내에 넣어두고 들어온 정자를 죽이는 것으로 피임하는 방법이다. 손쉽게 할 수 있지만 체위나 삽입 시간에 제한이 있고 분비물이 많으면 흘러나오기도 한다. 콘돔 등과 병행해서 사용하면 어느 정도 피임효과가 있다.

● 출산을 경험한 적이 있는 여성에게

IUD

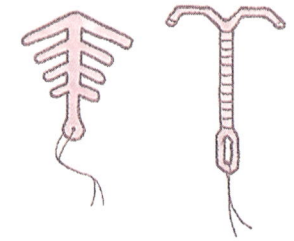

수정란이 자궁내막에 착상하는 것을 막는 피임법으로 '자궁내피임구'이다. 폴리에틸렌 제의 작은 기구를 자궁 내에 장착한다. 장착하고 있는 사이에는 피임이 되고 임신하고 싶을 때에는 간단하게 제거할 수 있다. 단 자궁구의 딱딱한 문제 때문에 출산한 경험이 없는 사람은 사용하지 않는 것이 좋다.

Check! ✓

잘못된 피임법을 알고 있지 않나?

1 직전에 페니스를 질에서 빼서 배 위에 사정하면 괜찮다
2 하루에 2회 이상 섹스는 임신하기 어렵다
3 바로 질 내를 씻으면 정자를 씻어낼 수 있다
4 여성이 점프하면 정자는 흘러나온다
5 피임은 '위험한 날'만 하면 괜찮다
6 생리 주기가 불규칙하면 임신하기 어렵다
7 생리 중의 섹스는 임신하지 않는다
8 기승위 등 여성 상위 체위는 임신하기 어렵다

이런 말은 전혀 근거가 없다. ❶질외 사정 ❷2회 이후의 섹스 ❽여성상위 등은 질 내에 들어오는 정자가 적기 때문에 자궁의 안쪽까지 들어오지 않는다고 생각하기 쉽지만 카우파선액(→ p205)에도 정자는 포함되어 있어서 소량의 정자라도 자궁경부에 도달하면 임신 가능성은 충분히 있다. ❸의 질을 씻는 것과 ❹의 점프도 전혀 근거 없는 것이다. ❺의 기초체온법(→ p110) 이외의 '위험일' 산출법은 신뢰할 수 없고 ❻의 생리가 불규칙한 사람은 언제 배란이 이루어질지 모르기 때문에 더 위험하다. ❼의 생리 중의 섹스도 임신의 가능성이 있다. 또한 생리 중 섹스는 성병의 염려가 더 높아진다.

- 자기 몸의 사이클을 알자

기초체온법 →p110

생리 주기의 호르몬 사이클과 함께 변화하는 체온에서 배란일을 예측하고 그 전후를 위험일로 생각하는 방법은 스트레스나 몸의 상태에 따라 체온이 바뀌기 때문에 다른 피임법과 병행해서 사용하는 것이 좋다. 또 이 방법은 실제로 매일 기초체온을 잼으로써 위험일 예측을 할 수 있는 것으로, 다음 생리 예정일부터 역산해서 12~16일 사이에 배란이 일어난다는 통설과는 다르기 때문에 주의해야 한다.

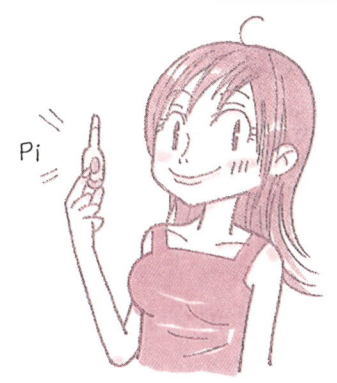

- 더 이상 출산 예정이 없는 사람에게

불임수술

불임수술은 피임법 중에서 가장 확실한 방법이다. 반영구적으로 자연임신은 할 수 없다. 그 때문에 출산경험이 있고 더 이상 임신을 원치 않는 사람에게 좋은 방법이다. 여성의 경우 난관을 꿰매는 것으로 난자가 정자와 만나지 않도록 하는 '난관결찰법'이라는 방법으로 행한다. 수술 후에도 호르몬은 정상적으로 분비되고 생리도 변하지 않는다. 남성의 경우 '파이프커트'라는 정관을 절단하는 수술을 한다.

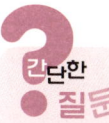

모닝 애프터 필이 무엇인가?

모닝 애프터 필(성교 후 피임)은 강간 등의 성 피해를 당하거나 삽입 중에 콘돔이 찢어진 경우 등 임신의 가능성이 있는 섹스를 했을 때의 긴급피임법을 말한다. 섹스 후 72시간 이내에 한 번, 그 12시간 이후에 다시 한 번 호르몬제를 복용해서 수정란이 자궁에 착상하는 것을 예방한다.
이 필은 의사의 처방에 의해서만 복용할 수 있고 보험 적용이 되지 않기 때문에 비용은 병원에 따라 다르다. 부작용으로 두통이나 구역질을 동반하기도 하지만 바르게 사용하면 75~98% 확률로 피임을 할 수 있다. 만일의 경우에는 빨리 상담을 하는 것이 중요하다.
단 이것은 어디까지나 긴급한 경우이다. 임신을 희망하지 않는다면 저용량 필 등으로 확실하게 피임을 하도록 해야 한다.

의외로 모르는 '저용량 필'의 비밀

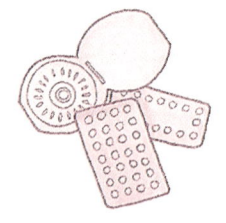

잘 사용하면 좋은 효과. 필이란 어떤 약인가?

저용량 필은 두 종류의 여성호르몬으로 되어 있는 피임약(경구피임약)이다. 필을 복용하면 혈중 호르몬양이 컨트롤되어 배란이 멈추기 때문에 임신을 하지 않게 된다. 바르게 복용하면 성공률 100%의 피임법이라고 할 수 있다. 필을 복용하는 데에는 의사의 판단이 필요하기 때문에 병원에서 진찰을 받을 필요가 있다. 건강보험은 적용되지 않기에 다소 비용이 든다.

또 필은 여성호르몬을 안정시키고 생리통이나 PMS(월경전증후군), 자궁근종, 자궁내막증 증상을 완화하거나 여드름이 없어지는 등 여성 특유의 증상이나 병에 대한 효과도 있고, 치료의 한 방법으로 사용되기도 한다.

매일 규칙적으로 복용하는 것이 중요하다

필은 매일 잊지 않고 복용하면 효과를 발휘한다. 만일 복용하는 것을 잊은 경우라면 다음 날 2정을 먹는다. 2일 이상 복용하지 않은 경우에는 복용을 멈추고 다음 생리일부터 새로운 시트로 다시 시작한다. 복용을 멈춘 사이에는 다른 방법의 피임이 필요하다. 복용하는 것을 잊지 않도록 항상 휴대하면서 눈에 띄는 곳에 놓아두는 것이 좋다.

필은 이렇게 복용한다

생리가 시작된 날부터 번호순으로 매일 한 알씩 복용한다.
(일요일부터 복용하는 방법도 있다)

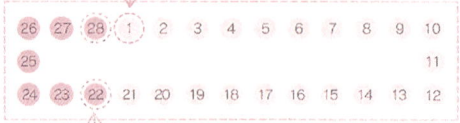

22~28일째 복용 중에 생리가 온다. 이 기간은 필은 복용하지 않지만 먹는 것을 잊어버리는 것을 막기 위해 호르몬이 포함되어 있지 않은 것을 먹는 유형도 있다. 28일을 1주기로 하고 다음 시트로 이동한다.

필에는 호르몬 배합이 모두 일정한 것과 서서히 호르몬 배합을 변화시켜가는 것이 있다. 각각 특징이 있기 때문에 어느 것을 사용하는가는 의사와 상담해서 결정한다. 필을 복용하기 시작하면 생리 주기는 28일이 된다.

필에 대해서 Q & A

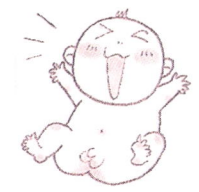

Q 부작용은 없는지 걱정…….

A 저용량 필은 호르몬 양이 적고 부작용이 그다지 많지 않다. 사람에 따라서는 두통이나 구역질, 유방이 딱딱해지는 등의 증상이 나타나기도 한다. 몸이 필에 익숙해지면 점차 없어지지만 계속되는 경우는 병원에서 상담해야 한다.

Q 다른 약을 복용하고 있어도 필을 먹을 수 있나?

A 감기약이나 두통약은 문제가 없지만 영향을 주는 약도 있다. 예를 들어 항우울제는 작용을 강하게 할 가능성이 있고, 항생물질과 함께 복용한 경우는 필의 작용이 약해지기도 한다. 다른 약을 복용하고 있을 때에는 반드시 의사와 상담해야 한다.

Q 필은 복용하기 시작해서 바로 효과가 나타나나?

A 통상 복용하기 시작한 날부터 피임 효과를 발휘한다. 그러나 여행이나 데이트 때문에 주말 생리를 피하기 위해 일요일부터 복용하기 시작하는 '선데이 필'의 경우는 예외이다. 이 경우 예를 들어 일요일에 생리가 시작되었다고 하면 그 시트를 스타트할 수 있는 것은 6일 후 일요일이 되고, 이 사이에 난자가 자랄 가능성이 있기 때문이다. 그로 인해 복용하기 시작하고 나서 수주일은 다른 방법의 피임이 필요하다.

Q 필을 복용하고 있으면 피임을 하지 않아도 될까?

A 필은 매일 잘 복용하고 있으면 거의 확실하게 피임을 할 수 있다. 단 성병 예방은 하지 못하기 때문에 예방을 위해서는 콘돔을 병용하는 것이 좋다.

Q 필을 복용하면 임신이 불가능해질까?

A 필을 복용하고 있는 동안은 배란을 멈추게 하기 때문에 임신하지 않지만, 필의 복용을 중지하면 바로 몸이 임신할 수 있는 상태로 돌아가게 된다. 필이 원인으로 불임증이 되는 일은 없다.

Q 필을 사용할 수 없는 사람이 있나?

A 필은 누구나 복용할 수 있는 건 아니다. 다음의 사람은 의사와 상담할 필요가 있다.
- 심장에 병이 있다
- 수유 중이다
- 암이나 악성종양이 있다
- 간장이 나쁘다
- 혈전증, 뇌졸중, 심근경색의 경험이 있다

이 외에도 복용에 제한이 있는 경우가 있기 때문에 지병이 있는 사람은 반드시 의사와 상의해야 한다. 그리고 생리가 있는 사람이라면 연령적인 제한은 없고 기본적으로 복용할 수 있다.

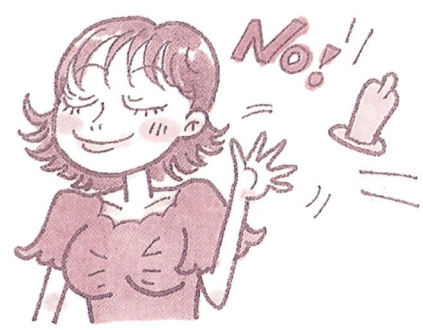

슬픈 결단…… 그때 당신이 해야만 하는 것
원치 않는 임신을 했다면

▌임신 중절수술을 받기 위한 조건

우리나라에서는 '모자보건법 제14조(인공 임신 중절 수술의 허용 한계)'에 의해 다음과 같은 경우 중절수술을 받을 수가 있다.

(1) 의사는 다음 각 호의 1에 해당되는 경우에 한하여 본인과 배우자(사실상의 혼인 관계에 있는 자를 포함한다. 이하 같다.)의 동의를 얻어 인공임신 중절 수술을 할 수 있다.
① 본인 또는 배우자가 대통령령이 정하는 우생학적 또는 유전학적 정신장애나 신체질환이 있는 경우.
② 본인 또는 배우자가 대통령령이 정하는 전염성 질환이 있는 경우.
③ 강간 또는 준강간에 의하여 임신된 경우.
④ 법률상 혼인할 수 없는 혈족 또는 인척 간에 임신된 경우.
⑤ 임신의 지속이 보건 의학적 이유로 모체의 건강을 심히 해하고 있거나 해할 우려가 있는 경우.

Check!

수술까지 준비해야 할 것

수술 당일
- 파트너와 자신의 서명, 날인이 있는 중절 동의서
- 숏 냅킨
- 화장이나 매니큐어는 하지 않는다
- 목욕을 한다.(샤워만, 욕조에는 들어가지 않는다)
- 액세서리, 렌즈는 빼둔다
- 복장은 앞을 풀 수 있는 블라우스나 풍성한 치마 등 벗기 쉬운 것으로 한다

수술 며칠 전~전일
- 몸을 잘 조정한다
- 알레르기 체질인 사람은 의사에게 말한다
- 정해진 시간 이외에는 먹지 않는다
- 병원에서 자궁구를 넓히는 처치를 받는다

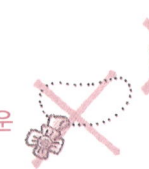

필요한 물건은 병원에 따라 다르기 때문에 사전에 확인해 두자. 당일은 샤워를 하고 몸을 깨끗하게 해둔다. 얼굴색을 알 수 있도록 화장이나 매니큐어는 하지 않는다.

수술 전날에는 라미나리아(laminaria)라는 기구를 자궁경관에 넣고 시간을 들여서 서서히 자궁경관을 넓혀가는 조치를 한다. 임신 초기의 경우는 그날 중에 귀가할 수 있지만 중기인 경우는 전날부터 입원한다.

임신 22주를 넘긴 태아는 생존이 가능할 정도로 성장해 있기 때문에 그 기간의 중절은 할 수 없다.

파트너나 가족과 잘 상의해서 결정을 하면 신속하게 산부인과에서 검진을 받는다.

또 중절에는 파트너의 동의가 필요하다(미성년자인 경우 부모의 동의도 필요). 보험 적용은 되지 않는다. 임신초기의 중절은 기구를 사용해서 자궁 내의 태아를 체외로 꺼내는 방법을 행한다.

임신 12주 이후는 태아가 커지고 태반이 어느 정도 완성돼서 자궁도 부드러워지기 때문에 인공적인 진통을 유도해서 출산시키는 방법을 취한다. 이 경우는 통상의 출산과 마찬가지로 통증이 강하고 입원도 필요하다.

수술의 흐름

임신 초기인 경우

① 건강 체크 진찰을 받고 라미나리아를 꺼낸다. 마취 전 주사를 놓기도 한다

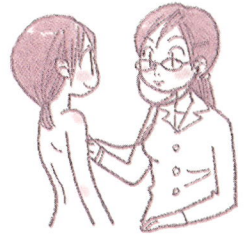

② 전신마취를 한다

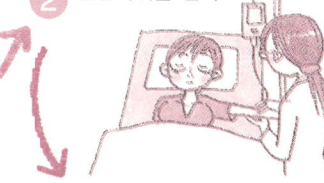

③ 수술(20분 전후로 완료)

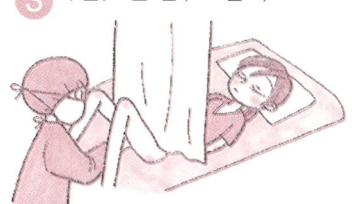

④ 마취에서 깨기까지 몇 시간 쉬고 의사의 허가가 나면 귀가한다

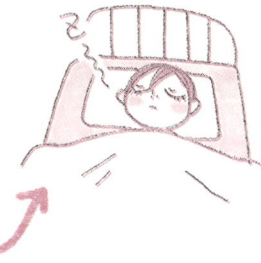

임신중기인 경우

1. 건강 체크와 전날부터 넣고 있던 라미나리아를 꺼낸다
2. 진통유발제를 3시간 간격으로 질에 삽입
3. 통증과 함께 태아나 태반이 나온다(수술 시간은 반나절~하루)
4. 자궁에 남겨 놓은 태반을 기구로 꺼낸다
5. 허가가 나기까지 3일~7일 정도 입원한 후 귀가

수술 후, 이런 것에 주의!

- 수술 후 3일 정도 집에서 안정을 취한다
- 몸의 케어 방법 등 의사의 지시는 반드시 지킨다
- 섹스는 허가가 나기까지 금물이다
- 수술 후 10일 이상 출혈이 계속되고 하복부 통증이 있는 등 조금이라도 불안한 증상을 느끼면 바로 의사와 상담한다

생각지 못한 후유증을 예방하기 위해 수술 후 검진은 반드시 받는다. 중절은 수술 후에 문제가 일어나거나 그 후에도 마음이나 몸에 데미지를 줄 가능성이 있다.

다른 사람에게는 말하기 어려운 섹스의 고민 Q&A

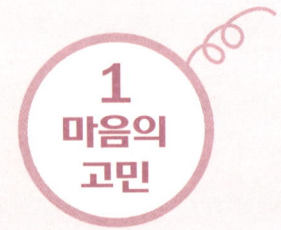

1 마음의 고민

Q 주위 친구는 경험이 있다. 아직 처녀인 자신이 부끄럽다.

A 잡지 등에서 '첫 경험 평균 연령 O세'라는 기사가 많이 실린다. 그것은 어디까지나 일부의 통계에 지나지 않는다. 몇 살까지 섹스를 경험하지 않으면 안 된다거나 몇 살인데 섹스를 경험하지 못해서 부끄럽다와 같은 생각은 난센스이다. 주위에 휩쓸려서 섹스를 해버려서는 진정으로 믿을 수 있는 파트너를 만났을 때 후회를 한다. 주위는 신경을 쓰지 말고 자신을 믿어야 한다. 임신과 성병의 가능성이 있다는 것을 각오한 상태가 아니라면 섹스를 경험하는 것은 피하는 것이 현명하다.

Q 최근 그와의 섹스가 적어졌다. 마음이 변한 것일까?

A 그에게 다른 애인이 생긴 경우는 별개지만 횟수는 섹스에 대한 생각이나 서로의 생활 패턴 등에 의해 차이가 있다. 오래 사귄 사이라면 횟수가 줄어드는 것은 흔한 일이다. 섹스를 하지 않아도 손을 잡거나 함께 자거나 하는 것만으로 만족할 수 있다면 문제는 없다. 불만이 있다면 그 마음을 솔직하게 전해야 한다.

Q 격렬한 섹스를 좋아하는 상대. 응해도 될까?

A 조금 특이한 것을 해보고 싶다거나 평소와는 다른 섹스로 흥분을 고조시키고 싶은 호기심은 누구나 가지고 있다. 어떤 것에 성적 흥분을 느끼는가도 사람에 따라 다르다. 어디까지나 취향의 문제이기 때문에 자신이 그것이 좋다면 받아들여도 좋을 듯하다. 그러나 그것이 고통이거나 마음과 몸에 상처를 주는 섹스라면 단호하게 거절하는 것도 필요하다.

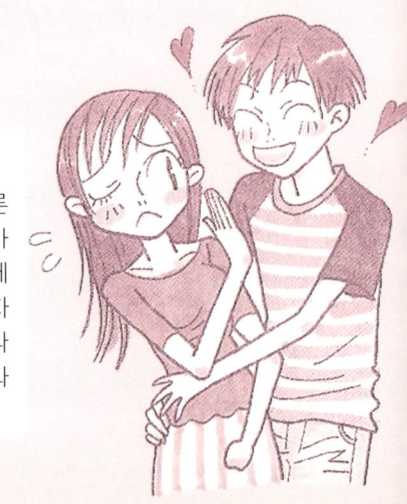

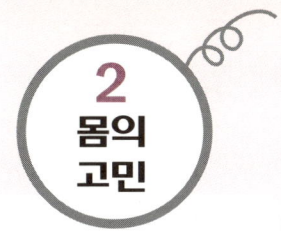

2 몸의 고민

Q 섹스를 해도 느끼지 못한다. 불감증일까?

A 불감증이란 몸의 어느 곳을 만져도 전혀 기분이 좋다고 느끼지 못하는 경우를 말하고, 성감 이상으로 정신치료가 필요하다. 그러나 느끼지 못하는 사람의 대부분은 섹스에 대한 불안이나 수치심 등 심리적인 요인에서 기인한다. 긴장을 푸는 것이 가장 좋지만 여성은 삽입만으로 쾌감을 얻기 어렵다. 삽입 전에 시간을 들여 애무를 하는 것도 필요하다.

Q 가슴의 형태나 크기, 젖꼭지 색이 신경 쓰인다.

A 흔히 '남성의 이상형은 O컵'이라거나 '젖꼭지가 검은 사람은 성체험이 많다.' 등과 같은 말이 있는데 이것들은 속설이다. 사람의 얼굴이 모두 다르듯이 가슴의 형태나 크기도 사람마다 다르다. 젖꼭지가 검은 것도 몸이 성숙함에 따라 멜라닌 색소가 늘어나는 것이 원인으로 섹스의 횟수가 많다고 해서 검어지는 것은 아니다.

Q 삽입하면 너무 아프다. 병일까?

A 삽입 시의 통증을 느끼는 것은 충분히 젖지 않았는데 무리해서 삽입한 경우와 긴장이 강한 경우 등으로 이것들은 전희를 충분히 해서 긴장을 풀고 감각을 고조시키는 것으로 해결할 수 있다. 그러나 성병이나 부인과 병이 원인인 경우도 있다. 헤르페스 등 통증이 강할 때는 삽입을 해서는 안 되고 자궁내막증일 때에는 뱃속에 극심한 통증이 생긴다. 불안한 경우는 서둘러 병원에 가야 한다.

Q 섹스 후 출혈이 있다. 병일까?

A 출혈은 질 등이 상처 입은 경우와 병이 원인인 경우, 두 가지 종류가 있다. 섹스를 할 때 출혈을 하거나 통증도 없는데 출혈을 할 때는 어떤 병이 숨겨져 있는 경우가 있기 때문에 서둘러 병원에 가보아야 한다.

3 파트너의 고민

Q 페니스가 발기하지 않는다. 내 탓일까?

A 섹스를 할 때 흥분해도 삽입할 수 없을 정도로 페니스가 발기하지 않는 것을 인포텐스(발기부전, E.D)라고 한다. 이것은 당뇨병 등의 병에 의한 것도 있지만 많은 경우는 심리적인 것이 원인이다. 의기소침할 때나 몸이 피로하거나 또 이전에 섹스에 실패한 경험 등이 영향을 주기도 한다. 그가 만일 그렇다면 뭐라고 하거나 책망하는 것은 오히려 역효과이다. '나를 좋아하지 않는 거 아니야?' 라고 추궁하면 점점 더 심해진다. 그럴 때는 여행을 가거나 운동을 즐기는 등 긴장을 푸는 것이 중요하다. 편안하게 대하면 서서히 그의 마음도 풀어질 것이다.

Q 정액을 삼켜도 괜찮나?

A 정액의 주성분은 단백질이기 때문에 삼켜도 해는 없다. 그렇지만 상대가 성병에 걸렸다면 정액을 통해 감염될 가능성이 있다. 걱정이 된다면 무리해서 삼키지 않는 편이 좋다.

Q 조루, 지루는 무엇이 문제?

A 페니스가 발기하고 나서 사정하기까지의 시간이 짧은 건 조루, 긴 것은 지루라고 한다. 익숙하지 않을 때 조루인 남성이 많고 서서히 컨트롤하는 여유가 생긴다. 이것을 걱정하는 남성은 많지만 누구나 느끼는 보통의 문제로 이상한 것은 아니다. 이것으로 어느 한쪽이 만족하지 못한다면 페팅이나 오럴섹스로 보충하는 법도 있다.

Q 페니스는 큰 편이 좋은가?

A 남성은 자신의 페니스 크기나 형태, 색 등에 집착하는 사람이 많다. 이것은 여성이 가슴의 크기나 형태에 신경 쓰는 것과 마찬가지이다. 그렇지만 '큰 것이 섹스를 잘한다.' 라는 말은 속설로, 페니스의 크기와 여성의 섹스의 만족도에는 아무런 관계도 없다.

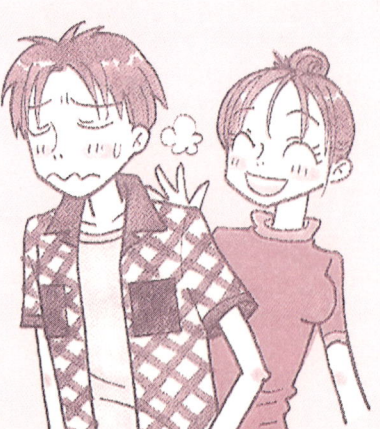

Part 6

임신과 출산의 구조

임신, 출산은 여성에게 인생의 최대의 일이라고 할 수 있다.
건강한 아이를 출산하기 위해서는
먼저 자기 자신이 건강해야 한다.
Part6에서는 임신, 출산의 기본적인 지식과
아이가 태어나기까지
어머니가 신경 써야 할 것과 준비해야 할 것을 중심으로
소개한다.

'엄마'의 건강이 가장 중요!

아이를 원한다고 생각하면

▮ 먼저 자신의 몸이 건강한지 체크한다

여성에게 중요한 일인 임신과 출산은 몸에 커다란 부담을 준다. 아이를 낳고 싶을 때나 결혼하기 전에는 자기 자신의 건강상태를 알아두어야 한다.

기본적인 건강진단 외에 체크해야 하는 것은 아래의 항목이다. 혈액검사 등 항목이 늘어나면 비용도 높아지기 때문에 걱정되는 항목만을 받는 것이 좋다.

검사의 결과 문제가 발견됐다면 빨리 치료해야 한다.

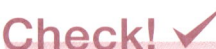

아이를 갖고 싶다면 몸의 체크를 하자

■ **혈액검사**
자신의 혈액형(특히 Rh)을 확인하거나 빈혈인지, B형·C형 간염 경력이 있는지, 매독, 에이즈 등의 성병이나 풍진 항체가 있는가를 조사한다.

■ **소변검사**
소변에 포함되어 있는 단백질이나 당을 조사하고 신장병이나 당뇨병 체크를 한다. 신장병이나 당뇨병은 임신 전에 치료하는 편이 좋다.

■ **내진에 의한 검사**
클라미디아, 자궁암, 자궁근종, 자궁내막증 등의 유무를 조사한다.

■ **혈압**
임신에 대비해서 혈압이 높을 때는 의사와 상담한다.

■ **심전도**
임신 중에는 심장에 큰 부담을 준다. 심전도 결과 심장에 이상이 발견된 경우는 의사와 상담한다.

■ **치과**
임신 중에는 입안이 산성이 되기 쉽기 때문에 충치나 치주병에 걸리기 쉽다. 충치가 있으면 치료한다.

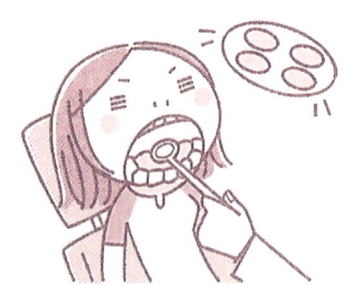

▍일상생활을 개선하는 것도 중요하다

매일의 생활습관도 임신이나 출산에 깊은 관계가 있다. 먼저 담배는 끊는다. 니코틴은 불임과 관계가 있고 임신 중이나 출산 후에는 아기의 건강을 저해한다. 자신만이 아니라 파트너와 가족도 금연하는 것이 좋다.

약은 뱃속의 태아에게 영향을 주는 성분이 포함되어 있기도 하다. 약을 먹는 경우는 의사나 약제사와 상의해야 한다. 스트레스 때문에 불임이 되거나 배란이 멈추거나 과도한 운동이나 다이어트로 배란이 멈추기도 한다.

또 임신 가능성이 있을 때에는 뢴트겐검사 전에 확인하는 편이 좋다.

▍아이는 언제 낳는 것이 좋은가?

여성의 사회진출이나 결혼 시기가 늦어져서인지 출산 연령이 점점 높아지고 있지만(아래 참조) 의학적으로는 25~35살이 출산에 가장 적합한 연령이라고 할 수 있다.

35살 이상이 되면 임신하기 어려워지거나 임신고혈압증후군(예전에는 임신중독증이라고 했다.)이나 제왕절개 가능성이 높아지지만, 경제적 정신적으로 여유가 있다는 장점도 있다.

반대로 18살 이하는 몸이 아직 미숙하고 엄마와 아이에게 위험이 높아진다. 출산 후에는 주위의 협력도 필요하다.

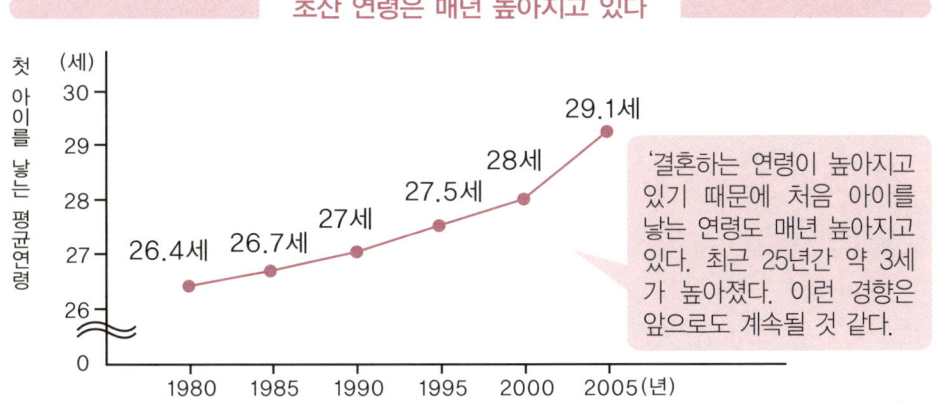

초산 연령은 매년 높아지고 있다

'결혼하는 연령이 높아지고 있기 때문에 처음 아이를 낳는 연령도 매년 높아지고 있다. 최근 25년간 약 3세가 높아졌다. 이런 경향은 앞으로도 계속될 것 같다.

배란일에 하나밖에 배란하지 않는 난자와 정자가 만난다

임신의 구조

임신은 이렇게 성립된다

① 난소에서 난자가 하나 뛰어나온다(배란)
태어날 때부터 저장되어 있던 난자 중 하나가 성숙해서 난소에서 튀어나온다. 이것이 배란이다.

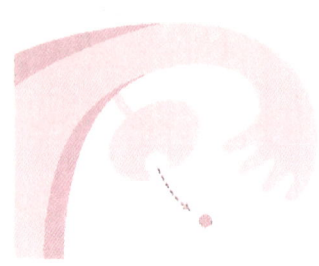

② 난자가 난관에 들어간다
난소에서 튀어나온 난자는 난관의 끝에 있는 난관채에 들어간다. 그대로 난관에서 난관팽대부까지 흡수되어 정자가 오는 것을 기다린다.

③ 섹스한다
난자의 생명은 최대 24시간으로 이 사이에 섹스의 기회가 없으면 후에 월경혈과 함께 난자는 밖으로 흘러나온다.

▌난자와 정자가 만나서 수정하는 것이 첫 단계다

임신은 난소에서 튀어나온 난자와 남성의 정자가 만나서 수정란이 생기는 것에서 시작된다.

여성의 배란은 대략 한 달에 한 번으로 난자는 통상 한 개이다. 난관에 흡수된 난자가 살아 있는 시간은 24시간 정도로 그 사이에 정자가 오지 않으면 임신은 할 수 없다.

남성이 한 번의 사정으로 수억 개의 정자를 방출하지만 대부분은 질의 산성에 죽어버린다. 살아남은 정자는 사정 후 한 시간 정도 만에 난관까지 도달하지만,

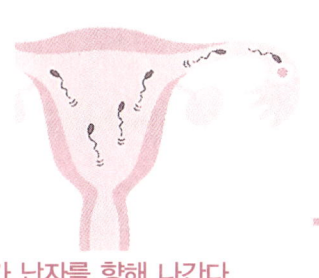

4 정자가 난자를 향해 나간다

한 번의 사정으로 1억 개의 정자가 방출되는데, 질, 자궁으로 가는 도중에 거의 대부분이 죽는다. 남은 정자는 난관팽대부까지 가야 한다.

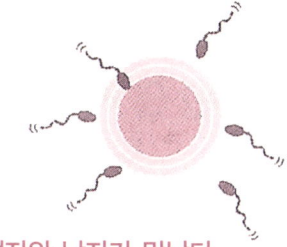

5 정자와 난자가 만난다

사정 후 한 시간 정도로 수십에서 수백 개의 정자가 난관팽대부의 난자에 도달한다.

6 수정란이 된다

처음에 난관팽대부의 난자에 들어간 정자와 난자가 결합해서 수정한다. 그러면 다른 정자가 들어오지 못하도록 막을 만든다. 이것에 의해 수정란이라는 하나의 세포가 된다.

7 수정란이 자궁에 이동한다

수정란은 몇 번이나 세포분열을 반복하면서 난관을 통해서 자궁으로 향한다.

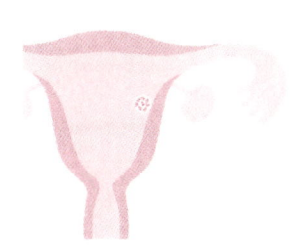

8 수정란이 자궁으로 이동한다

자궁에 도달한 수정란은 착상의 준비가 된 푹신한 자궁내막에 들어간다. 이것이 착상으로 임신이 성립한다. 그중에서 다시 세포분열을 반복해서 이윽고 태아와 태반이 된다.

그때는 몇십 개에서 수백 개로 줄어 있다. 그중에서 단 한 개의 정자가 난자 속으로 들어가서 수정란이 되는 것이다.

수정란에서 10일 전후로 착상하면 임신이다

수정란은 세포분열을 반복해서 포배라는 형태로 성장하면서 난관에서 자궁 내부로 이동해 가야 한다.

자궁에서는 배란 후 내막이 푹신푹신하고 두터워지고 포배를 받아들일 준비를 한다. 거기에 포배가 들러붙는 것을 착상이라고 하고 수정에서 7~10일 정도 걸린다. 이것이 임신이다.

먼저 몸의 변화에 유념한다
임신 시의 진찰의 흐름을 알아두자

Check! ✓ 몸의 변화가 나타나면 병원에 간다

- ☐ 예정일이 7일 이상 지나도 생리가 오지 않는다
- ☐ 기초체온이 3주 이상 고온기이다
- ☐ 생리물질이 늘어난 듯하다
- ☐ 속이 메슥거리거나 헛구역질이 심해진다
- ☐ 유방이 팽팽한 느낌이 든다
- ☐ 화장실에 자주 간다
- ☐ 졸음을 참을 수가 없다
- ☐ 나른하다
- ☐ 계속 초조하다
- ☐ 임신측정 결과 양성 결과가 나왔다

▌몸의 변화를 자각하고 생리가 일주일 늦어지면 임신 징후다

임신을 하면 몸에는 여러 가지 변화가 나타난다. 가장 알기 쉬운 것은 생리가 오지 않는 것이다. 주기적이었던 것이 예정을 7일 이상 넘겨도 오지 않을 때, 기초체온이 높은 채 계속되면 임신일지도 모른다.

그 외에는 위와 같은 변화가 나타난다. 헛구역질이나 속이 메슥거리고, 침이 많아지고 초조해지고, 나른함과 졸음 등이다. 증상에는 개인차가 있고 전혀 없는 사람도 있으며 잠에 빠지는 사람도 있다. 생리가 늦거나 고체온과 동시에 어떤 증상이 보일 때에는 임신의 징후인 경우가 많다.

Check! ✓ 초진에서는 이런 것을 묻는다(문진 시)

- 마지막 생리는 언제 왔는가? 며칠 정도 지속되었나?
- 생리통은 있는가? 생리 주기는 어느 정도인가?
- 생리 이외에 출혈을 한 적은 있는가?
- 지금까지 임신한 적은 있는가? 또 유산이나 중절 경험은 있는가?(있는 경우는 그 횟수와 시기는 언제인가?)
- 지금까지 출산한 적은 있는가?(있는 경우는 그 횟수와 시기와 자연분만인지 제왕절개인지, 또 그 이유는 무엇인가?)

- 처음 생리는 언제였나?
- 지금까지 걸린 병은 있는가? 수술을 한 적은 있는가?
- 가족 중에 큰 병을 가진 사람은 있는가?
- 담배를 피우거나 술을 마시는가?
- 알레르기가 있는가?
- 지금 현재 걸린 병은 있는가? 복용하고 있는 약은 있는가?

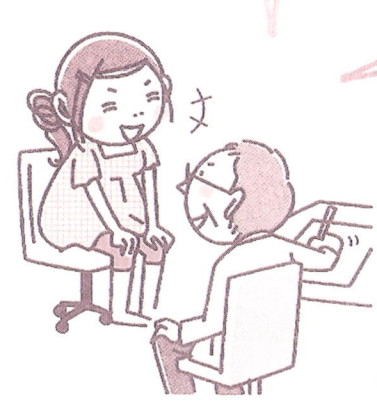

● 초진에서는 이 외에 소변검사나 내진, 초음파검사도 한다.

▌ 자신에게 어떤 병원이 좋을지 숙고해서 결정한다

임신 진단을 할 수 있는 것은 임신 5~6주, 생리가 예정보다 일주일 정도 늦어진다면 그 즈음 병원에 가보는 게 좋다.

임신, 출산의 준비를 받을 수 있는 것은 크게 나누면 병원과 출산원, 또 병원은 종합병원이나 개인병원이 있다. 최근에는 입원시설 등에 나름의 장점을 갖고 있는 병원도 있다. 희망에 맞는 출산을 할 수 있도록 자신에게 맞는 병원을 선택해야 한다.

진찰은 이런 순서로 이루어진다

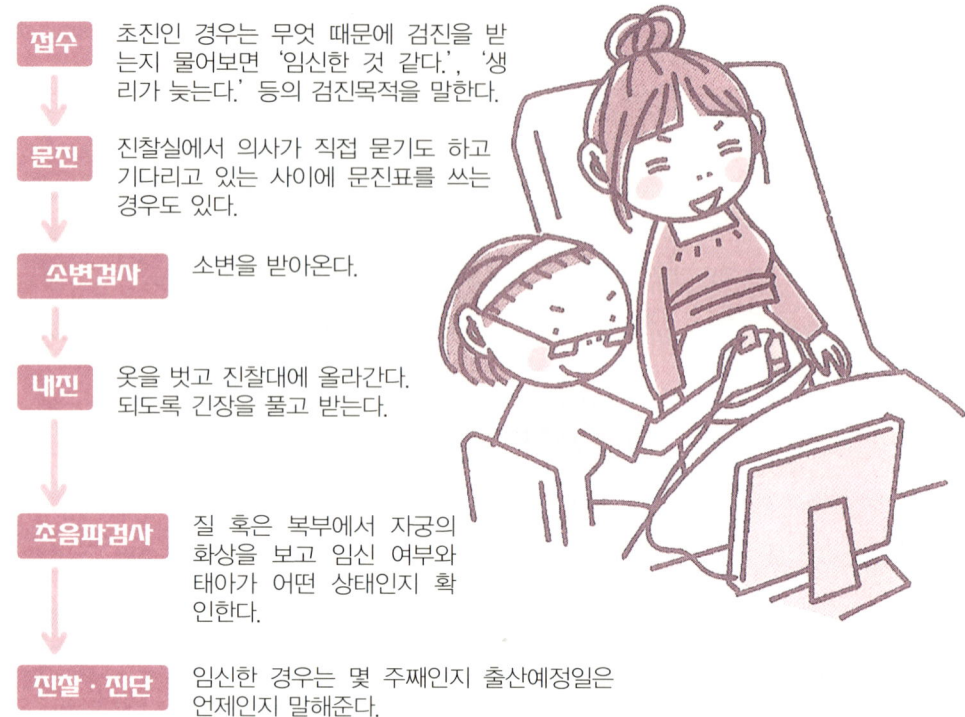

접수 — 초진인 경우는 무엇 때문에 검진을 받는지 물어보면 '임신한 것 같다.', '생리가 늦는다.' 등의 검진목적을 말한다.

문진 — 진찰실에서 의사가 직접 묻기도 하고 기다리고 있는 사이에 문진표를 쓰는 경우도 있다.

소변검사 — 소변을 받아온다.

내진 — 옷을 벗고 진찰대에 올라간다. 되도록 긴장을 풀고 받는다.

초음파검사 — 질 혹은 복부에서 자궁의 화상을 보고 임신 여부와 태아가 어떤 상태인지 확인한다.

진찰·진단 — 임신한 경우는 몇 주째인지 출산예정일은 언제인지 말해준다.

▮ 초진은 여러 가지를 물으니 준비를 한다

병원에서는 먼저 접수창구에서 '임신한 것 같다.', '생리가 늦다.' 와 같은 상황을 말한다. 진찰 전에 문진이나 소변검사가 있다. 문진표가 준비되어 있어서 기입하기도 하지만 질문은 227쪽과 같은 내용이다.

질문 항목은 생리나 이제까지 임신 경험 등, 날짜나 시기를 묻는 항목도 있다. 최근에 생리나 초경 등을 사전에 생각해 두면 원활히 진행된다. 대답하기 거북한 질문이라도 솔직히 대답해야 한다. 그 후 내진이 있다. 복장은 풍성한 스커트가 편리하다.

주로 초음파검사와 소변검사에서 임신인지 아닌지 판명난다. 임신을 했으면 지금 임신 몇 개월째인지, 출산예정일 등을 알 수 있다.

임신 중의 배의 상태

양수
자궁 속을 채우고 있는 액체. 태내의 태아는 태어나기까지 양수에 뜬 상태로 있다. 양수에는 외부로부터 자극을 완화하는 쿠션 같은 기능도 있다.

태반
수정란이 착상한 뒤 세포분열을 반복해서 태반이 생긴다. 아이에게 산소나 영양을 공급하고 아이로부터 노폐물을 배출하는 기지와 같은 것이다. 출산에 필요한 호르몬을 만든다.

탯줄
태반과 태아를 이어주는 것으로 여기에서 산소나 영양을 공급받는다. 또 태아가 배출하는 노폐물을 옮기는 역할도 한다.

난막
아이와 양수를 감싸는 자궁 안쪽의 막.

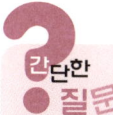

출산은 친정에 가까운 곳에서 하고 싶은데 어떻게 하면 좋은가?

출산이 가까워지면 친정에 가서 아이를 낳고 싶은 경우에는 임산부건강검진 등이 필요하다. 그때는 그것을 병원에 말하고 클리닉이나 종합병원에서 부인과를 검진해야 한다. 거기서 출산하지 않는다면 분만설비가 없는 산부인과에서도 임산부건강검진을 받을 수 있다. 건강검진은 개인병원, 출산은 종합병원에서 하는 방법도 가능하다. 그때는 의사와 상의해서 결정한다.

약 10개월, 엄마와 태아는 이런 준비를 한다

임신 중 몸의 변화

임신초기 (임신~11주)

자궁의 상태

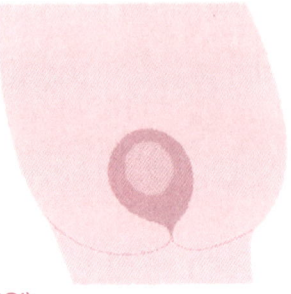

2~3주(1개월)

- 자궁의 크기는 임신 전과 같다.
- 거의 임신을 깨닫지 못한다.

엄마의 상태

태아의 상태

- 수정란 크기는 육안으로 간신히 보일 정도.

주의해야 할 것

담배 & 술
담배는 아이에게 산소나 영양을 공급하기 어렵게 하기 때문에 금물. 술도 되도록 마시지 않는다.

배를 차게 하지 않는다
배를 차게 하는 것은 모체와 태아에게 좋지 않다. 가능하면 노출이 많은 복장은 피한다.

과로
무리하지 말고 피곤하면 빨리 쉰다.

구두
넘어지거나 미끄러지기 쉬운 것을 피하고 굽이 높지 않은 구두를 신는다.

약
태아에게 나쁜 영향을 줄 가능성이 있기 때문에 먹지 않도록 한다. 그래도 필요한 경우는 의사와 상담한다.

유산
임신초기 가장 주의해야 할 것이 유산으로 임

임신을 하면 뱃속의 태아가 성장하고 동시에 엄마의 몸도 변한다. 배가 커지고 유방이 커지고 시기에 따라 유산이나 빈혈, 임신고혈압증후군, 조산 등이 생기기 쉬워진다. 충분히 주의하면서 임신 생활을 보내야 한다.

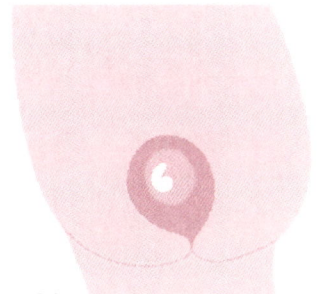

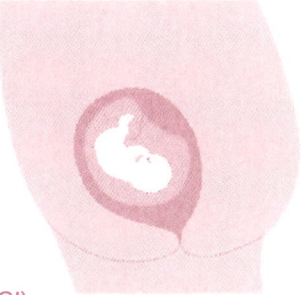

4~7주(2개월)

- 자궁 크기는 거위알 정도.
- 입덧을 시작하는 사람도 있다, 나른해진다.
- 생리가 오지 않아서 임신을 깨닫는다.
- 유방이 팽팽해지고 유두가 검어지기도 한다.
- 생리물질이 늘어난다.

- 7주로 신장은 1센티 정도, 체중은 약 1그램. 해마와 같은 느낌.

8~11주(3개월)

- 자궁 크기는 성인의 주먹 정도.
- 자궁이 커져서 방광이나 직장을 압박해 변비나 빈뇨가 된다.
- 태반이 생기기 시작.
- 아직 배는 나오지 않는다.
- 입덧이 심해지고 식욕이 급격히 떨어진다.
- 유산하기 쉬운 시기로 심한 운동이나 섹스는 피한다.

- 9주째가 되면 신장은 2~3센티, 체중은 약 4그램.
- 신장의 반은 머리.
- 뇌도 발달하기 시작.
- 11주에 발을 차는 듯한 움직임도 가능.

신 21주까지 태아가 자궁 외부에 나오는 것이다. 약 10%의 사람에게 일어난다. 출혈이나 하복부 통증, 요통 등이 생기면 무리하지 말고 쉬고, 그래도 출혈이 있을 때는 병원에 간다.

입덧
심한 입덧으로 탈수증상을 일으키기도 한다. 방치하면 태아에게 위험. 구토가 계속되고 물도 먹지 못하는 상태가 계속되면 병원에 간다.

자궁외임신
자궁체부 이외의 장소에 수정란이 착상하는 것이다. 소변검사에서는 임신반응이 나타나지만 초음파검사에서는 태아의 모습이 보이지 않는다. 착상한 장소에도 나타나지만 출혈하거나 하복부에 극심한 통증이 생기기도 한다. 이상을 느끼면 빨리 병원에 간다.

임신중기 (12~27주)

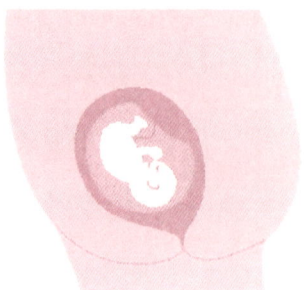

자궁의 상태

12~15주(4개월)	16~19주(5개월)

엄마의 상태

12~15주(4개월)
- 자궁의 크기는 태아의 머리 정도.
- 하복부를 만지면 둥글고 탄력성 있는 자궁을 알 수 있다.
- 12주째 정도부터 입덧이 진정되고 식욕이 돌아온다.

16~19주(5개월)
- 태반이 완성되고 태아는 배꼽에서 영양을 섭취하기 시작한다.
- 자궁은 성인의 머리 크기 정도.
- 조금씩 배가 눈에 띈다.
- 전신에 지방이 붙기 시작. 몸이 둥글어진다. 한 달 1킬로 비율로 체중이 는다.
- 유방이 조금씩 커진다.

태아의 상태

- 12주가 되면 신장 7~9센티, 체중 약 30그램 정도.
- 사람의 형태가 된다.
- 뇌의 원형도 완성.
- 심장박동이 들린다.

- 임신 16주로 신장이 18센티 정도, 체중은 110~120그램 정도.
- 손톱이나 머리카락이 나기 시작.
- 근육과 뼈 등이 발달.
- 머리는 달걀 크기 정도.

주의해야 할 것

과식
안정기에 들어간 이 시기는 입덧이 사라지고 과식하기 쉽다. 살이 찌지 않게 하기 위해서라도 식사의 밸런스에 신경을 쓴다. 또 하루에 30분 정도 워킹 등 몸을 움직이는 것이 좋다.

빈혈
이 시기는 빈혈에 걸리기 쉽다. 철분이 많이 함유된 음식을 먹는다.

조산
22주째부터 37주째 미만에 태어나는 것을 조산이라고 한다. 태내에 있는 기간이 짧을수록 생존율이 낮다. 배의 팽팽함과 출혈 등이 생기면 빨리 병원에 간다.

임신고혈압증후군
임신에 수반되는 혈압이 높아지는 상태(최고혈압이 140mmHg 이상, 최저혈압이 90mmHg 이상). 이전에는 '임신중독증'이라 불렀다. 단백뇨를 동반하는 경우도 있다. 심해지면 혈류

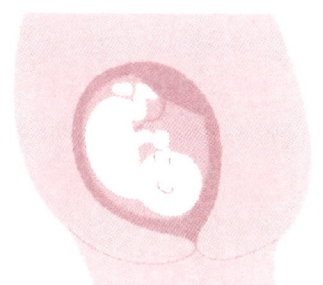
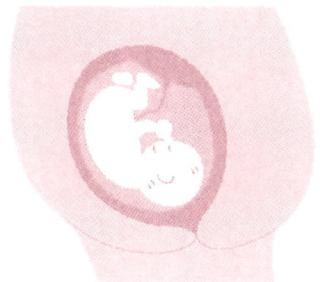

20~23주(6개월)

- 태동을 느낄 수 있다.
- 자궁이 더 커지고 요통이나 저림 증상이 나타난다.
- 유두에서 옅은 액이 나오기도 한다.
- 배가 눈에 띄게 불룩해진다. 몸의 균형을 잡기 어려워지기 때문에 넘어지지 않도록 주의.

- 임신 22주로 체중은 500그램 정도.
- 눈썹과 속눈썹이 나기 시작하여 얼굴 윤곽이 선명해진다.

가 나빠지고 태아에게 영양이 공급되지 않기 때문에 발육부진이나 사망할 가능성이 있다. 염분을 피하고 스트레스에 주의, 너무 피곤하지 않도록 한다. 가족 중에 고혈압인 사람이 있는 경우는 요주의.

24~27주(7개월)

- 배가 더욱 커지고 동그래진다.
- 유방도 더 커진다.
- 태아의 움직임이 활발해진다.
- 조산의 염려가 있기 때문에 심한 움직임은 삼간다.
- 빈혈의 위험성이 있다.

- 신장 36~40센티 정도.
- 체중 600~1,000그램 정도.
- 뇌가 발달.
- 콧구멍이 생기기 시작, 피부가 두터워지기 시작.
- 눈꺼풀이 생기고 눈동자를 움직이기 시작.
- 명암 판별이 가능.
- 자궁 밖의 소리를 들을 수 있다.
- 아이다운 얼굴 윤곽이 된다.
- 미각을 느끼게 된다.

임신후기 (28~39주)

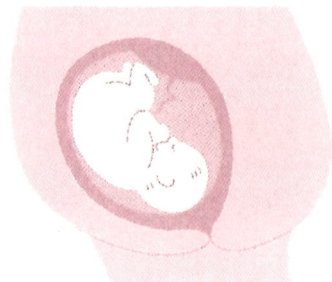

자궁의 상태

28~31주(8개월)

엄마의 상태

- 자궁저장(치골의 위에서 자궁 위의 끝까지의 길이)은 25~28센티 정도, 배꼽과 명치 사이 정도까지이다.
- 자궁이 위를 밀어올리기 때문에 위가 쓰리거나 숨쉬기 거북하게 느낀다.
- 심장이 빨리 뛰거나 숨쉬기 거북한 경우도 있다.
- 임신선(급격하게 배가 성숙해서 피부의 일부가 그 크기에 따라가지 못해 균열이 생겨서 나타나는 적자색의 선상반)이 나오는 사람도 있다.
- 임신고혈압증후군이 되기 쉽다.
- 요통이나 치질이 되기도 한다.

태아의 상태

- 몸 전체가 확연해진다.
- 피하지방이 붙는다.
- 신장은 40센티 정도로 체중은 1,000~1,800그램 정도.
- 90% 정도의 태아는 머리 위치가 밑으로 오게 된다.
- 폐가 거의 완성.

주의해야 할 것

임신검진
임신 7개월 이후(24주)는 2주에 1회, 임신 10개월(36주 이후)이 되면 잊지 말고 반드시 주 1회 검진을 받는다.

적절한 운동
몸이 무거워지면 운동을 하지 않게 되거나 게으른 생활을 하기 쉽다. 이것이 살이 찌는 원인이 되기 때문에 산책 등을 하면서 적절한 운동을 한다.

장시간 외출은 삼간다
장시간의 외출은 그것만으로 몸에 부담을 주기 때문에 피하도록 한다. 그래도 필요하다면 적절히 휴식을 취하면서 한다.

역아
출산 시에는 약 5%의 태아가 역아이다. 임신 30주를 지난 시점에서 태아는 머리를 밑으로 한 자세를 취하는 것이 일반적이지만, 가끔씩 발이나 엉덩이가 밑에 있는 경우가 있다. 이것을 역아라고 하고 원인은 밝혀지지 않았다. 역

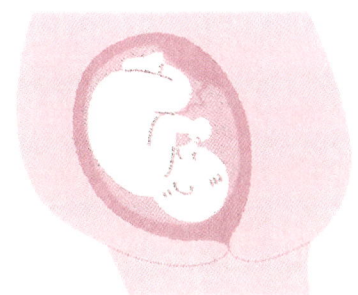
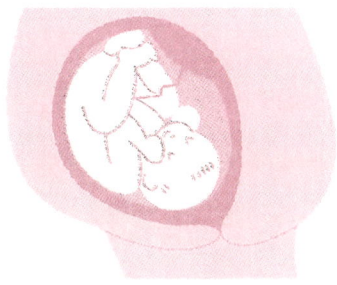

32~35주(9개월)

- 자궁저장은 28~30센티.
- 위나 방광이 자궁에 압박받기 때문에 식욕이 없어지거나 화장실에 자주 간다.
- 등이나 허리, 뒤꿈치가 무거워진다.
- 이때부터 섹스는 피한다.

- 신장은 약 45~50센티 전후, 체중은 1,800~2,300그램.
- 태어나도 거의 건강한 상태가 된다.

36~39주(10개월)

- 자궁저장은 31~34센티.
- 자궁의 수축이 활발해지고 배가 딱딱해지기 쉽다.
- 빈뇨가 심해진다.

- 신장은 약50센티, 체중은 2,500~3,000그램.
- 머리카락이 자라기 시작한다.
- 37주 이후라면 언제 태어나도 괜찮은 상태.

아인 경우 출산할 때 태아의 상태가 나빠지고 제왕절개를 할 필요가 있다. 그 때문에 역아를 고치는 체조 등을 해서 가능하면 머리가 밑으로 오도록 한다.

임신당뇨병

혈당을 올리는 호르몬이 태반에서 만들어지기 때문에 인슐린이 부족해서 혈당치가 올라가는 경우가 있다. 그 때문에 임신 중에 당뇨병에 걸리는 경우가 있다. 임신당뇨병에 걸리면 태아가 너무 커지는 것 같은 영향을 주기도 한다. 대부분의 경우는 출산하면 낫는다.

조기파수

자궁의 안쪽에 있고 태아를 보호하고 있는 난막이 찢어져서 양수가 흘러나오는 것이다. 정상적인 파수는 진통 후에 일어나지만 조기파수는 진통이 시작되기 전에 파수가 일어난다. 조기파수가 일어나면 태아가 세균에 감염되는 경우도 있어서 냅킨을 대고 바로 병원에 가야 한다. 소변과 혼동하는 경우가 있기 때문에 걱정될 때는 검진을 받는 것이 좋다.

안심하고 출산을 맞이하기 위해서

임신생활에서 주의해야 할 것

▎무리는 금물. 안정된 생활을 보낸다

　임신 중은 초기, 중기, 후기 각 시기마다 주의하지 않으면 안 되는 점도 있지만, 모든 기간에 걸쳐 생활 전반에서 주의해야 할 것이 있다.

　가장 중요한 것은 마음과 몸을 안정시키고 모자가 함께 건강하게 보내는 것이다. 그렇기 위해서는 먼저 바르고 규칙적인 생활과 피로가 쌓이지 않는 안정된 생활을 보내도록 주의해야 한다.

Check! ✓

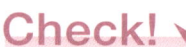 이것은 해도 괜찮다? 안 된다?

■ 애완동물
→ 가능하면 피하는 것이 좋다

　애완동물에는 기생충이 있는 경우가 있다. 특히 톡소플라즈마라는 기생충은 뱃속의 태아에게 영향을 끼쳐서 유산이나 조산을 일으키기도 한다. 임신을 하고 나서 애완동물을 키우는 것은 삼가야 한다. 임신 전부터 애완동물을 키운 경우라면 임신 중에는 돌보는 것을 가족에게 맡기고 될 수 있으면 접촉하지 않는 것이 좋다.

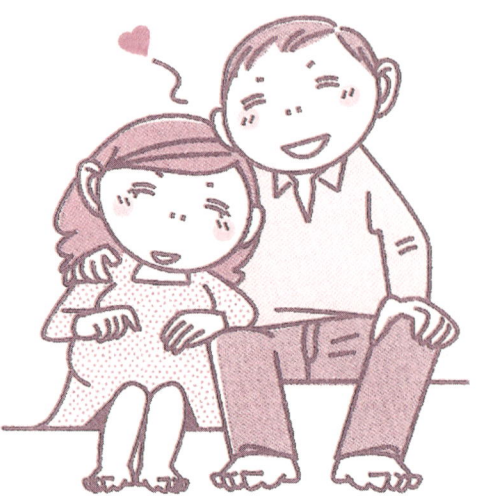

■ 운동 → 심하지 않다면 OK

　임신 중의 건강관리를 위해 적절한 운동이 필요하다. 워킹 등의 유산소운동은 기분전환도 되고 요통이나 붓기나 비만 해소에도 좋다. 무거운 것을 들거나 높은 곳에 있는 것을 드는 등 무리한 일을 하면 그만큼 몸에 부담이 간다.

기상과 취침, 식사 시간이 흐트러지지 않도록 일정한 리듬을 만든다. 수면시간은 8시간 정도를 기준으로 하고 피곤할 때에는 낮잠으로 보충해서 피로가 다음 날까지 이어지지 않도록 한다.

술이나 담배, 자극이 강한 음식은 피한다. 심한 운동이나 넘어져서 유산이 될 수 있는 하이힐과 배를 압박하는 타이트한 옷은 피한다. 무거운 것을 들거나 높은 곳에 올라가는 것도 피한다. 약은 태아에게 영향을 줄 수 있다. 약을 먹을 때에는 의사와 상의해야 한다.

임신 중은 신진대사가 활발해지기 때문에 몸이 더러워지기 쉽고 생리물질이 늘어나기 때문에 속옷을 자주 갈아입어서 청결을 유지한다.

■ **술 → (원칙적으로) 안 된다**
마시지 않는 것이 제일 좋지만 2~3일에 한 번, 맥주 한 컵 정도라면 그다지 영향은 없다. 그 이상 마시면 태아에게 발달장해나 지능장해 영향을 미칠 가능성이 있다.

■ **예방접종, 엑스선, 약의 복용**
→ 케이스 바이 케이스
어느 것도 태아에게 영향을 줄 가능성이 있다. 단 필요한 경우도 있기 때문에 의사에게 확인하도록 한다.

■ **목욕 → OK**
임신 중에는 이전까지보다 신진대사가 활발해지기 때문에 몸을 더 청결하게 하는 것이 중요하다. 매일 목욕을 하고 속옷도 자주 갈아입도록 한다.

■ **섹스 → 기본적으로 OK**
심한 행위나 무리한 체위가 아니면 기본적으로 섹스는 OK. 단 성적인 자극에 의해 자궁 수축이 일어나면 유산이나 조산이 되기도 한다. 또 임신 초기(임신 11주경까지)나 산달이 가까우면 피한다. 임신 중에는 파트너의 욕구를 만족시키면서 무리가 없는 성 생활을 해야 한다.

■ **담배 → 안 된다**
임신 중의 담배는 안 된다. 태아에게 산소가 공급되지 않게 되고 저출생체중아가 될 가능성이 있다.

▍영양 밸런스가 잡힌 식사를 하도록 한다

임신 중에 과식은 안 된다. 너무 살이 찌면 임신당뇨병이나 난산의 원인이 된다. 임신 중에는 살이 찌기 쉽기 때문에 요주의이다. 그러나 원래 마른 사람이 체중이 늘지 않으면 태아의 발육이 좋지 않기 때문에 적절한 체중관리가 필요하다. 무엇보다 영양 밸런스가 잡힌 식사가 중요하다.

임신으로 인한 체중증가는 태아의 크기 등을 생각하더라도 표준체중에 플러스 10kg 전후가 적절하다. 갑자기 늘리는 것이 아니라 일주일에 300g이 기준이다.

하루에 필요한 섭취 칼로리 기준은 임신 전기는 1,950kcal, 후기에는 2,150kcal 이다.

임신 중에는 모체의 혈액량이 늘어나기 때문에 빈혈에 걸리기도 한다. 간이나 갈조류, 푸딩 등의 철분이 많이 포함된 식품과 혈액의 성분이 되는 단백질을 충분히 섭취한다. 마찬가지로 부족하기 쉬운 것이 칼슘이다. 우유나 생선으로 보충한다.

변비에도 걸리기 쉽다. 식이섬유나 수분을 많이 섭취해서 예방하도록 한다.

▍비만을 예방하기 위해서는 적절한 운동이 효과적이다

비만방지뿐 아니라 임신 중에 생기기 쉬운 요통이나 붓기를 해소하기 위해 적절한 운동을 습관화하는 것이 좋다. 출산에 대비한 체력 만들기이기도 하다.

워킹은 근육을 강화하는 데도 좋다. 기분전환, 스트레스 해소도 되는 가벼운 산책도 좋다.

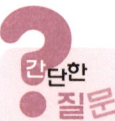 **임신 중에 같은 종류의 음식만 먹고 싶은데 괜찮은가?**

임신을 하면 신 것이 먹고 싶어지거나 좋아하는 음식이 바뀐다는 말을 자주 듣는다. 먹고 싶은 것을 너무 참을 필요는 없지만 똑같은 것만 먹어서 식사 전체에 영양 밸런스가 무너지면 좋지 않다. 다양한 음식들을 먹어서 영양소를 섭취하고 과식이나 비만이 되지 않을 정도의 좋아하는 것을 먹도록 한다.

Check! ✓

이런 운동으로 몸을 움직이자

안정기에 들어가면 몸을 적절히 움직이는 것이 중요하다. 워킹은 자신의 페이스로 간단히 할 수 있다. 포인트를 기억하고 무리가 가지 않는 범위에서 한다.

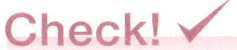

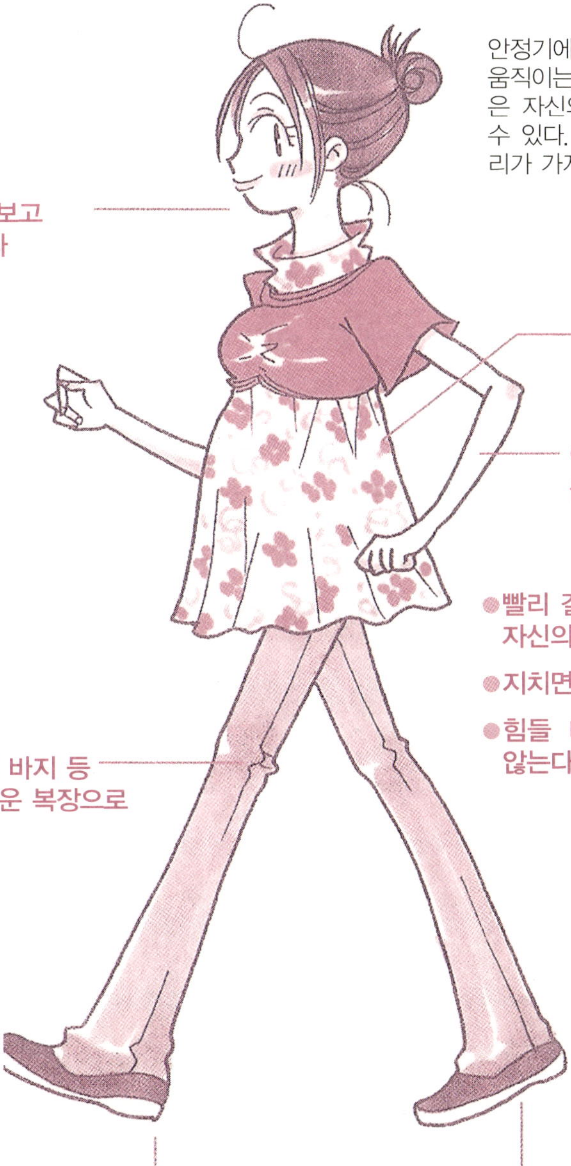

- 곧게 앞을 보고 턱을 당긴다
- 등을 편다
- 양팔 모두 가볍게 굽히고 전후로 흔든다
- 치마가 아닌 바지 등 움직이기 쉬운 복장으로
- 발꿈치부터 닿는다
- 신발은 운동화

● 빨리 걸을 필요는 없다, 자신의 페이스로 걷는다
● 지치면 무리하지 말고 쉰다
● 힘들 때는 무리하게 하지 않는다

> 아이와 만기까지 마지막 관문

아이가 태어나기까지

▌ 진통이 시작되면 출산의 시작이다

출산 예정일이 가까워지면 하복부나 허리 주위가 조이는 것처럼 아프기 시작한다. 이것이 진통으로, 처음에는 30분 정도 간격으로 불규칙적으로 오는 경우가 많다. 통증은 출산을 향해 점점 강하고 규칙적으로 되고 간격이 짧아진다.

첫 출산이라면 10분, 경험이 있는 사람도 15분 정도로 줄어들면 병원에 연락해서 입원할 것인지를 결정한다. 소량의 출혈이 있으면 출산 징후의 하나이다.

진통이 10분 간격이 되고 드디어 출산 상태가 되기까지 초산이라면 10~12시간, 두 번 이상 경험이 있는 사람이라면 5~6시간 정도 걸린다.

▌ 자연분만, 라마즈법 등 다양한 방법이 있다

순조롭다면 원하는 출산방법을 선택한다.

각각의 특징이나 장점 등 정보를 모아서 자신에게 맞고 납득할 수 있는 방법을 선택하면 좋다. 출산 방법에 따라 병원을 정하는 경우도 있다. 주된 방법으로는 다음과 같은 것이 있다.

- **자연분만** : 마취나 약을 사용하지 않고 자신의 힘만으로 출산하는 방법.
- **계획분만** : 출산일을 정해 진통유발제를 사용해서 진통을 일으켜서 낳는 방법.
- **라마즈법** : 임신 중부터 출산에 대해 공부해서 호흡법 등을 연습하고 불안이나 공포심을 없애는 등 통증을 느끼지 않게 해서 분만하는 방법으로, 화통분만이라고도 한다. 파트너도 사전에 공부와 연습을 하고 출산에 임하는 경우가 많다.
- **액티브배스법** : 출산 스타일을 자신이 선택하는 것으로 앉은 자세로 하는 자위출산, 욕조 등에서 낳는 수중출산 등이다. 출산 지식을 익히고 호흡법, 릴

렉스법이나 체조 등의 준비를 해서 출산에 임한다. 주로 집에서 출산을 한다.

- **화통분만 / 무통분만** : 너무 심한 출산 통증을 완화하기 위해 전신 또는 국부마취를 하는 방법이다. 심장병 등이 있어서 사용하지 않으면 안 되는 경우도 있다.

마취는 엄마와 태아에게 위험을 동반하는 경우가 있고 숙련된 기술이 필요하기 때문에 화통분만이나 무통분만을 전문으로 하는 병원에 가는 것이 좋다.

모자가 위험해지면 제왕절개를 하기도 한다

자연분만이나 라마즈법 등과 별개로 제왕절개라는 방법이 있다. 이것은 희망하는 것이 아니라 태아나 엄마가 의학적으로 위험해졌을 때 의사가 필요한지를 판단하고 마취를 해서 배를 가르는 수술이다.

제왕절개가 필요한 경우는 다음과 같다.

- **태아 위치 이상** : 역아나 횡위 등 태아의 위치가 이상할 때.
- **아두골반 불균형** : 골반보다 태아의 머리가 클 때.
- **전치태반, 저치태반** : 태반이 자궁구 가까이 있어서 출혈이 크다고 예측될 때.

태아의 발육이 나쁠 때나 쌍둥이일 때 제왕절개를 하는 경우도 있다. 이런 경우에서는 미리 예정된 수술이 이루어지지만 조산이나 난산인 경우, 긴급 제왕절개를 하기도 한다.

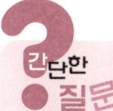

간단한 질문 입회 출산을 할 때 사전에 준비할 것은 무엇인가?

파트너가 동반해서 출산하는 것으로 잘 알려진 방법으로는 프랑스에서 생긴 라마즈법이다. 임신 중에 호흡법이나 체조, 출산 지식 등을 배울 때도 남편이나 파트너가 함께 참가한다. 호흡법에만 라마즈법을 도입하고 있는 병원도 있고, 라마즈법에 국한되지 않고 입회출산을 인정하는지 아닌지는 병원에 따라 다르기 때문에 확인해 보는 것이 좋다.

■ 태아가 태어날 때까지의 과정

진통의 간격이 짧아지고 자궁구가 점점 벌어지고 완전히 벌어지면 드디어 분만이다. 자궁구가 열리는 도중 혹은 완전히 열리고 나서 자궁에서 양수가 흘러나오는 '파수'가 있다. 순조로운 경우는 파수를 계기로 태아가 내려와서 진통이 강하고 길게 지속된다. 자궁구가 완전히 열리고 원활히 진행되면 태아의 머리가 보이게 된다. 이윽고 계속 머리가 보이는 상태가 되고 분만이 다가온다.

태아는 몸을 회전시키면서 산도를 통과해서 머리, 어깨가 나온다. 태아에 이어 태반이 나오면 분만은 완료이다.

태아를 만나기까지 이런 과정

분만 제1기(전개하기까지)

하복부나 허리 주위에 느껴지는 조이는 듯한 진통이 온다. 이것이 서서히 강해지고 10분 간격이 되면 출산의 시작이다. 소량의 출혈도 출산 '징후'이다.

자궁구가 완전히 열리기까지는 호흡법이나 마사지 등으로 통증을 이겨낸다. 태아는 천천히 회전하면서 골반 내에 들어가서 밑으로 내려온다.

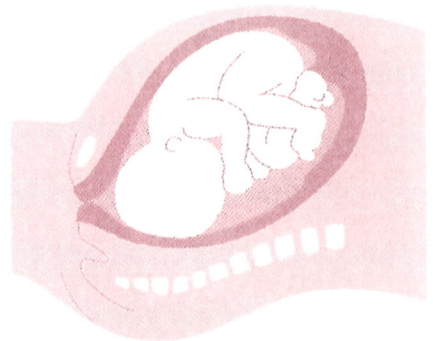
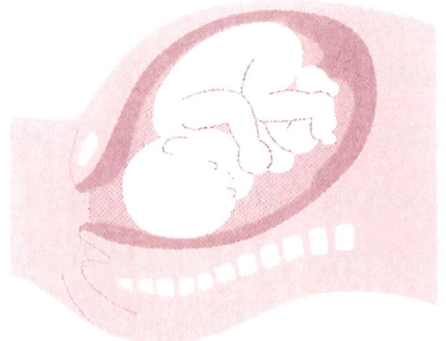

분만 제2기(분출기)

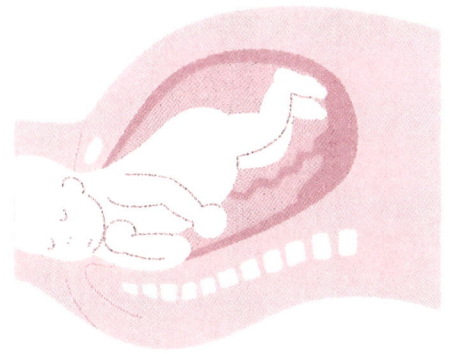
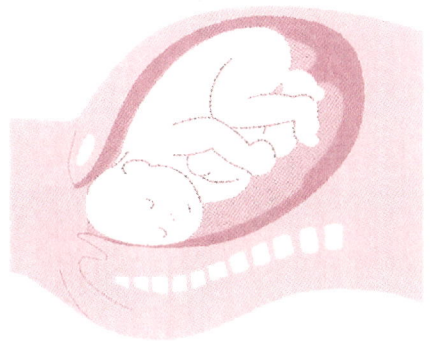

1 진통의 타이밍에 맞춰서 의사의 지시에 따라 힘을 주기 시작한다. 힘을 주면 질의 입구에서 태아의 머리가 보였다가 사라지기 시작한다. 이때 태아는 산도를 통과하려고 몸을 움츠리고 있다.

2 점점 태아가 몸을 회전하면서 산도에서 나온다. 처음에 머리가 나오고 이어서 어깨, 팔, 몸통, 발의 순서로 나온다. 머리가 나오면 힘을 주지 않아도 부드럽게 진행된다. 의사나 산파는 태아의 머리를 지지해 주거나 상황에 따라 의사가 회음부를 절개해서 태아가 나오기 쉽도록 도움을 주기도 한다.

분만 제3기(후산기)

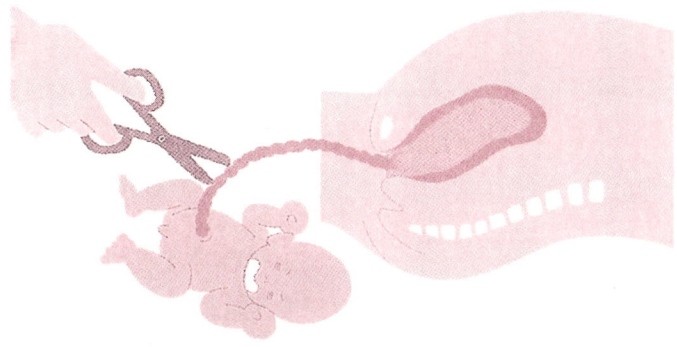

태아가 나오면 탯줄을 잘라낸다. 모체에서 태반이 나오면 출산은 무사완료이다. 분만대에 올라가서 힘을 주기 시작해서 여기까지 걸린 시간은 개인차가 있지만 초산인 경우 평균 2시간 정도이다.

혼자서 육아를 하지 않기 위해 생활의 페이스를 조정하는 것이 중요

산후 어떤 식으로 생활해야 하나

▌ 몸이 회복되기까지는 6~8주 걸린다

몸이 임신 전 상태로 회복하기까지 6~8주 정도 걸린다. 가장 큰 변화는 자궁이 수축해서 원래의 크기로 돌아가는 '자궁복고'로 약 4주 정도 걸린다. 산후 이틀 정도 후진통이 있다.

이 시기에 생기기 쉬운 문제로는 자궁의 회복이 늦어지는 자궁복고부전이나 유방의 세균감염 등에 의한 유선염이 있다.

산후는 가사 등을 무리가 없는 범위에서 시작해야 한다. 자신의 상태를 보면서 자신의 페이스로 생활하고 피곤하면 쉬는 것이 기본이다. 성생활은 한 달 검진으로 자궁이나 몸 전체의 회복을 확인하고 나서 재개한다.

▌ 자궁회복의 바로미터 '오로'란?

산후기의 자궁이나 자궁경관, 질에서의 분비물을 오로라고 한다. 처음 4일 정도는 피와 같은 오로가, 그 후에는 갈색에서 황색, 백색으로 변하면서 양도 줄어들고 산후 4~6주 사이에 보통의 분비물이 되어 가야 한다.

피의 덩어리나 악취가 있을 때 복통이나 열이 있을 때는 빨리 병원에서 검진을 받아야 한다.

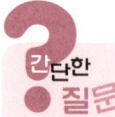 **마타니티블루란 무엇인가?**

임신 중이나 출산 후는 여성호르몬의 변화에 따라 정신적으로 불안정하게 되기 쉽다. 특히 산후에는 정서불안이 되기 쉽고 약 30%의 산모가 산후 3~10일 정도 가벼운 우울상태가 된다고 한다. 일주일 정도로 회복하지만 산후 우울증에 걸리기도 한다. 육아 불안이나 책임을 남편이나 가족, 친구와 의논해서 스트레스 해소를 하고 심한 경우에는 의사와 상담한다.

산후병에 걸리는 '이런 일', '저런 일'

Q 뱃살이 늘어났다
A 뱃속에서 태아가 자람에 따라 늘어난 피부는 출산 직후는 처져 있지만 보통 몇 개월이 지나면 원래대로 돌아온다. 그 외에 태아의 큰 머리가 통과한 질도 느슨해지지만 피부에는 원래대로 돌아가려는 힘이 있기 때문에 몇 개월이 지나면 임신 전과 거의 같은 상태로 돌아온다.

Q 변비가 심하다. 치질이 있는지도…….
A 수유 중에 체내의 수분이 모유에 포함되어 있기 때문에 변이 딱딱해져서 변비에 걸리기 쉽다. 회음절개 상처가 걱정돼서 힘을 주지 못하는 것도 원인이지만 봉합한 상처는 배변을 볼 때 힘을 주는 정도로 터지지 않는다.

매일 식이섬유를 충분히 섭취하고 의식적으로 수분을 보충해야 한다. 여기에 적절한 운동을 하면 체형이 원래대로 회복하는 효과도 기대할 수 있다.

임신 후기는 배의 무게로 하반신의 혈액순환이 나빠진다. 여기에 출산 때 힘을 쓴 것이 더해져서 치질에 걸리기도 한다. 환부의 청결을 유지하고 염증을 억제하는 연고 등을 사용해서 변비를 해소하는 데 신경을 쓰면 산후 2개월 정도면 낫는다.

Q 소변이 샌다
A 임신 중 배의 무게나 해산 때 힘을 쓰면 항문이나 요도를 조이는 근육이 늘어나 있다. 배에 작은 압박이 가해져도 소변이 새기도 한다. 몸이 회복됨과 더불어 서서히 나아가지만 항문, 질 주위의 근육을 단련하는 운동을 하면 더 빨리 나을 것이다.

Q 좀처럼 체형이 회복되지 않는다
A 임신 중에 늘어난 체중은 사람에 따라 저절로 준다. 무리한 다이어트는 하지 말고 단백질이나 칼슘, 철분 등 균형 잡힌 식사를 하고 자주 몸을 움직여서 원래의 체형으로 회복되도록 한다.

아이를 가질 수 없다

불임증이란

▌ 불임이란 임신이 되지 않고, 임신할 수 없는 상태다

피임을 하지 않고 섹스를 하고 있는데 2년 이상 임신을 하지 않는 경우를 불임이라고 한다. 그러나 이것은 어디까지나 기준이고 건강한 사람이라도 임신을 하지 못하는 경우도 있다.

현재 열 커플 중 한 커플이 불임이라고 한다. 검사를 해서 원인을 밝히면 치료

불임의 원인이 여성에게 있는 경우

배란장해

비만이거나 과격한 다이어트, 스트레스 등에 의해 호르몬 밸런스가 나빠지기도 한다. 그렇게 되면 배란이 되지 않거나 난자가 자라지 않거나 한다. 이것이 불임의 원인이 된다. 불임증의 15~20%가 이 원인에 의한 것으로 알려져 있다. 난소에 작은 낭포가 생겨서 배란을 하지 않는 다낭포성난소증후군이나 배란을 억제하는 호르몬이 분비되는 고프로락틴혈증 등의 병이 발견되기도 한다.

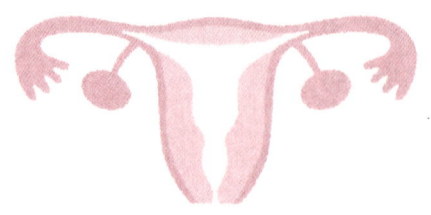

배관장해

난관이 막혀 있거나 난관채가 난자를 붙잡지 못하거나 하는 난관의 이상이 있는 경우도 불임으로 연결되기도 한다. 불임증의 30~40%를 차지한다.

자궁의 착상장해

황체호르몬 분비가 나쁘거나 자궁근종(→ p132), 자궁내막폴립 등이 있는 경우 수정란이 자궁에 착상하지 못하는 경우가 있다. 불임증의 15~20%를 차지한다.

에 의해 임신을 할 수 있다. 원인은 남자에게도 여자에게도 있을 가능성이 있으니 함께 검사를 받는 것이 좋다.

▌ 가능하면 불임치료를 전문으로 하는 곳에서 한다

불임의 원인에는 아래와 같은 것이 있다. 어느 정도의 검사나 치료는 일반병원에서 받을 수 있지만 기초체온이 정상인 경우 등에는 처음부터 불임전문병원을 가는 것이 좋다. 검사나 치료에는 어느 정도 기간이 걸리거나 시기에 따라서는 매일 병원에 다녀야 하기도 한다. 장소나 검진 등 다니기 쉬운 곳을 선택하는 것이 부담이 없다. 30세 이상인 사람은 빨리 검사를 하는 것이 좋다.

자궁경관의 정자통과장해

자궁경관점액의 상태가 나쁘기 때문에 정자가 자궁에 들어오지 못하는 현상이 불임증의 15%를 차지한다. 여성 쪽에 정자에 대한 항체가 있어서 정자를 받아들이지 못하기도 하지만 이것은 불임증의 5~7% 정도 차지하고 있다.

자궁내막증(p136)

난소에 낭종이 생기면(초콜릿낭종), 배란이 일어나기 어려워질 가능성이 있다. 또 낭종이 난관의 주위와 유착하면 난관이 막히기도 한다. 유착이 심해지거나 골반 내가 한 덩어리가 되면 임신은 더 어려워진다. 단 내막증이 불임의 원인이 되어 있는지 아닌지에 대해서는 연구가 진행되고 있는 단계이다.

불임의 원인이 남성에게 있는 경우

조정기능장해

정자를 만드는 기능에 문제가 있는 경우도 불임의 원인이 되고 남성 원인의 80~90%를 차지한다. 정상적인 정액에는 1mm 속에 4,000만 개 이상의 정자가 들어 있지만 기능에 문제 있는 경우는 2,000만 개 미만밖에 없거나(빈정자증), 정자가 전혀 없기도(무정자증) 한다. 또 정자의 수는 정상이라도 정자의 운동기능이 낮거나 기형정자가 전체의 30% 이상을 차지하는 경우도 수정하는 것이 어려워진다.

정로통과장해

정자가 정상이라도 정자가 통과하는 길에 어떤 이상이 있으면 정액에 정자가 섞이지 않기 때문에 불임의 원인이 된다. 정자는 정소상체, 정관, 정낭, 전립선을 통과하지만 여기의 어딘가에 원인이 숨겨져 있다.

성기능장해

발기되지 않거나 발기는 되지만 사정을 하지 못하는 경우 등도 임신을 하지 못한다.

원하지만 못한다. 어떤 원인이 있을지도

불임의 검진과 검사

▌생리주기에 따라 다양한 검사를 받는다

불임의 원인은 복잡하고 특히 여성은 생리나 배란 등으로 몸의 상태가 바뀌기 때문에 시기를 달리해서 단계적으로 검사를 한다. 초진은 일반적으로 문진이나 시진, 내진, 초음파검사가 있는데 생리 중이라도 검진은 가능하다.

재검부터 구체적인 검사가 시작된다. 검사 항목은 아래와 같으며, 호르몬 검사

여성이 받는 주된 검사

기초체온
2개월 이상 기초체온을 기록한다.

경관점액검사
배란일 부근에 경관의 점액을 채취한다. 배란일이 가까워지면 자궁경관은 물처럼 투명한 점액으로 채워져 있다. 점액양이 적거나 흐리거나 끈적거림이 높은 경우는 정자가 자궁강에 들어가지 못한다.

후나 테스트
배란일 무렵의 아침, 섹스를 하고 경관점액 속에 정자가 들어있는가 어떤가를 조사한다.

자궁난관조형
생리 직후에 하는 뢴트겐 검사. 자궁경관 입구에서 조형제를 넣고서 자궁강이나 난관의 형태를 본다. 난관의 통과성이나 난관채의 주위의 유착 정도를 볼 수가 있다.

초음파검사
질 내에 초음파 장치를 삽입하고 자궁이나 난소의 상태를 체크한다. 자궁내막의 상태, 난소의 상태, 자궁근종의 유무 등에 대해서 조사한다.

와 같은 생리주기에 맞춰서 하는 것도 있다. 또 자궁난관조형처럼 검사 자체가 치료로 연결되는 것도 있다.

남성의 검사는 정액에 대한 검사가 주를 이루고, 산부인과나 비뇨기과에서 받는다. 4~7일 사정하지 않은 후에 채취한 정액으로 조사한다. 채취는 시설에 따라 자택 혹은 병원에서 실행한다. 검사결과가 나쁠 때는 비뇨기과에서 정밀검사를 해서 이상의 원인이나 성기능장해를 조사한다.

> **문진에서는 이런 것을 묻는다**
> - 당뇨병이나 갑상선질환 등 내분비병이 있는가
> - 유아기에 감염증에 걸린 적이 있는가
> - 이제까지 결핵이나 큰 병에 걸린 적이 있는가
> - 맹장, 복막염, 헤르니아 등의 수술을 받은 적이 있는가 등이다

그 외에 다음과 같은 검사를 하기도 한다

자궁내막조직검사
내진 시에 자궁내막 조직을 채취해서 자궁이 착상 가능한 상태인가를 검사한다.

호르몬치검사
기초체온의 저온기와 고온기에 각각 혈액검사를 해서 혈액 중의 여성호르몬 양을 조사한다.

갑상선기능검사
혈액검사로 갑상선 호르몬을 조사한다.

항정자항체검사
정자의 움직임을 멈추게 하는 항체를 가지고 있지 않은가를 검사한다.

남성이 받는 주된 검사

일반정액검사
정자의 농도나 운동율, 형태 등을 조사한다. 4~7일간 금욕하고, 그 외에 집 또는 병원에서 마스터베이션으로 정액을 채취해서 검사한다.

그 외에 다음과 같은 검사를 하기도 한다

정관정낭조형검사
일반정액검사에서 문제가 있는 경우에 한다. 정관이 막혀 있지 않는지를 조사한다. 정관에 조형제를 넣어서 뢴트겐을 대고 정관의 상태를 조사한다.

정소생검
정소의 정자를 만드는 기능을 조사하는 검사이다. 정액검사에서 무정자증이라고 진단 받은 경우에만 한다.

괴롭지만 임신하기 위해 치료를 받는다

불임치료에는 이런 방법이 있다

■ 일반적인 불임치료부터 시작해서 고도의 의료기술로 이행한다

불임치료는 원인에도 의하지만 장기간에 걸쳐 진행된다. 그 흐름은 먼저 일반적인 치료를 하고 임신을 하지 않으면 고도의 의료치료로 이행한다. 그때까지 2년 정도 걸리는 것이 보통이다.

그러나 난관에 큰 병이 있거나 정자에 이상이 있고, 여성이 40세에 가까운 경우에는 빨리 고도 의료치료를 하는 경우도 있다.

검사와 치료에는 시간과 비용도 든다. 심신에 부담이 커지기 때문에 서로 잘 의논해서 예산이나 기간 등 어느 정도 방침을 세우는 것이 중요하다.

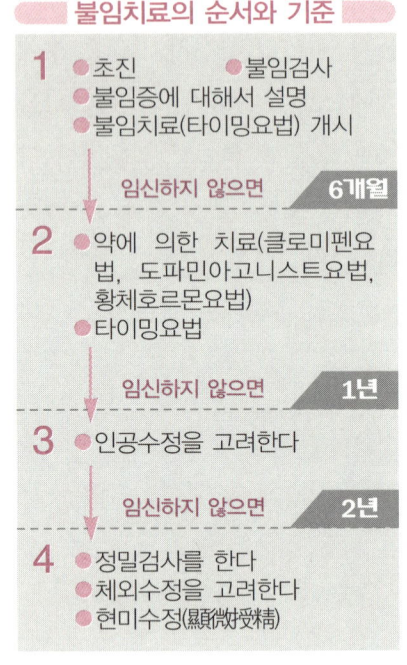

불임치료의 순서와 기준

1. ●초진 ●불임검사
   ●불임증에 대해서 설명
   ●불임치료(타이밍요법) 개시

   ↓ 임신하지 않으면 6개월

2. ●약에 의한 치료(클로미펜요법, 도파민아고니스트요법, 황체호르몬요법)
   ●타이밍요법

   ↓ 임신하지 않으면 1년

3. ●인공수정을 고려한다

   ↓ 임신하지 않으면 2년

4. ●정밀검사를 한다
   ●체외수정을 고려한다
   ●현미수정(顯微受精)

■ 치료는 '타이밍요법' 부터 시작한다

검사에서 원인이 밝혀지면 거기에 따라서 치료를 시작하고 동시에 하는 것이 타이밍요법이다. 이 요법은 불임치료의 기본으로 검사 중에 시작할 수 있고, 원인을 알 수 없는 경우에도 할 수 있다.

의사가 초음파로 난포의 크기를 보거나 소변 중의 호르몬 양이나 경관점액을 조사해서 배란일을 정한다. 그 타이밍으로 섹스를 함으로써 확실하게 수정시키려고 하는 방법으로 이 요법만으로 임신을 하는 경우도 적지 않다.

▌ 그래도 임신하지 않을 때는 약을 사용한다

타이밍요법과 병행한 검사에서 알게 된 원인에 맞춰 치료를 한다. 난관이 통과하기 어려운 상태라면 통기법(痛氣法)이나 통수법(痛水法)으로 그것을 개선한다.

배란장해의 경우에는 난소를 자극하기 위해 배란유발제를 사용한다. 주사와 내복약이 있고 효과는 내복약이 부드럽고 부작용 걱정이 적다.

황체호르몬 분비가 불충분할 때는 기초체온 고온기에 프로게스테론이나 성선자극호르몬 등의 호르몬제를 투여한다.

▌ 인공수정이나 체외수정을 선택하기도 한다

타이밍요법 효과가 없을 때는 인공수정을 한다. 남성에게서 채취한 정액을 배란 시기에 여성의 자궁 안쪽에 주입하는 방법으로 정액의 상태가 좋지 않은 경우 등에 한다.

그래도 임신이 되지 않을 때는 체외수정이나 현미수정을 하기도 한다.

불임치료의 약물요법

치료법	효과
클로페민요법	배란유발제 내복약. 배란장해나 황체기능부전증에 효과가 있다.
도파민아고니스트요법	고프로락틴혈전에 수반되는 배란장해의 경우에 효과가 있다.
황체호르몬요법	황체호르몬 기능을 보조하는 효과가 있다.
hMG-HCG요법	배란유발 주사약. 난소를 지나치게 자극하는 경우가 있기 때문에 신중하게 투여한다.

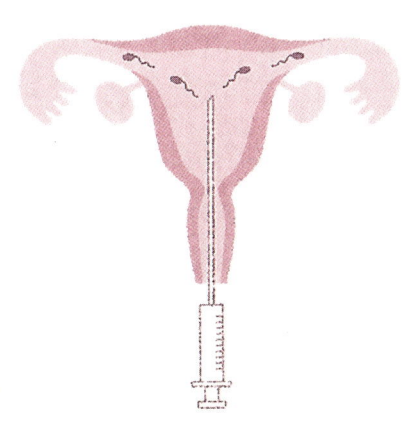

주치의를 두어야 한다

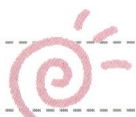

부담 없이 상담할 수 있는 주치의를 두자

몸 상태가 개운치 않을 때나 병인가? 하고 생각될 때 시설이 좋을 것이라고 믿고 일부러 대학병원이나 종합병원에 검진을 받으러 갔는데, 기다리는 시간이 너무 길어져서 오히려 상태가 더 나빠진 경험을 한 사람이 적지 않을 것이다. 큰 병원에는 물론 장점이 있지만 그리 큰 병이 아니거나 몸 상태를 잠깐 체크하는 데는 바람직하지 않다.

그래서 가벼운 마음으로 검진을 받을 수 있는 개인병원이나 클리닉에 주치의를 둘 것을 권한다. 오래 다니면 체질이나 건강 상태를 잘 알 수 있고 무엇보다 마음을 열고 상담할 수 있다는 점이 좋다. 집이나 직장에서 가까운 곳 등 가기 쉬운 곳이 좋다.

주치의나 단골 의사가 있으면 만약 큰 병에 걸렸을 때에도 전문의나 큰 병원을 소개해 주는 등 원활하게 진행되는 장점도 있다.

여성만의 말하기 거북한 고민을 들어주는 존재

여성은 인생의 여러 가지 면에서 몸과 관련된 고민이 많다. 그러나 많은 사람들이 산부인과에 검진을 받으러 가는 것을 주저하고 그중에는 큰 병의 발견이 늦어지는 경우도 있다.

산부인과는 임신이나 출산 때만 가는 것이 아니다. 사춘기부터 다니는 병원의 의사가 있으면 급할 때 걱정을 하거나 불안해하지 않고 가서 검진을 받을 수 있다. 또 갱년기, 폐경 후에도 몸에 이상이 생기면 검진을 받을 수 있다.

산부인과에 가기 거북한 이유는 내진에 대한 저항이 크기 때문이다. 이것은 검진에서 빼놓을 수 없는 것으로, 경우에 따라서 내진 이외의 방법으로 진찰을 받는 것도 가능하다.

산부인과에서는 임신이나 출산뿐 아니라 생식기나 호르몬 등의 내분비계, 마음의 이상 등 여러 가지 분야를 다룬다. 일생 동안 상담할 수 있는 의사로 꼭 산부인과의 주치의를 두도록 해야 한다.

Part 7

'갱년기'를 알자

40대 중반부터의 갱년기는
여성의 몸에 커다란 변화가 찾아오고
몸과 마음에도 이상이 나타나기도 한다.
그렇지만 여성의 평균 수명이 80세를 넘긴 현재,
갱년기는 제2의 인생의 시작이자 정점이다.
새로운 인생을 풍요롭게 보내기 위해 갱년기에 대해서
더 알아두는 것이 좋지 않을까?

폐경 전후의 약 10년. 난소기능이 저하되면 몸은 어떤 상태가 되나?

폐경기란?

▮ 폐경 전후 10년이 갱년기다

난소는 초경 무렵부터 활발하게 기능하기 시작해서 40년 정도 활동한다. 난소의 기능에 상당하는 에스트로겐과 프로게스테론이라는 두 개의 여성호르몬 분비는 20~30대가 절정으로 난소기능이 저하하는 40대부터 급격히 줄어들어 60대에는 거의 분비되지 않는다.

갱년기란 난소기능이 저하해서 배란이 없어지고 생리가 완전히 멈추는 폐경 전후의 약 10년을 말한다. 일반적으로 40대 중반부터 시작된다고 알려져 있지만 초경이나 폐경에는 개인차가 있기 때문에 갱년기 시기도 모두가 똑같은 것은 아니다. 아주 드물게 30대 후반부터 갱년기인 사람도 있고, 50대 중반을 지나도 생리가 있는 사람도 있다.

▮ 갱년기장해는 여성호르몬의 감소가 원인이다

갱년기에는 흔히 몸과 마음에 여러 가지 이상이 나타난다. 이것이 갱년기장해이다.

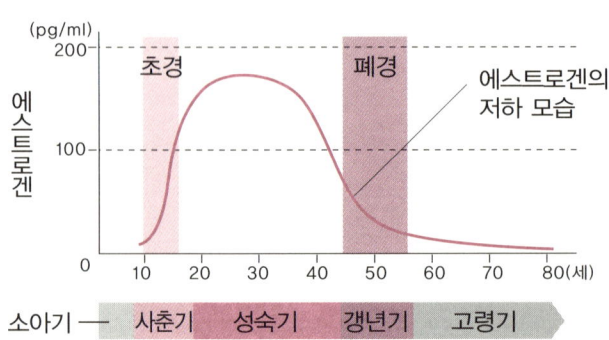

에스트로겐의 양은 이런 식으로 바뀐다

여성호르몬 중 주로 에스트로겐의 감소에 의해 갱년기장해가 일어난다. 여성호르몬은 여성다운 몸매를 만들거나 임신, 출산 등 여성 특유의 기능뿐 아니라 몸의 건강을 유지하기 위해 중요한 역할을 하고 있다. 그래서 갱년기에는 혈압이 올라가는 등 생활습관병에 걸리기 쉬운 사람도 많다. 그러나 갱년기장해는 모든 여성에게 생기는 것은 아니다.

▌재출발과 자리매김, 건강하게 생활하는 것이 중요하다

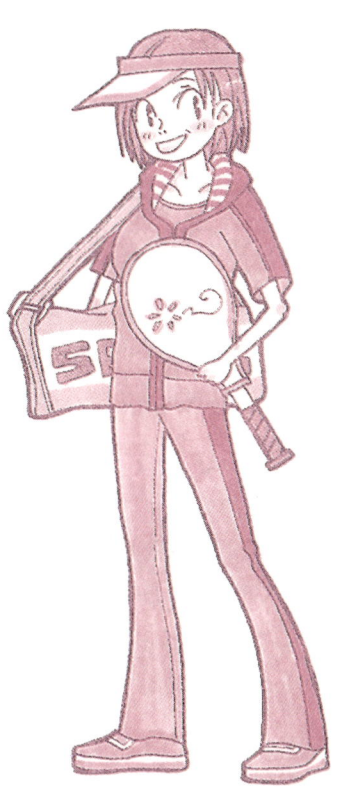

갱년기를 '여성으로서의 마지막'이라는 식으로 부정적으로 생각하는 사람이 있다. 또 이 시기는 자녀의 독립이나 가족과 자신의 일의 변화, 장래에 대한 불안 등의 고민이 늘어나기도 해서 그것이 갱년기장해 증상을 악화시키기도 한다.

그러나 달리 생각하면 자녀로부터 해방되거나 자신의 자유시간이 늘어나서 활동하기 쉬워지는 시기라고 생각할 수 있다. 여성의 평균수명이 80세를 넘긴 현재 갱년기를 인생의 새로운 무대의 시작이라는 긍정적 생각으로 생활하는 것이 중요하다.

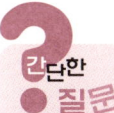

간단한 질문   생리는 어느 날 갑자기 오지 않게 되는가?

갱년기에는 생리의 방식에 변화가 나타난다. 출혈량이 줄어들거나 일수가 짧아지고 정기적이었던 생리 간격이 무너지고 짧아지거나 길어지거나 한다. 생리의 간격은 점점 2~3개월에 한 번, 반년에 한 번으로 돼서 이윽고 전혀 오지 않게 되고 폐경이 된다. 여기에도 개인차가 있어서 갑자기 생리가 오지 않는 사람도 있다.

있는 사람도 있고 없는 사람도 있으며, 증상은 사람에 따라 여러 가지다

갱년기장해란 어떤 상태?

▌ 난소의 주기가 무너지기 시작하는 시기이다

갱년기의 난소기능 저하에 의한 에스트로겐 분비의 감소가 원인으로 생기는 여러 가지 증상을 갱년기장해라고 한다.

30대 후반에 '갱년기장해'라고 생각하는 사람이 늘고 있지만 생리가 정기적일 때에는 갱년기가 아니라고 해도 좋다. 다른 원인으로 생리불순이 되는 경우도 있다. 혈액검사로 호르몬 분비 상태를 조사해서 난소의 움직임을 보면 알 수 있기 때문에 먼저 검진을 받는다.

갱년기장해는 누구에게나 생길 수 있는 것이 아니라 증상이 있어도 걱정할 필요가 없을 정도의 사람, 증상이 심해서 치료가 필요한 사람, 또 아무런 일도 생기지 않고 자신도 모르는 사이에 지나가버리는 사람도 있다.

▌ 몸과 마음에도 여러 가지 증상이 나타난다

흔히 나타나는 증상은 붓거나, 열이 나거나 땀이 나고 초조해지며 머리가 무겁게 느껴지고 잠을 못 자고, 쉽게 피곤해지고 심장이 빨리 뛰는 것 등이다. 초조감이나 잠을 자지 못하는 증상이 심한 경우는 우울증 등의 병을 동반하기도 한다.

열이 나고 붓고 쉽게 피곤해지고 심장이 빨리 뛰는 등의 증상은 갑상선기능항진증이 숨어 있는 경우도 있다.

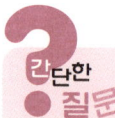 **어머니가 갱년기장해인데 어떻게 대처해야 좋은가?**

갱년기장해 증상이 나타나도 참는 사람이 적지 않다. 이것이 계기가 돼서 우울증 경향이 되기도 한다. 어머니가 괴로워하거나 힘이 없다고 느낄 때는 청소나 빨래 등의 가사를 솔선해서 도와드려야 한다. 인생의 한 시기이기 때문에 뭐라고 하거나 불안을 부추기지 말고 모두가 격려하고 도와주도록 해야 한다.

Check! ✓

혹시 갱년기장해? 자기진단

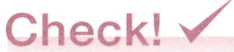

아래의 증상에 대해서 자신에게 맞는 점수를 기입하고 그 합계점수를 산출해서 체크해야 한다.

증상	증상의 정도			
	강	중	약	무
얼굴이 달아오른다	10	6	3	0
땀이 잘 난다	10	6	3	0
허리나 손발이 쉽게 차가워진다	14	9	5	0
숨이 차고 심장이 빨리 뛴다	12	8	4	0
잠을 잘 못 잔다, 또는 잠을 얕게 잔다	14	9	5	0
화를 잘 내고 쉽게 초조해 한다	12	8	4	0
주저하거나 우울해지기도 한다	7	5	3	0
두통, 어지럼증, 구역질이 자주 나타난다	7	5	3	0
쉽게 피곤해진다	7	4	2	0
어깨 결림, 요통, 손발에 통증이 온다	7	5	3	0
화장실에 자주 간다, 소변이 샌다	10	6	3	0
질이나 요도가 따끔거린다, 성교통이 있다	10	6	3	0

합계점수

- 0~25점 ········ 문제없다
- 26~50점 ······· 식사, 운동에 신경을 쓰고 무리를 하지 않도록 한다
- 51~70점 ······· 외래로 생활지도나 카운슬링, 약물치료를 받는 것이 좋다
- 71~90점 ······· 장기(6개월 이상)치료가 필요하다
- 91점 ··········· 각 과의 정밀검사를 받을 필요가 있다

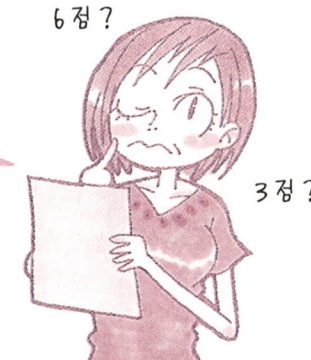

6점?

3점?

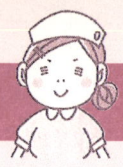

이런 증상이 나타나면 갱년기장해일지도

달아오른다(hot flash)

계절이나 온도, 밤낮을 불문하고 얼굴이나 몸이 빨갛게 되거나 뜨거워지거나 한다. 땀이 줄줄 흐르기도 한다. 이것은 갱년기장해 중에서도 가장 많은 증상으로 몇 시간 간격으로 일어나는 사람도 있는 반면 하루에 한 번 정도인 사람도 있다.

붓는다

계절이나 온도, 밤낮, 상황을 불문하고 부어오르는 경우가 있다. 부어도 단시간에 빠지는 경우가 많다. 호르몬을 보충하는 치료 등으로 어느 정도 진정된다.

차거워진다

자율신경의 밸런스가 무너져서 혈액순환이 나빠지면 몸이 차가워진다. 미지근한 물에 몸을 담그거나 옷을 껴입고 몸을 따뜻하게 하는 음식을 먹는 등 몸이 차가워지지 않도록 한다.

땀을 흘린다

자율신경이 원활하게 활동하지 못해서 일어나는 증상이다. 계절이나 기온에 관계없이 땀을 많이 흘린다. 핫플래시(hot flash, 폐경(閉經) 증상의 하나. 가끔 몸 전체에 갑작스러운 열 감각을 느끼게 되는 증상으로, 난소 기능 정지(停止)에 따른 것이다.)와 함께 증상이 나타나는 경우도 있고, 이 증상만 나타나는 경우도 있다.

잠을 자지 못한다

이제까지 잠을 잘 잤는데 갱년기에 들어서서 잠을 자지 못한다는 사람이 많다. 자기 전에 가벼운 스트레칭을 하거나 전신욕을 해서 기분을 편안하게 하도록 유의한다.

심장이 빨리 뛴다, 숨이 차다

갑자기 심장이 두근거리거나 숨을 쉬기 거북한 경우에는 다른 병이 숨어 있는 경우가 있다. 너무 심한 경우에는 참지 말고 검사와 치료를 받도록 해야 한다.

어깨가 결린다, 허리가 아프다

본래 요통이나 어깨 결림이 있었던 사람에게 나타난다. 혈액순환이 한층 나빠지면서 생기거나 에스트로겐이 감소해서 뼈가 노화하는 것도 원인 중 하나이다.

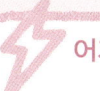 어지럼증이 있다

갱년기 시기에는 땅이 꺼지는 것처럼 어지럼증이 생기기도 한다. 만일을 위해 이비인후과 검진을 받아볼 것을 권한다.

머리가 아프다

이전부터 두통이 있는 경우에 나타난다. 가끔 혈압이 높거나 뇌의 병으로 이런 증상이 생기는 경우가 있기 때문에 만일을 위해 검사를 받는 것이 좋다.

화장실에 자주 간다, 소변이 샌다

갱년기에 여성호르몬이 감소하면 방광이나 요도의 유연성도 나빠지고 소변이 새어나오는 등의 증상이 나타난다. 심한 경우는 여성호르몬을 보충하는 것으로 치료도 가능하다.

피곤이 풀리지 않는다, 나른하다 (권태기)

호르몬 밸런스가 무너져서 생기는 증상의 하나. 좀처럼 몸이 정상으로 돌아오지 않고 초조해지기도 하지만 일시적인 현상이기 때문에 충분히 휴식을 취하도록 한다.

불안해진다, 우울한 기분에 빠진다

갱년기 시기에는 앞으로의 일이 불안해지는 시기이기도 한다. 갱년기의 여러 가지 증상이 나타나서 괴로워할 때 가족 등의 문제가 겹치면 마음의 병이 되기도 한다. 빨리 의사와 상담해야 한다.

초조하다

가족이나 주위의 아무렇지 않은 한 마디에 화가 나거나 불안해지거나 한다. 이런 태도를 보인 자신에게도 초조해하는 등 기분을 조절하는 것이 어려워진다. 친구와 얘기를 하거나 쇼핑을 하는 등 기분전환을 하도록 한다.

질이 건조하고 섹스를 하면 아프다

여성호르몬인 에스트로겐이 감소하고 있기 때문에 질이 건조해지기도 한다. 질에 윤기가 없어지면 섹스를 할 때 통증을 느낀다. 윤활제리 등을 사용하면 편해진다.

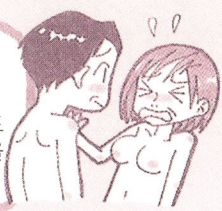

기분전환을 하거나 호르몬을 보충한다
갱년기는 이렇게 극복하자

▍치료에는 크게 5가지가 있다

갱년기장해는 부정수소라고 해서 신체적인 증상은 있어도 실제로는 내장 등에는 병이 없는 경우가 있다. 그러나 일상생활에 지장을 초래할 정도로 증상이 심할 때에는 증상을 완화하기 위한 치료가 필요하다.

치료법은 크게 호르몬을 보충하는 방법, 한방약, 항우울제, 카운슬링, 운동 이렇게 5가지로 나눌 수 있다. 의사와 상담해서 증상에 맞는 치료법을 선택해야 한다. 갱년기장해는 내과나 산부인과에서 진단할 수 있는데 여성외래 쪽이 치료를 받기 쉽다.

▍호르몬을 보충하는 방법은 호르몬 밸런스를 조절한다

감소하고 있는 여성호르몬을 약 등으로 외부에서 보충해서 증상을 완화하는 호르몬보충요법을 HRT(hormone replacement therapy)라고 한다.

열이 나고(hot flash), 땀을 흘리고, 심장이 빨리 뛰는 등 갱년기장해에서 대표적인 부정수소에 효과가 있으며, 초조하거나 우울해지는 등의 정신적인 증상을 개선하기도 한다. 또 여성호르몬 감소로 인해 생기는 칼슘 유출을 방지하는 작용도 있고, 폐경 후 여성에게 많은 골다공증 예방에도 좋다. 그 외에 피부의 건조함이 개선되고 윤기가 돌아오고 젊어지는 장점도 있다.

HRT에는 내복약과 주사가 있으며 증상이 가벼우면 내복약을, 중증일 때에는 먼저 주사로 증상을 진정시키고 나서 내복약으로 교체한다.

단 이 요법은 자궁암이나 유방암, 난소암에 걸린 적이 있는 사람, 심장이나 간장, 신장에 병이 있는 사람에게는 하지 않는다. 병력이나 지병을 고려해서 의사와 잘 상의해야 한다.

■ 한방약은 강한 증상이 아닐 때 사용한다

한방약이 사용되는 케이스는 HRT를 시행할 정도로 강한 증상이 아닌 사람이나, HRT를 희망하지 않는 사람, 지병 때문에 HRT를 사용할 수 없는 사람 외에 HRT와 병행하거나 보조로 사용된다.

한방약은 각각의 환자의 증상이나 체질에 맞춰서 처방되기 때문에 잘 맞으면 더 좋은 효과를 기대할 수 있다.

■ 항우울제나 카운슬링, 운동이 효과적인 경우도 있다

초조함이나 불안감, 우울증 등 정신증상이 강한 경우에는 항우울제가 효과적이다. 또 카운슬링이 효과적인 경우도 있다. 항우울제는 내과나 산부인과에서도 처방을 받을 수 있지만 카운슬링은 정신과에서 받아야 한다. 주치의가 필요하다고 판단되는 경우에는 전문의를 소개받는다.

전문가에게 고민이나 걱정을 얘기하고 문제를 발견하고 해결한다. 여러 가지 신체증상이 정신증상에 영향을 끼치고 있는 경우에는 HRT나 한방약과 동시에 처방하기도 한다.

운동요법도 효과적이다. 자신이 좋아하는 운동이나 워킹을 하며 헬스클럽 등에서 전문가에게 상담하는 것도 좋을 것이다.

증상이 가벼운 사람에게는 시중에서 팔고 있는 건강보조식품을 사용하는 방법도 있다. 여성호르몬과 유사한 작용을 하는 음식과 혈액순환을 좋게 하는 비타민 E 등이 효과적이다.

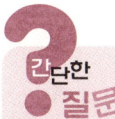 **갱년기장해일 때 한방약을 써도 효과가 있는가?**

한방약은 여성호르몬에 직접 영향을 주는 것이 아니기 때문에 호르몬 보충요법과 비교하면 약효가 약한 것처럼 느껴질지도 모른다. 단 한방약이라도 부작용이 생기기도 한다. 이상이 있으면 바로 의사와 상담해야 한다.

폐경 이후 걸리기 쉬운 병이 있다

갱년기에 이런 병에 주의해야 한다

갱년기에 접어들어서는 이런 병에 걸리기 쉽다

자궁체암
폐경 이후의 50~60대에 많다. 폐경 후에 출혈이 있는 경우는 바로 검사를 받을 필요가 있다.

유방암
30~40대와 더불어 50~60대에도 많이 나타난다. 자가검진이나 일 년에 한 번 정기검진으로 조기발견이 중요하다.

하지정맥류
혈액이 심장에 들어가기 어렵게 정맥에 압력이 가해져서 혈관이 넓어지고 발의 정맥이 혹처럼 부푼다. 가벼운 것을 포함하면 성인여성의 40% 이상에 나타난다고 한다.

성기탈
출산을 경험한 갱년기 여성에게 많이 나타난다. 골반층 근육이 느슨해지고 자궁이나 방광 등의 장기가 질 쪽으로 들어간다. 진행되면 자궁경부가 질에서 나오거나 자궁 전체가 체외로 나오기도 한다.

▌ 여러 가지 생활습관병이 되기도 한다

　에스트로겐의 감소는 갱년기장해뿐 아니라 여러 가지 병의 요인이 되기도 한다. 또 40~50대는 '암 연령'이라고 해서 생활습관병의 위험이 높아지는 시기이다.
　이 시기에 걸리기 쉬운 병으로는 위와 같은 것이 있다. 갱년기장해와 착각하기 쉬운 병도 있기 때문에 정기적으로 검진을 받아서 체크를 해야 한다. 병이 발견되면 바로 치료를 시작한다.

골다공증

에스트로겐에는 칼슘을 축적해서 뼈를 강하게 하는 작용이 있기 때문에 이것이 줄어들면 뼈가 약해져서 골절이 되기 쉽다. 의식적으로 칼슘을 섭취하거나 운동을 해서 뼈를 강화한다.

우울증

갱년기는 몸과 마음이 불안정한 시기로 자녀의 독립이나 부모의 간병, 남편의 퇴직 등 여러 가지 사건이 겹치는 시기이기도 하다. 이것들이 겹치면 마음의 병이 되기도 한다.

당뇨병

인슐린이라는 호르몬이 부족하고 혈액 중의 당이 증가한다. 증상이 거의 없다가 갑자기 합병증이라는 형태로 나타나기도 한다. 검진 등으로 정기적으로 혈당치를 측정하는 것이 좋다.

고혈압·동맥경화

여성호르몬이 감소하면 콜레스테롤이 늘어나기 쉬워지고 혈관의 노화가 빨라진다. 머리가 아프고 어깨가 결리는 등과 같은 증상이 있으면 혈압에서 오는 것일지도 모른다.

만성관절 류머티즘

40대 이후의 여성에게 많은 병으로 여성호르몬이 영향을 주고 있는 듯하다. 아침에 일어나 손발이 경직되면 병의 가능성이 있다.

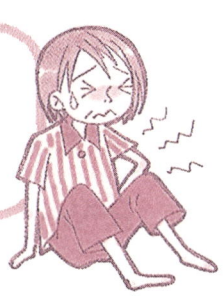

▌의기소침하거나 마음의 병이 되기도 한다

또 갱년기는 주부라면 품안에서 자녀를 떠나 보낸 상실감이나 부모의 병간호, 캐리어우먼이라면 일의 책임이 무거워지는 등 변화가 있는 시기이다. 취미 등으로 원만하게 스트레스를 해소하도록 해야 한다.

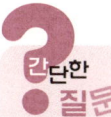 **간단한 질문** 갱년기가 와도 섹스는 가능한가?

에스트로겐 감소는 성욕의 감퇴로 연결되기도 한다. 또 외음부나 질의 수축에 의한 성교통이 있고 섹스를 하고 싶지 않은 경우도 있다. 그렇지만 이 시기가 돼도 섹스 자체는 충분히 가능하다. 스킨십은 중요한 애정표현의 하나이다. 파트너와 자주 대화를 하고 서로 고민을 나누는 것이 중요하다.

편안한 노년기를 대비해서 지금부터 해두어야 할 것

고혈압·콜레스테롤·당뇨병······. 생활습관병은 식사로 예방한다

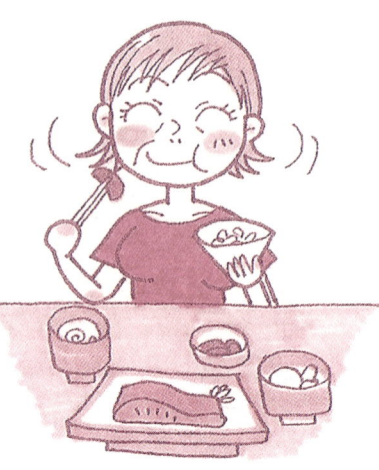

고혈압이나 고지혈증, 당뇨병 등은 심근경색이나 뇌출혈 등을 일으키는 원인이 된다. 이것들을 예방하기 위해서는 먼저 살이 찌지 않을 것, 살찐 사람은 체중을 줄이는 것이 중요하다.

생활습관병은 식사의 영향을 크게 받는다. 특별한 식사를 할 필요는 없지만 다양한 음식을 조합해서 영양소를 균형 있게 편중되지 않도록 섭취하도록 한다. 단 과식은 금물이다.

권장하는 음식은 생선이나 콩류, 야채이다. 이런 식재료는 재료 자체나 조리법에도 지방분이 적고 식이섬유가 풍부하게 포함되어 있기 때문에 비만예방에 도움이 된다. 단 주의할 것은 염분으로 국물이나 양념을 잘 조절해야 한다.

운동을 한다

적절한 운동은 근육을 단련하고 뼈를 튼튼하게 하며 혈액순환을 원활하게 해서 혈압을 좋은 상태로 유지시켜 콜레스테롤을 낮춰주고 심장을 강하게 하는 효과가 있다. 물론 에너지를 소비하기 때문에 체중을 조절할 수도 있다.

또 몸을 움직이면 스트레스 해소에도 도움이 되고 적절한 피로는 밤에 잠을 잘 자게 해준다. 밖에서 태양을 쬐는 것은 뼈를 위해서도 좋다.

운동을 습관화하는 것은 나이를 먹을수록 어렵다. 젊을 때부터 운동에 취미를 붙이거나 평소생활에서 걷는 습관을 익혀두면 좋다.

기미나 주름이 생기지 않도록 피부 케어를 한다

나이를 먹으면 피부의 탄력이나 윤기가 없어지고 주름이 생기는 이유는 자외선과 건조 때문에 피부 내부에 있는 엘라스틴과 콜라겐이라는 성분이 감소하기 때문이다. 기미는 자외선 등에 의해서 생기는 색소침착이다.

나이를 먹으면 어쩔 수 없는 현상이라고 하지만, 자외선을 차단하거나 보습 케어를 하면 진행을 늦출 수가 있다. 이미 생긴 기미를 없애는 것은 어렵기 때문에 외출을 할 때에는 UV 커트 크림 등을 사용하거나 모자나 양산으로 차단해서 예방한다. 음식은 비타민 C를 많이 섭취해야 한다. 마사지할 때 힘을 너무 많이 주는 건 주름에 역효과이다.

골다공증에 걸리지 않도록 뼈를 강화한다

여성의 건강은 여성호르몬과 깊은 관계가 있다. 특히 폐경을 맞이할 무렵에는 호르몬 분비량이 감소하기 때문에 여러 가지 문제가 나타나게 된다.

그중에서도 에스트로겐에는 뼈를 강하게 해주는 작용이 있어서 분비가 감소하는 폐경 후가 되면 뼈가 물러지는 골다공증이 늘어난다. 최근에는 젊은 여성에게도 잘 나타난다.

평소부터 우유나 치즈, 요구르트, 생선 등을 섭취하면서 칼슘의 흡수를 좋게 하는 비타민 D도 함께 보충해 주어야 한다. 보건소 등에서 골밀도를 정기적으로 점검하는 것도 좋다.

오랄 케어를 한다

건강하고 청결한 입 주위는 얼굴 전체의 인상을 좋게 하고 밝고 젊게 보이게 한다. 치아는 한번 충치가 생기면 원래대로 회복할 수 없다. 치주병, 치석, 틀니 등은 구취의 원인이 되고 음식을 씹는 힘을 약하게 해서 소화작용을 힘들게 하고 건강을 손상시키기도 한다. 젊을 때부터 매일 케어가 필요하다.

치아는 식후에 닦는 것이 이상적이다. 브러싱의 목적은 치아의 표면을 깨끗하게 하는 것과 함께 치석을 제거해서 충치나 치주병을 예방하는데 있다. 치과에서 바른 방법을 배우고 충치가 없어도 정기적으로 검진을 받는 것이 좋다.

즐길 수 있는 취미나 친구를 만든다

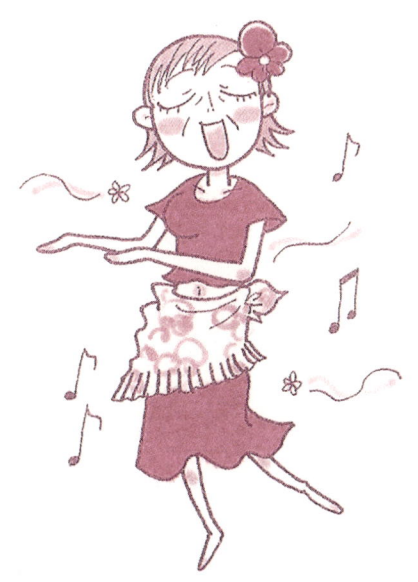

예전에는 갱년기라고 하면 인생이 얼마 남지 않았다고 생각하는 경향이 있었지만 지금은 여성의 평균수명이 80세를 넘는 시대이다. 폐경에 동반되는 심신의 변화를 받아들이면서 재출발하는 시기라고 긍정적으로 생각해야 한다.

비관적이 되거나 고독감에 휩싸일 때에는 취미나 친구가 버팀목이 된다. 가사나 일을 잊어버리고 몰두할 수 있는 취미나 친구와의 허물없는 수다가 기분전환이나 스트레스해소에 도움이 된다. 쇼핑이나 여행, 수단 등 자기 나름의 해소법을 가지고 있으면 큰 도움이 된다. 신체적인 증상이 있을 때는 참지 말고 빨리 병원에 가야 한다.

여성 올 백과사전 색인

ㄱ
가슴이 아프다 ·············· 197
감염성장염 ·················· 46
감정이 마비된다 ············ 195
갑상선기능저하증 ········ 73, 181
갑상선기능항진증 ········ 61, 181
갱년기 ············ 99, 254, 260, 262
갱년기장해 ········ 36, 38, 59, 60, 61,
                    63, 66, 73, 254, 256
거식증 ······················ 200
경관근종 ···················· 132
경관점액검사 ················ 248
경련 ························ 197
계획분만 ···················· 240
고독감에 빠진다 ············ 190
고립 ························ 194
고열이 난다 ······ 148, 149, 151, 173
고온기 ······················ 106
고프로락틴혈증 ·············· 26
고혈압 ······················ 263
골다공증 ················ 176, 263
골반복막염 ·················· 149
공황장해 ················ 61, 196
과식 ························ 200
과환기증후군 ············ 61, 197
관절류머티즘 ················ 72
관절이 붓는다, 아프다 ···· 72, 178
교원병(재클린증후군) ······ 63, 70, 73,
                              76, 178
구역질 ········ 62, 128, 149, 196, 199
구취 ······················ 4, 177
구토 ···················· 62, 148
굽은 발톱 ···················· 75
근육통 ······················ 178
근육피로 ···················· 38
근종핵출술 ·················· 134
근층내근종 ·················· 132
근치수술 ···················· 137
급성피임법 ·················· 213
기미 ························ 54
기승위 ······················ 208
기초체온 ········ 31, 32, 105, 110, 248

기초체온법 ·················· 213

ㄴ
나른하다 ············ 172, 181, 259
난관 ························ 96
난관염 ················ 148, 149
난관장해 ···················· 246
난관채 ······················ 96
난막 ························ 229
난소 ························ 100
난소기능부전 ················ 32
난소기능장해 ················ 26
난소낭종 ········ 40, 48, 50, 128
난소암 ······················ 163
난소염 ················ 148, 149
난소의 발육부전 ············ 28
난소적출술 ·················· 145
난소종양 ················ 27, 144
난포개 ······················ 106
내성기 ················ 96, 100
내진 ··················· 82, 120
냉증 ············ 38, 68, 172, 258
녹내장 ······················ 71
눈이 피곤하다 ················ 70

ㄷ
다낭포성난소증후군 ·········· 147
다이어트 ············ 28, 54, 55
당뇨병 ················ 70, 263
대음순 ······················ 95
대장암 ············ 42, 44, 46
대증요법 ················ 134, 137
동맥경화 ···················· 263
드라이아이 ·················· 70
등이 둥글고 휘어진다 ········ 176
등이 아프다 ············ 173, 176
땀을 흘린다 ·················· 258

ㄹ
라마즈법 ···················· 240

ㅁ
마음의 병 ················ 67, 186
마타니티 블루 ················ 244
맘모그래피 ·············· 87, 122
매독 ························ 171
머리가 아프다 ······ 36, 126, 128, 172,

　　　　　　　　　　　　　　　194, 259
먹으면 토한다 ····························· 200
메니엘병 ···························· 60, 62
모닝애프터필······························ 213
무배란월경 ····························· 31, 32
무좀·· 8
무통분만 ···································· 241
미열 ·· 181

ㅂ
바스법 ······································ 177
박모 ·· 16
발 냄새 ·· 9
발트린선 ···································· 95
발트린선농양 ···························· 151
발트린선염 ·························· 33, 151
방광류 ······································ 52
방광염 ···························· 51, 52, 173
방사선치료 ································ 168
배가 나온다 ······················ 144, 163
배가 아프다 ························ 48, 128
배뇨가 거북하다 ······················ 139
배뇨통 ································ 51, 173
배란장해 ······························ 26, 246
배란출혈 ···································· 29
배란통 ······································ 27
배변을 잘못 본다······················ 139
변비 ··· 27, 44, 62, 132, 144, 163, 198
변형성관절증 ···························· 72
보존수술 ·································· 137
복강경수술 ······························ 137
부속기적출술 ···························· 145
부인과 ································ 116, 120
부인과검진 ································ 124
부정맥 ······································ 61
부정출혈 ············ 29, 32, 156, 159, 162
부종(붓기) ························ 58, 126
불규칙한 생활 ·············· 54, 55, 189
불면증 ···················· 63, 64, 65, 192
불안장해 ···································· 67
불안해진다 ······· 67, 190,194, 196, 259
불임수술 ·································· 213
불임증 ······························ 246, 248
불임치료 ···························· 247, 250
비만 ·································· 72, 174

비특이성질염································ 142
빈뇨 ··················· 52, 132, 144, 163, 173
빈혈··· 29, 36, 42, 60, 61, 68, 132, 135

ㅅ
사십견 ······································ 38
살정자제····································· 212
상기된다 ······················ 59, 189, 258
생리 시 이외에 피가 난다 ··· 29, 140, 141
생리 시 이외에 하복부가 아프다 ··· 27, 144
생리 일수가 길거나 짧다 ··· 32, 135, 159
생리 ·· 104
생리가 오는 것이 느리거나 빠르다 ··· 26
생리가 오지 않는다 ········ 28, 130, 147
생리양이 많거나 적다 ······ 30, 31, 108,
　　　　　　　　　　　　　132, 135, 156
생리물질 ···························· 114, 140, 141
생리물질의 냄새가 심하다 ······ 140, 142
생리물질의 상태가 이상하다 ············ 34
생리물질이 늘었다························ 138, 148
생리물질이 다갈색 ············ 140, 142, 156
생리물질이 빨갛다 ······················ 141
생리물질이 하얗고 알갱이처럼 나온다··· 142
생리물질이 황색이나 황록색   140, 142, 169
생리불순 ···················· 26, 28, 130, 147
생리통이 심하다················ 24, 135, 136
서플리먼트(건강보조식품) ··············· 77
설사 ································ 46, 198
섭식장해 ···································· 28
성감대 ···································· 206
성감염증 ·································· 169
성교관절 류머티즘 ···················· 263
성교통증 ············ 50, 132, 135, 136, 259
성기능장해 ································ 247
성기의 가려움 ···························· 13
성기의 냄새 ································ 12
성기의 헤르페스 ···················· 33, 170
성기탈 ···································· 262
성기형성장해 ···························· 28
세수 ·· 56
섹스 후 피가 난다 ···················· 159
섹스 ·································· 202, 208
소음순 ······································ 95
손가락이 붓고 경직된다················ 178
손목이 떨린다 ·························· 181

손발이 떨린다 ················· 196
손발이 저리다 ················ 197
손발이 차다 ·················· 181
손톱이 얇고 쉽게 부러진다········ 43
솝톱이 살로 파고든다 ··········· 43
수면부족 ················ 36, 54, 55
수축성질염 ····················· 142
숨이 차다 ··············· 43, 61, 258
쉽게 피곤하다 ················· 189
스크러빙법 ····················· 177
스트레스 ········ 28, 44, 46, 54, 55, 59,
           64, 186, 189, 191, 192
습진 ·························· 180
식욕이 없다 ··················· 187
식은땀이 난다················ 148, 196
식중독 ················· 46, 48, 62
신우신염 ·················· 40, 173
심신증 ························· 67
심장이 빨리 뛴다 ····· 43, 61, 189, 94,
                196, 197, 258
십이지장궤양 ········· 42, 48, 62, 199

ㅇ
아침에 일어나지 못한다 ·········· 64
아토피성피부염 ················ 180
악성종양 ······················ 166
안색이 나쁘다 ·················· 43
안정피로 ······················ 38
앉지 못한다 ··················· 151
액티브배스법 ·················· 240
어지럽다 ······· 60, 172, 196, 197, 259
에스트로겐 ···················· 254
에이즈(HIV) ··················· 171
여드름 ························ 54
여성외래 ····················· 118
여성용 콘돔 ··················· 211
여성호르몬 분비 이상 ············ 31
여성호르몬 ················ 108, 254
열이 난다 ··············· 76, 138, 178
오로 ························· 244
오르가슴 ····················· 207
오십견 ························ 38
외반모지 ······················ 74
외성기 ···················· 95, 100
외음궤양 ····················· 150

외음부가 가렵다, 아프다 ······· 33, 142,
                    150, 169
외음부가 빨갛게 진무른다 ····· 150, 162
외음부의 위화감, 불쾌감 ······· 139, 169
외음소양증 ····················· 33
외음암····················· 162
외음염 ······················· 150
요가 샌다 ················ 53, 259
요가 탁하다 ···················· 173
요관결석 ······················ 40
요도염 ························ 51
요로감염증 ···················· 173
우울해진다 ············ 126, 190, 259
울증············ 36, 38, 63, 65, 66, 67,
                190, 194, 263
원발성무월경 ··················· 28
원형탈모증 ···················· 17
월경곤란증 ················ 24, 248
월경과다 ······················ 30
월경전증후군 ······· 27, 35, 58, 66, 126
위궤양 ················ 42, 48, 62, 199
위염 ························· 62
유경장막하근종···················· 132
유경점막하근종 근종분만 ········ 132
유관 ························· 92
유관개구부 ···················· 92
유관 내 유두종 ················ 155
유관동 ························ 92
유두염··························· 154
유륜선 ······················· 92
유륜염·························· 154
유륜이나 유두가 가렵다············ 154
유방선상부분절제술 ············· 168
유방암 ··············· 35, 166, 262
유방에 응어리가 있다 ··· 35, 152, 153, 166
유방온존요법 ·················· 168
유방원상부분절제술 ············· 168
유방의 검사 ··················· 122
유방의 구조 ··············· 92, 102
유방이 빨갛게 붓는다 ············ 152
유방이 팽팽하다 ················ 126
유방이 함몰된다. 땡긴다 ········· 166
유선 ························ 102
유선선유선종 ·················· 153

유선염	152
유선엽	92
유선외과	35
유선증	35, 152
음핵	95
응어리가 걱정된다	35
의욕이 없다	187
이를 간다	14
이를 닦으면 피가 난다	177
이와 잇몸 사이에 틈이 생긴다	177
인플루엔자	76
일광욕	54
일어서면 어지럽다	43, 60
임균감염증	171
임신	224
입위	209
입회 출산	241
잇몸이 붓는다	177

ㅈ

자궁	100
자궁경관염	140
자궁경관의 정자통과장해	247
자궁경관폴립	29, 34, 140
자궁경부	96
자궁경암	29, 34, 159
자궁근종	24, 27, 29, 30, 32, 40, 42, 44, 47, 50, 52, 132
자궁난관조영	248
자궁내막	96
자궁내막염	138
자궁내막조직검사	249
자궁내막증	24, 27, 40, 42, 44, 47, 50, 128, 136, 247
자궁내막폴립	32
자궁동맥색전술(UAE)	134
자궁발육부전	31
자궁선근증	, 32, 135
자궁외임신	48
자궁전적출술	134
자궁질부미란	34, 141
자궁착상장해	246
자궁체암	29, 30, 156, 262
자궁하수	139
자궁후굴	139

자연분만	240
자율신경실조증	46, 59, 60, 63, 67, 68, 189
잘의 입구 일부가 빨갛게 붓는다	151
잠을 들지 못한다	65, 187, 190, 192, 195, 258
잠을 얕게 잔다	192
잠을 잘 못 잔다	192
장막하근종	132
장액성낭종	144
저리다	73
저온기	106
저용량 필	211, 214
저혈압증	60, 64, 68, 172
적응장해	64, 67, 194
전립선	204
전희	206
점막하근종	132
점액성낭종	144
정관정낭조영검사	249
정낭	204
정로통과장해	247
정상위	208
정소생검	249
정낭	204
정신과	192
정액검사	249
젖꼭지에서 분비물이 나온다	155, 166
젖꼭지에서 피가 난다	166
젖꼭지의 크기나 형태가 다르다	166
제왕절개	241
조정기능장해	247
졸리다	172, 181
종양핵수술	145
좌위	209
주근깨	54
죽고 싶다	190
준근치수술	137
중절수술	216
질	96, 101
질구	95
질암	162
질염	142
질이 가렵다	142

269

질이 건조하다	259
질전정	95
집속초음파요법	134
집중력이 없다	187

ㅊ
첨규콘디로마	33, 171
체위	208
체중이 2~3킬로 늘어난다	127
체취	6
초음파검사	120, 248
초조하다	66, 126, 187, 189, 259
초콜릿낭종	50
촉진	122
추간판헤르니아	40, 73
측위	208
치루	10
치아가 흔들린다	177
치열	10
치주병	177
치질	10
치핵	10
침울하다	67, 190

ㅋ
칸디다질염	33, 34, 142
코골이	15
콘돔	210
클라미디아감염증	34, 170
클리토리스	95
키가 작아졌다	176

ㅌ
타이밍요법	250
탈모	16
토리코모나스질염	33, 34, 170
트림	49

ㅍ
페니스	204
편두통	37, 62
평발	74
평열	76
폐경	31, 254
플래시백	195
피로가 풀리지 않는다	63, 259
피부가 가렵다	180
피부가 거칠다	55
피부가 까칠하다	180
피부가 진무른다, 변색된다	166
피양낭종	144
피임	210

ㅎ
하복부가 나온다, 붓는다	132, 135
하복부가 아프다	138, 148, 149
하혈	199
한방약	261
할스테드법	168
핫 플래쉬	258
항문 안쪽이 아프다	136
항암제치료	168
허리가 두꺼워진다	144
허리가 아프다	40, 128, 138, 144, 173, 176, 189, 258
혈뇨	173
혈액검사	120
호르몬요법	134, 137, 168
호르몬치 검사	249
화를 자주 낸다	126
화장실에 자주 간다	52, 132, 259
화통분만	241
후나테스트	248
후배위	209
흉근온존유방절제술	168
BMI	174
IUD	212
PMS(월경전증후군)	27, 35, 58, 126
PTSD(심적 외상 후 스트레스장해)	195

여성 올 백과사전

●
초판 1쇄 발행 ‖ 2009년 5월 20일
　　2쇄 발행 ‖ 2009년 6월 15일

●
감수자 ‖ 호시노 히로미
감수협력 ‖ 이시자키 유코
　　　　　　스즈키 히로유키
　　　　　　스다 히로미츠
옮긴이 ‖ 강성욱
펴낸이 ‖ 김규현
펴낸곳 ‖ 경성라인
주　소 ‖ 경기도 고양시 일산동구 백석2동 1456-5
전　화 ‖ 031) 907－9702
팩　스 ‖ 031) 907－9703
E-mail ‖ kyungsungline@hanmail.net
등　록 ‖ 1994년 1월 15일(제311-1994-000002호)

●
ISBN 978-89-5564-097-7 (23510)

정가 ‖ 13,000원

* 잘못 만들어진 책은 구입하신 곳에서 바꾸어 드립니다.